AF476315

DES MÉTHODES D'EMBRYOTOMIE

ET DES

PRÉSENTATIONS DE L'ÉPAULE NÉGLIGÉES

DES MÉTHODES D'EMBRYOTOMIE

ET DES

PRÉSENTATIONS DE L'ÉPAULE NÉGLIGÉES

DES INSTRUMENTS

DESTINÉS A PRATIQUER L'EMBRYOTOMIE RACHIDIENNE

ET EN PARTICULIER DE

L'EMBRYOTOME RACHIDIEN

DU PROFESSEUR TARNIER

PAR

LE DOCTEUR J. POTOCKI

ANCIEN INTERNE EN MÉDECINE ET EN CHIRURGIE DES HÔPITAUX DE PARIS
ANCIEN INTERNE DE LA MATERNITÉ
ET DE LA MATERNITÉ DE LARIBOISIÈRE
LICENCIÉ ÈS-SCIENCES PHYSIQUES

PARIS
G. STEINHEIL, ÉDITEUR
2, rue Casimir-Delavigne, 2

1888

AVANT-PROPOS

En dédiant cette thèse à mon bien cher maître, M. le professeur Tarnier, j'accomplis un devoir agréable. Pendant que j'étais son interne, il n'a cessé de me témoigner une grande bienveillance. Grâce aux entretiens de chaque jour, j'ai pu mettre à profit sa vaste expérience et la sûreté de son jugement. Puisse-t-il trouver dans ce travail un reflet de son enseignement !

Que M. Pinard, mon premier maître en obstétrique, m'autorise à dire toute l'affection que j'ai pour lui. C'est dans ses leçons si brillantes que j'ai pris goût aux études obstétricales. Ses précieux conseils, ses encouragements et son appui ne m'ont jamais fait défaut. Je lui en exprime toute ma reconnaissance.

M. Siredey, dont j'ai été l'élève à trois reprises différentes, a guidé mes premiers pas en médecine. Il m'a initié plus spécialement à la gynécologie et aux maladies des femmes en couches, ses études de prédilection. Je me rappellerai toujours l'intérêt qu'il m'a porté.

Je remercie M. le professeur Duplay de l'honneur qu'il m'a fait en m'acceptant comme interne. Les enseignements de son érudition et de sa grande expérience clinique seront constamment présents à ma mémoire.

L'année que j'ai passée chez M. Debove m'a été particulièrement utile et agréable. Cet excellent maître m'a montré comment les recherches de laboratoire devaient être conduites en médecine, quel esprit devait les guider et l'importance qu'il fallait leur attacher.

En M. Jules Bergeron, j'ai trouvé un maître d'une rare bienveillance. J'ai appris à son école ce qu'étaient le devoir et l'exactitude. Je me souviens avec plaisir de son enseignement si clair, si précis et si profond.

Je dois une reconnaissance toute particulière à M. Bouilly. Pendant une année passée à la Maternité, j'ai pu étudier à son côté la chirurgie gynécologique; il m'a fait l'honneur de me prendre comme aide dans ses opérations abdominales. M. Bouilly a été pour moi plus qu'un maître. J'aime à croire qu'il ne doute ni de mon amitié ni de ma reconnaissance.

Je ne saurais également trop remercier, pour leurs savantes leçons, mes autres maîtres dans les hôpitaux : MM. Auvard, Bar, Champetier de Ribes, Cuffer, Delens, Félizet, Joffroy, Labadie-Lagrave, Léon Labbé, Oulmont et Périer.

INTRODUCTION

Lorsque, témoin des avantages incontestables de l'embryotome rachidien de M. le professeur Tarnier, je songeai à faire de son étude le sujet de ma thèse inaugurale, je pensai ne traiter que de cet instrument et de son manuel opératoire. C'était déjà une tâche suffisante. Je me mis à l'œuvre, et aidé des bienveillants conseils de mon excellent maître, j'avançai rapidement en besogne. Ma thèse était presque terminée quand je fus livré à moi-même. Je voulus alors profiter du temps que j'avais devant moi pour me rendre un compte exact des divers instruments d'embryotomie imaginés jusqu'ici; mais je m'aperçus rapidement de la difficulté qu'il y avait à le faire. On ne trouve en effet aucun livre récent où ils soient représentés; en dehors de la thèse de Pierre Thomas (1879), et du traité de Wasseige (1881), qui sont d'ailleurs incomplets, il n'y a pas de travail d'ensemble sur la question. Au cours de mes recherches je fus à même de constater, dans les auteurs, des lacunes et des inexactitudes qui m'arrêtèrent plusieurs fois. Je songeai alors à réunir une table analytique de ces divers appareils en la faisant suivre d'un index bibliographique *exact*. Mais comme un grand nombre de ces instruments sont publiés dans des monographies étrangères, dont la langue n'est pas familière à tout le monde, je crus bon d'en traduire les descriptions.

La description d'un instrument est bien aride et ne dit rien à l'esprit quand une figure ne le représente pas. Je reproduisis les figures. Monsieur Steinheil voulut bien, avec une obligeance dont je le remercie sincèrement, mettre à ma disposition les clichés du livre de M. Witkowski (1). M. Ribemont-Dessaignes, M. Lefour et M. Frascani m'ont envoyé les clichés de leurs instruments. Pour les autres je les ai fait reproduire d'après les originaux.

Je me procurai ensuite chez MM. Collin et Mathieu, dont l'amabilité ne s'est pas un instant démentie, des instruments que j'expérimentai à l'amphithéâtre. Je fus à même de constater directement les qualités et les défauts de chacun d'eux, dans ces conditions, et de pouvoir les comparer en toute connaissance de cause à l'embryotome de M. Tarnier. Je songeai un instant à rapporter ces expériences et j'en écrivis un long résumé, mais à cause de sa longueur je ne le reproduis pas dans ce travail; j'exposerai cependant, chemin faisant, quelques faits dont j'ai pu me rendre compte, et qui m'ont paru présenter quelque importance.

Outre les descriptions et les figures des instruments, je donne une courte appréciation de chacun d'eux; et à cette occasion j'ai cru être autorisé à corriger certaines erreurs accréditées.

(1) WITKOWSKI. — Histoire des accouchements chez tous les peuples. Paris 1887.

Après les instruments, j'étudiai les procédés d'embryotomie, et ici, comme tout à l'heure quand il s'agissait des appareils, je rencontrai des omissions et des inexactitudes.

Je crus donc utile de faire pour les méthodes d'embryotomie ce que j'avais fait pour les instruments, et de les décrire les unes après les autres.

C'est ainsi que peu à peu ce travail s'étendait. Maintenant qu'il est terminé, je suis presque honteux de ses dimensions. Mais j'espère qu'on me pardonnera ses défauts pour l'intention qui m'a guidé.

Le sujet principal, la description de l'embryotome rachidien de M. Tarnier, n'est pas noyé dans ce livre : il est en effet décrit à part, dans une troisième partie, qu'on peut lire indépendamment des autres. Celles-ci peuvent être considérées surtout comme un travail d'ensemble sur les embryotomes et l'embryotomie, et non pas seulement comme un travail d'histoire et de bibliographie, mais encore comme un travail de critique. Il y avait intérêt en effet à apprécier des instruments qui sont encore d'un emploi courant. On ne pourra donc pas me reprocher de faire une œuvre inutile, de ne parler que de vieilles méthodes et de n'exhumer que de *la vieille ferraille.*

J'espère qu'à la lecture de cette thèse, on se fera une religion à l'égard de chaque méthode et de chaque instrument. Il y en a qui n'ont qu'un intérêt purement historique ; d'autres, au contraire, sont réellement bons et méritent la faveur dont ils jouissent. C'est entre ceux-là qu'on peut hésiter, et qu'il faut faire un choix. Pour moi, après mûre réflexion, je suis convaincu que, dans les cas faciles aussi bien que dans les cas difficiles, l'embryotome rachidien du professeur Tarnier est, à l'heure acuelle, le plus parfait des embryotomes. Je voudrais que le lecteur arrivât à la même conclusion.

En résumé ce travail comprend trois parties :

Dans la première, j'expose les diverses méthodes de traitement appliquées aux présentations de l'épaule négligées et principalement l'embryotomie.

Dans la seconde, je décris les embryotomes et instruments d'embryotomie destinés au cou et au tronc du fœtus.

La troisième est consacrée à la description de l'embryotome rachidien du professeur Tarnier, des faits cliniques dans lesquels il a été employé, des expériences entreprises à l'amphithéâtre et de son manuel opératoire.

PREMIÈRE PARTIE

DES PRÉSENTATIONS DE L'ÉPAULE NÉGLIGÉES ET DE LEURS DIVERS MODES DE TRAITEMENT (1)

Quand l'enfant à terme se présente par l'épaule et que la présentation n'est pas corrigée, l'accouchement est impossible : l'enfant meurt et la mère succombe souvent sans être délivrée.

Avant d'entrer en matière, je tenais à inscrire cette phrase qu'on lit dans tous les classiques et qu'on peut considérer comme l'expression de la vérité, pour que le lecteur qui parcourra cette thèse, en me voyant

(1) Ce titre diffère un peu de celui qui est inscrit en tête de l'ouvrage. Je l'ai modifié pour pouvoir faire rentrer dans cette première partie tous les traitements des présentations de l'épaule négligées, aussi bien les procédés fœticides que ceux qui ne comportent pas la mutilation du fœtus.

m'étendre sur des traitements variés de la présentation de l'épaule et même sur l'expectation dans cette présentation, ne se figure pas que j'aie l'intention de porter la moindre atteinte à ce principe fondamental en obstétrique. Il est impossible, dans l'état actuel de nos connaissances, d'agir autrement qu'en corrigeant la présentation vicieuse, quand on se trouve en face d'une présentation de l'épaule. Si tout le monde était bien pénétré de la *nécessité* de cette correction, si on intervenait toujours *suivant les règles*, et en temps opportun, si toujours la transformation de la présentation était *possible*, le sujet que je traite n'aurait plus sa raison d'être. Malheureusement le temps n'est pas encore venu où on ne verra plus de présentations de l'épaule mal traitées. Ou bien une femme en travail ne demandera assistance que trop tard, alors que les eaux seront écoulées depuis longtemps et que la présentation de l'épaule trop engagée est devenue irréductible; ou bien une parturiente sera assistée par des personnes ignorantes ou timorées qui ne feront pas la version en temps utile, administreront du seigle ergoté, tireront sur le bras abaissé : dans l'une et l'autre circonstance il devient impossible de faire la version. C'est aux cas de ce genre seulement que s'adressent les développements qui vont suivre.

Notre excellent maître, M. Pinard, a magistralement exposé, dans sa thèse d'agrégation, les contre-indications de la version dans la présentation de l'épaule (1). Je ne

(1) A. Pinard. — Des contre-indications de la version dans la présentation de l'épaule et des moyens qui peuvent remplacer cette opération. Thèse d'agrég. Paris, 1875.

saurais mieux faire que d'y renvoyer. La version est impossible dans deux conditions principales :

1° Lorsque l'utérus est rétracté tétaniquement;

2° Lorsque l'épaule est trop profondément engagée.

(Je ne cite ici ni la dilatation insuffisante de l'orifice, ni le rétrécissement trop considérable du bassin, parce que ce n'est pas la version, en tant que changement de présentation, qu'ils empêchent d'exécuter, mais bien l'extraction du fœtus).

Or on ne rencontre ces deux circonstances que par suite de négligence ou de mauvaise conduite du traitement. On peut donc grouper les cas qui y ressortissent sous les rubriques : présentations de l'épaule négligées, ou abandonnées à elles-mêmes, ou mal traitées, ou encore irréductibles. J'adopterai, pour plus de simplicité, le terme de *présentations de l'épaule négligées*, tout en faisant remarquer que, pris dans son sens le plus strict, le mot *négligées* ne correspond pas très exactement à tous les cas. C'est *seulement* aux présentations de l'épaule négligées, considérées comme fait accompli, que les développements qui vont suivre s'adressent. Il était bon d'y insister pour ne pas prêter à l'équivoque. Toutes les fois que l'épaule se présente, il faut faire la version. Nous sommes suffisamment armés avec la version par manœuvres externes, la version par manœuvres internes, la version mixte par manœuvres internes et externes combinées, destinées à amener au détroit supérieur tantôt la tête, tantôt le siège, pour réduire avec facilité toutes les présentations de l'épaule non compliquées.

Espérons qu'avec la diffusion des connaissances obstétricales, les présentations de l'épaule négligées deviendront de plus en plus rares.

C'est peut-être pour que ce but soit atteint plus rapidement que, dans les classiques, on ne fait pas un chapitre spécial des présentations de l'épaule négligées, qu'on traite presque comme à regret de l'évolution spontanée, et qu'on ne décrit qu'avec réserve les divers procédés d'embryotomie. Ici, où je n'ai aucune prétention à être classique, je ne suis pas obligé d'observer une semblable réserve. Aussi traiterai-je cette question avec quelque développement.

ACCOUCHEMENT SPONTANÉ DANS LES PRÉSENTATIONS DE L'ÉPAULE NÉGLIGÉES

On sait que lorsque le fœtus se présente par l'épaule, l'accouchement peut se terminer par les seuls efforts de la nature, et que deux mécanismes président à cette expulsion : *la version* et *l'évolution*, appelées toutes deux *spontanées*.

La version spontanée se fait quand le tronc n'est pas encore engagé dans le bassin, ou quand il ne l'est qu'à un faible degré ; l'intégrité de la poche des eaux est donc une circonstance qui favorise sa production. Suivant que c'est la tête ou le siège qui descend le premier pour s'engager au détroit supérieur, la version spontanée est *céphalique* ou *pelvienne*. Son mécanisme est très simple à comprendre et se trouve exposé avec détails dans les classiques. En somme, l'épaule, qui correspond au centre du détroit supérieur, se déplace vers la droite ou vers la gauche et se trouve remplacée, quand elle a parcouru un chemin suffisant, par la tête : version céphalique ou par le siège : version pelvienne. La version par

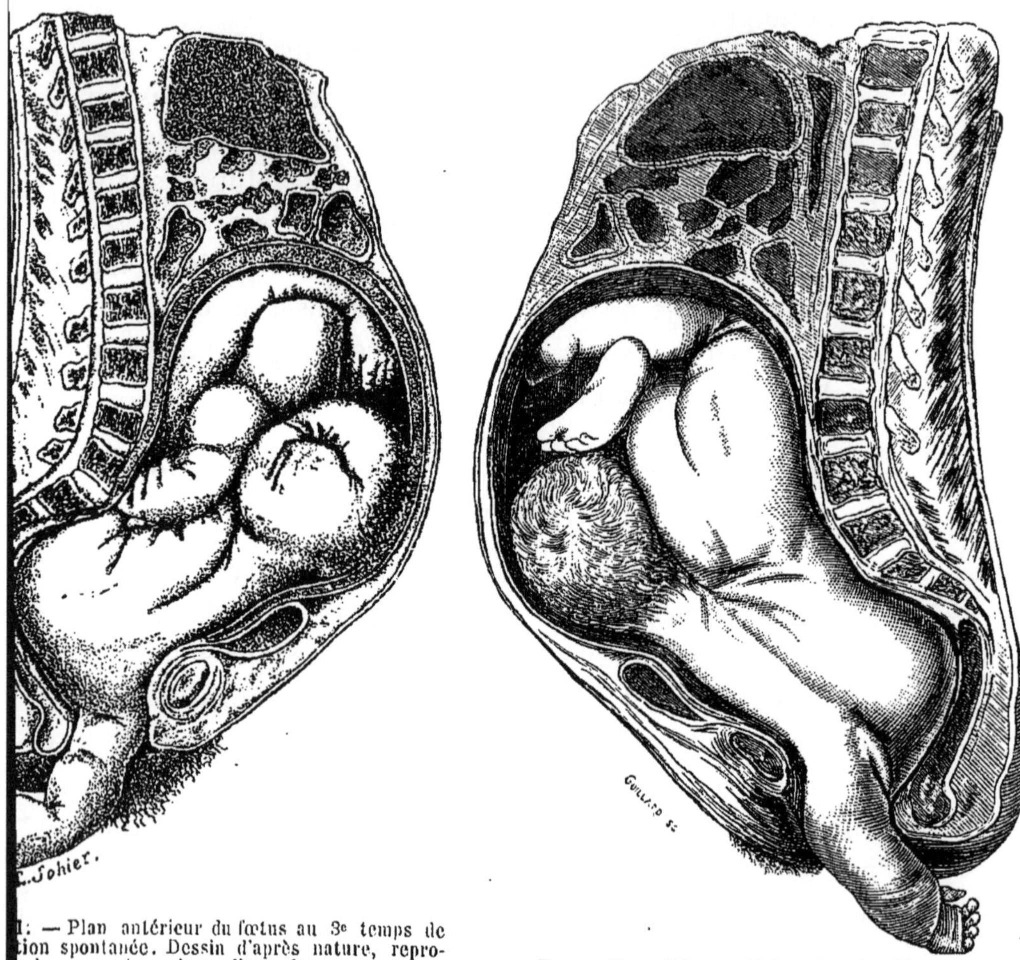

1: — Plan antérieur du fœtus au 3e temps de
tion spontanée. Dessin d'après nature, repro-
la coupe du cadavre d'une femme morte en
(réduction au tiers d'après Chiara).

Figure 2. — Plan postérieur du même fœtus.

manœuvres externes et la version mixte n'ont d'autre but que d'imiter le mécanisme de la version spontanée.

L'évolution spontanée est plus rare que la version spontanée, et son mécanisme plus difficile à comprendre.

Le mécanisme de cette évolution comporte (1), comme celui de tout accouchement : 1° le pelotonnement ; 2° l'engagement du fœtus. Quand ces deux temps sont accomplis,

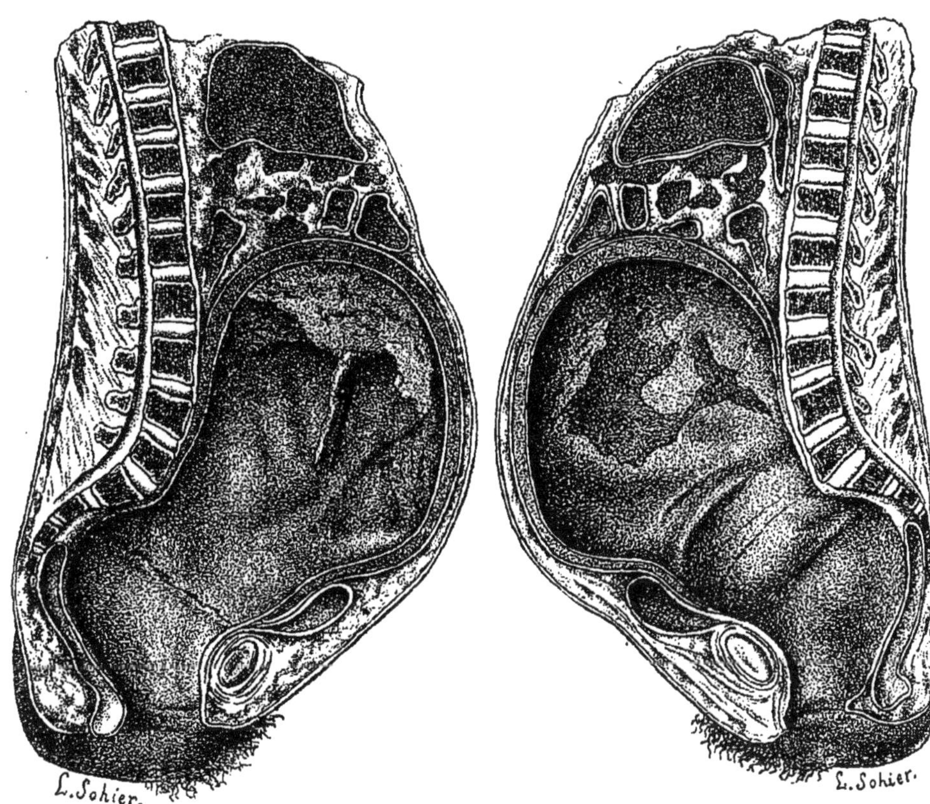

FIGURE 3. — Face interne de l'utérus ; côté gauche. Le fœtus représenté dans les figures précédentes a été extrait. Le placenta est inséré au fond de la cavité utérine.

FIGURE 4. — Face interne de l'utérus de la même fe[mme] côté droit. On voit des caillots au fond de l'utér[us].

l'épaule, qui est la partie saillante de la présentation, est profondément engagée dans l'excavation. C'est alors que survient le 3e temps ou temps de rotation. Il est caracté-

(1) TARNIER et CHANTREUIL. — Traité de l'art des accouch. 1882, t. I, p. 672.

risé par une rotation du fœtus autour de l'axe du détroit supérieur, rotation qui amène la tête au-dessus de la symphyse pubienne et le siège en arrière, au niveau d'une des symphyses sacro-iliaques. Alors le grand axe du fœtus, au lieu d'être transversal, comme il l'était avant ce mouvement, est devenu antéro-postérieur.

J'ai fait représenter d'après nature, fig. 1-4, la situation du fœtus et la forme de la cavité utérine pendant le 3e temps de l'évolution spontanée. Ces figures échappent aux reproches adressés à toutes celles qu'on voit dans les livres et qui sont schématiques. Je n'ai pu en trouver aucune autre représentant une présentation de l'épaule surprise dans les mêmes conditions. Les figures 1 et 2 montrent mieux que toute description : la situation de l'épaule toute entière au-dessous de la symphyse pubienne; la présence, sur la ligne médiane, du cou allant du bord inférieur de la symphyse jusqu'à une assez grande distance au-dessus; la flexion du tronc sur son plan latéral gauche qui n'est pas loin d'appuyer sur le plancher périnéal. On se rend parfaitement compte aussi que la contraction utérine et les efforts de la femme, agissant sur le siège du fœtus pour le pousser vers le bas, leur action se transmet de proche en proche, jusqu'à la partie supérieure du tronc qui appuie déjà sur le périnée et la force à se dégager peu à peu au dehors. Ce dégagement du tronc, qui est un véritable déroulement, constitue le 4e temps de l'évolution spontanée. Quand il est achevé, il ne reste plus dans les parties génitales que la tête du fœtus dont l'expulsion est soumise aux mêmes lois que dans la présentation du siège.

Ainsi, dans l'évolution spontanée, l'inflexion du fœtus se fait sur le plan latéral, qui correspond à l'épaule qui se présente. Ce plan descend peu à peu, en glissant sur la face antérieure du sacrum et sur tout le plancher musculo-membraneux du bassin, pendant que la tête demeure fixée au-dessus de la symphyse pubienne, que le cou s'allonge un peu, et que l'épaule, toute entière sortie, reste arc-boutée sous l'arcade des pubis.

Tel est le mécanisme classique. Il offre certaines variétés qu'il est bon de signaler.

Tout d'abord la rotation peut se faire en sens inverse, c'est-à-dire que la tête, au lieu d'être portée en avant au-dessus des pubis, *vient se placer en arrière, d'abord au niveau de la symphyse sacro-iliaque, puis au-dessus du promontoire.* Dans l'observation XVII, (3e partie, p. 275), on en voit un remarquable exemple. C'est là une anomalie de rotation du fœtus, que j'ai vue vaguement indiquée dans quelques rares auteurs et qui est de beaucoup moins fréquente que la rotation en avant; les classiques n'en font pas mention.

D'autre part, pendant le quatrième temps du mécanisme de l'évolution, le fœtus, au lieu de se dégager par le plan latéral, peut se développer par le plan dorsal; c'est alors la crête épineuse, et non le bord latéral du thorax, qui occupe le centre de la partie fœtale accessible. Il est bon d'ajouter que cette anomalie ne saurait se rencontrer que dans deux circonstances : quand les fœtus sont très petits, ou bien encore lorsque, par une intervention maladroite, on a abaissé le bras supérieur et ensuite abandonné l'accouchement à lui-même.

Il peut arriver enfin que le mouvement de rotation ne se produise pas, que la tête reste située latéralement et qu'alors le fœtus se plie en deux et descende de toutes pièces, la tête et le siège ne s'abandonnant pas et res-

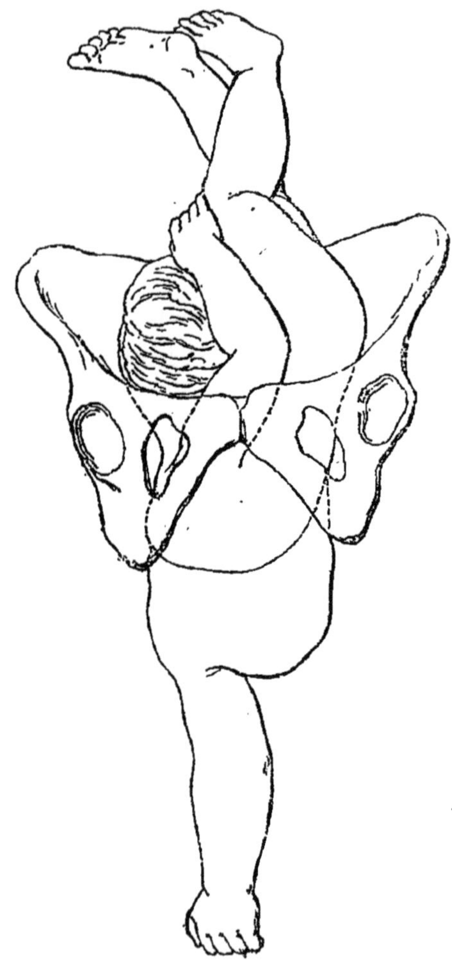

FIGURE 5. — Expulsion du fœtus plié en double, d'après Kleinwächter.

tant à la même hauteur respective : on dit alors que le fœtus est expulsé *plié en double* ou *conduplicato corpore*. Ne sortent ordinairement de cette façon que les fœtus petits ou macérés. Kleinwächter en relate une intéressante observation (1) ; la figure 5 représente, d'après cet auteur, la situation du fœtus qu'il a pu reproduire exactement en se guidant sur la position de la bosse séro-sanguine.

Quand le fœtus sort ainsi plié en double, ce qui, je le répète, ne se produit que dans les cas où le fœtus est petit ou macéré, ou le bassin très large, on peut observer trois variétés : 1° la tête et le siège restent à la même hauteur, c'est le véritable *conduplicato corpore;* 2° la tête est plus basse que le siège et sort la première, c'est ce que certains auteurs ont décrit sous le nom d'*évolution spontanée céphalique;* 3° le siège est plus bas que la tête et sort le premier, et alors le mécanisme se rapproche de celui de l'évolution spontanée proprement dite.

Je n'insisterai pas davantage sur ce sujet peu connu et d'un intérêt d'ailleurs secondaire.

Historique. — S'il nous est donné d'observer encore à l'heure actuelle la terminaison spontanée de l'accouchement dans la présentation de l'épaule, nous devons faire remarquer que cette terminaison a dû se rencontrer surtout autrefois, c'est-à-dire avant la vulgarisation de la version.

Et cependant les écrits des anciens accoucheurs n'y font pas allusion.

Il faut arriver en effet à Denman, accoucheur de Londres, pour voir signalée pour la première fois, en

(1). Kleinwächter. — *Beitrag zur Lehre von der Selbstentwicklung* (Contribution à l'étude de l'évolution spontanée). Arch. für Gynak., 1871, T. II, p. III.

1772 et en 1784, la possibilité de l'expulsion spontanée du fœtus qui se présente par le tronc.

Je crois qu'il n'est pas inutile d'aborder un peu l'historique de cette question qui, dans ces derniers temps encore, a donné lieu à des controverses.

C'est ainsi que Velpeau et Chiara ont contesté à Denman le mérite de la découverte de l'évolution spontanée, en l'attribuant à un auteur italien, Nannoni, qui l'aurait décrite en 1785 (1).

Corradi, d'après Chiara, remonte encore plus loin, et attribue cette découverte à Epifanio Ferdinandi di Messagne. (*Centum historiæ*. Venet., 1621, p. 70, his. 23.)

Si l'on est en droit de dire que Denman n'a pas décrit le mécanisme exact de l'évolution spontanée, tel que nous le concevons aujourd'hui, et qu'il admet, par exemple, contrairement aux observations qu'il publie, que le bras remonte au fur et à mesure que le tronc s'abaisse, du moins ne peut-on lui refuser le mérite d'avoir le premier bien constaté la réalité du fait. Les citations que je rapporte un peu plus bas le prouvent sans conteste.

Que Douglas, de Dublin, en 1811 (2), ait, le premier, distingué la version spontanée pelvienne de l'évolution spontanée, je n'en disconviens pas. Suivant cet auteur, en effet, le bras et l'épaule ne remontent pas dans l'utérus; ils sont poussés à travers l'orifice interne, de telle sorte que le côté du tronc vient presser contre

(1) VELPEAU. — *Traité d'accouchements*. 2e édition. Paris, 1835, t. II.
CHIARA. — *La Evoluzione spontanea sorpresa in atto mediante la congelazione*. Milano, in-fol., 1878.

(2) GUILLEMOT. — *Recherches sur l'évolution spontanée du fœtus*. Arch. générales de méd., S. II, T. II, 1833, p. 496.

le périnée et que les fesses entraînées trouvent place en descendant dans la courbure du sacrum; puis, sous l'influence des contractions énergiques de l'utérus, le reste du corps et les extrémités inférieures sont expulsées (1). La description de Douglas est donc parfaitement exacte. Mais je ne saurais cependant admettre qu'on se refusât à ranger dans l'évolution spontanée les faits suivants que je lis dans Denman. Denman insistait surtout sur la *possibilité* de l'accouchement spontané inconnue avant lui, et il décrit même très bien de quelle façon l'accouchement se fait. C'était l'essentiel. Il disait bien que l'enfant se présentait en double et que le siège se dégageait le premier par une sorte de version spontanée, c'était là, assurément, une interprétation inexacte. Mais on sait qu'elle était admise longtemps encore après Douglas : Busch ne désignait-il pas en effet l'évolution spontanée sous le nom de « version spontanée pelvienne au détroit inférieur. »

Voici, d'ailleurs, comment s'exprime Denman (2).

Son premier cas date de 1772. Deux étudiants avaient été appelés auprès de la parturiente: « Comme l'enfant présentait le bras, ces messieurs avaient cherché à le tourner et à le tirer par les pieds; mais

(1) JOHN DOUGLAS. — An explanation of the process of the spontaneous evolution of the fœtus (Explication du processus de l'évolution spontanée du fœtus). Dublin, 1811 et 1819; d'après Chiara.

(2) *Observations qui prouvent que dans les accouchements où l'enfant présente les extrémités supérieures au moment du travail, la délivrance peut être opérée par un mouvement spontané de l'enfant sur lui-même.* Journal de médecine de Paris, 1785, t. LXIII, p. 502. Et *Observations ultérieures sur les changements de positions spontanés des enfants présentant le bras au moment de la naissance,* eo. loc., 1785, t. LXV, p. 79. Articles extraits du *Journal de médecine* de Londres pour les mois de juillet, août et septembre 1784.

les douleurs étaient si fortes, qu'elles empêchaient l'introduction de la main dans la matrice. Je trouvai *le bras très enflé et poussé au milieu des parties externes*, de telle manière que l'épaule s'étendait près le périnée. La femme s'agitait beaucoup au milieu de ses douleurs; et pendant qu'elles continuaient, *j'aperçus que l'épaule de l'enfant descendait*. Concluant de là que l'enfant était petit, et qu'il pourrait passer, le corps plié en deux, au travers du détroit inférieur, je priai un de ces messieurs, qui assistait la femme, de se baisser pour recevoir l'enfant, mais les amis de la femme ne voulant pas me permettre de faire un mouvement, je restai dans la ruelle du lit jusqu'à ce que l'enfant fût expulsé, et je fus fort surpris de trouver que *les fesses et les extrémités inférieures étaient sorties avant la tête*, comme si l'enfant avait présenté, dès le premier moment, les extrémités inférieures. L'enfant était mort, mais la mère se rétablit promptement et aussi bien qu'elle aurait pu faire après le travail le plus naturel. »

La deuxième observation date de 1773. « Quand j'examinai la position, je trouvai l'épaule de l'enfant pressée dans l'ouverture supérieure du bassin. Les douleurs étaient fortes et ne laissaient entre elles que de courts intervalles. Ayant senti la nécessité de tourner l'enfant et de l'extraire par les pieds, je m'assis et je fis des efforts répétés pour relever l'épaule, avec toute la force que je pus employer sans danger, mais l'action de l'utérus était si puissante, que je fus obligé de renoncer à cette entreprise. Alors je rappelai à mon esprit les circonstances du cas précédent, j'en fis l'histoire à mon confrère et je lui proposai d'attendre pour voir l'effet qu'une continuité de douleurs pourrait produire, ou du moins, de différer jusqu'à ce que les douleurs fussent abattues pour permettre de tourner l'enfant avec moins de difficulté. Depuis ce moment, nous n'avons fait aucuns nouveaux efforts pour tourner l'enfant. Cependant chaque douleur le poussa dans le petit bassin, et, en moins d'une heure, il sortit, les fesses étant expulsées comme dans le premier cas.

Cet enfant mourut aussi; mais la mère se rétablit de la manière la plus favorable.

Comme la première observation m'avait bien préparé à observer le progrès de ce travail, je compris celui-ci beaucoup plus clairement que le premier ; j'essayai même de l'expliquer, soit dans des leçons particulières sur ce sujet, soit dans des *aphorismes que je fis imprimer, cette même année 1773*, pour l'usage des étudiants. Mon opinion sur la manière dont le corps de l'enfant pouvait ainsi changer de posture, était qu'*il tournait comme sur son axe*. Je démontrais aussi les circonstances dans lesquelles on pouvait faire usage de la connaissance de ce fait et combien il pouvait être utile, pourvu qu'on en *usât avec la plus grande circonspection.* »

Troisième cas, 1774. « En cherchant à m'instruire de l'état des choses, je trouvai le bras poussé au milieu des parties externes; l'épaule pressait fortement sur le périnée et les efforts de la mère étaient étonnamment forts. J'examinai cette femme pendant deux douleurs et je vis, pendant la dernière, l'enfant se *doubler et sortir par les fesses;* je fis l'extraction des épaules et de la tête.... Il est essentiel d'observer que tous ces cas sont arrivés à la période complète de la gestation et que les enfants avaient le poids et le volume ordinaires. »

« J'ai rencontré plusieurs faits semblables, et un homme distingué dans l'art des accouchements, m'a communiqué plusieurs histoires de même nature qui ne varient que par le temps ou par la manière dont l'enfant a tourné sur lui-même. «

Dans son second mémoire, Denman rapporte six autres faits.

Le sixième est le plus explicite, il est dû à Hay, chirurgien à Leyde. Hay avait essayé à plusieurs reprises la version, sans succès. « Les douleurs devinrent excessivement expulsives, *l'épaule descendit plus bas dans le bassin*, et je commençai à concevoir l'espérance que l'accouchement se terminerait par les douleurs naturelles (comme dans les cas que vous avez eu la bonté de me communiquer). Alors je laissai la femme mettre sans interruption ses douleurs à profit. *L'épaule s'engagea bientôt entre les parties externes. Le côté de l'enfant fut enfin expulsé par les pieds.* » (Extrait de la lettre de Hay.)

Denman ajoute : « Le changement de position spontané étant ainsi attesté, je dois laisser aux observations que feront d'autres praticiens, à déterminer sur les cas particuliers dans lesquels une pareille terminaison de l'accouchement peut être raisonnablement espérée et justement attendue. Quoique la connaissance du fait ait été déjà prise en considération avec avantage pour plusieurs femmes, dans des circonstances très déplorables, il reste encore beaucoup de choses à faire pour compléter cette doctrine, *non pas du côté du raisonnement, mais par une attention scrupuleuse à la pratique.* »

Il est donc certain, d'après ces extraits, que Denman avait bien observé et bien décrit des exemples d'évolution spontanée. Plus tard, dans son traité d'obstétrique (1), il revient sur ce mode d'accouchement auquel il donne le nom d'évolution spontanée, et lui attribue, il est vrai, un mécanisme erroné. Il va même jusqu'à recommander d'attendre la terminaison spontanée de l'accouchement dans le cas où la version est impossible, et dans ceux où l'enfant est mort. C'est là une faute très grande et qui a pu autoriser certains accoucheurs à écrire avec raison que Denman avait fait plus de mal par cette seule phrase que de bien par le reste de ses ouvrages. Si Denman avait raison de restreindre le champ de la version aux cas dans lesquels cette opération peut s'exécuter sans danger pour la mère, il était blâmable de vouloir ériger en doctrine l'expectation dans les présentations du tronc. Il eût été plus sage de recommander l'embryotomie, et en devançant Lee, Œhler, etc..., de revenir à la mutilation du fœtus.

Jusqu'à Paul Dubois l'évolution spontanée était regardée comme un accouchement anormal, sans relation aucune avec les autres et dont on n'entrevoyait pas bien le mécanisme. Il faut arriver à l'accoucheur français (2) pour voir ce mécanisme assimilé à celui des autres présentations et, en particulier, au mécanisme de la présentation de la face, avec lequel il offre les plus frappantes analogies. Aujourd'hui la doctrine de P. Dubois est devenue classique.

(1) Denman. — An introduction to the practice of midwifery. 2e édition. London, 1801, t. II, p. 227 et suiv. *On the second order of preternatural labours.*

(2) P. Dubois. — *Mécanisme de l'accouchement spontané dans les positions du tronc.* Gazette des Hôpitaux, 1811, p. 444.

DES DIVERS MODES DE TRAITEMENT APPLIQUÉS AUX PRÉSENTATIONS DE L'ÉPAULE NÉGLIGÉES

Voici donc un fait parfaitement connu, c'est la possibilité de l'accouchement spontané dans la présentation de l'épaule. Faut-il compter sur ce mode de terminaison et ne pas intervenir? Agir ainsi serait aussi sage, dit un auteur dont je ne retrouve plus le nom, que de se croiser les bras devant un incendie en attendant que la pluie du ciel vienne l'éteindre.

On se gardera donc bien de jouer le rôle de spectateur indifférent, en face d'une présentation de l'épaule, et de laisser le fœtus évoluer comme bon lui semblera.

Par conséquent, on tentera toujours d'effectuer la version, que l'enfant soit vivant ou qu'il soit mort. Mais la version peut être ou contre-indiquée ou reconnue impossible. Dans les deux cas on devra recourir à d'autres interventions.

On peut diviser les modes d'intervention qui s'adressent aux présentations de l'épaule négligées, en plusieurs classes, suivant le but qu'on se propose d'atteindre ou celui qu'on atteint.

1°. *Morcellement* du fœtus ;

2°. *Division* du fœtus en deux tronçons, qui seront extraits l'un après l'autre. — La section porte soit au niveau du cou, soit au niveau du thorax ou de l'abdomen; l'opération s'appelle dans le premier cas *décol-*

lation ou *embryotomie cervicale,* dans le second, *embryotomie thoraco-abdominale;*

3o. *Version*, avec ou sans mutilation du fœtus; quand il y a mutilation, l'opération prend le nom de *version forcée;*

4o. *Évolution* avec ou sans mutilation du fœtus : *évolution forcée* ou *évolution artificielle.*

Je n'ai pas à citer l'opération césarienne, à la suite des opérations précédentes, car bien qu'elle ait été souvent faite autrefois pour des présentations de l'épaule négligées, elle ne doit plus aujourd'hui être appliquée au traitement de ces présentations.

Ce qui fait la difficulté de la version dans les présentations de l'épaule négligées, c'est la tétanisation de l'utérus. Une pareille contraction ne peut exister sans trouble grave de la circulation utéro-placentaire, par conséquent sans mort du fœtus par asphyxie. Et de fait, la majorité, pour ne pas dire la totalité des enfants ont succombé avant l'intervention qui doit définitivement délivrer la femme. Il en résulte que dans les cas de présentations de l'épaule négligées, la question de la vie du fœtus ne doit pas entrer en ligne de compte, d'ailleurs l'auscultation lèverait tous les doutes. Ces considérations ont une certaine importance. A l'heure actuelle où, de différents côtés, on élève la voix pour remplacer, dans la mesure du possible, les opérations fœticides par l'opération césarienne, il pouvait paraître hors de propos de traiter de l'embryotomie et de décrire un nouvel instrument destiné à la section du fœtus. Les opérations fœticides, écrit-on un peu partout, avec un enthousiasme duquel on reviendra, doivent faire place à l'hystérotomie : nous l'accordons, à la rigueur, quand l'enfant est *vivant*, le bassin suffisamment rétréci et que *rien* du côté de la mère ne contre-indique l'opération césarienne. Mais ici est-ce le cas ? Loin de là : l'enfant est toujours mort, souvent putréfié, l'utérus est atteint d'endométrite septique, il y a un état général ordinairement grave de la parturiente : ce sont autant de contre-indications absolues à l'ouverture du ventre. On peut donc dire que s'il a été utile de perfectionner le manuel opératoire de la céphalotripsie, il était non moins désirable de perfectionner celui de l'embryotomie rachidienne. L'embryotomie, pour les présentations de l'épaule négligées, ne doit pas être mise en parallèle avec l'opération césarienne, les deux opérations existent indépendantes, l'une à côté de l'autre.

1° Morcellement du fœtus

C'est sans aucun doute au morcellement qu'avaient recours autrefois les praticiens chargés de délivrer les femmes dans les cas de présentations de l'épaule négligées. En somme, qu'avaient-ils à faire? Un corps étranger était contenu dans la matrice et ne pouvait pas sortir, il fallait l'extraire en le fragmentant. C'est un problème que chacun a été exposé à résoudre dans un ordre quelconque d'idées. Un enfant mort ne se comporte pas autrement qu'une tumeur, quelle qu'elle soit.

On lit d'ailleurs, dans les écrits d'Hippocrate et dans ceux de Celse, comment on doit s'y prendre pour diviser le fœtus. Nous voyons aussi Soranus, d'Éphèse, qui peut être considéré comme le plus *humain* des accoucheurs de l'antiquité, parler du morcellement du fœtus. « Les enfants en présentation transversale et pliés en double, dont la situation ne pourra être rectifiée, devront être incisés dans la partie qui est à l'orifice, dans l'abdomen, aux aisselles, aux espaces intercostaux, à la région rénale, aux hypocondres. Si l'enfant est mort et trop volumineux, il est dangereux de le sectionner totalement dans l'utérus; il est avantageux de sectionner les parties à mesure qu'elles sortent dans les articulations, car les os sont lisses dans les jointures et faciles à détacher (1). » Cette dernière phrase montre que la pratique de Soranus était préférable à celle d'Ambroise Paré qui recommande, pour l'amputation des membres, de « couper tous les muscles avec le rasoir, le plus près de l'épaule qu'il est possible, toutefois en observant que par avant l'incision l'on tire la partie charneuse en haut : puis faut couper l'os avec tenailles incisives, afin que la chair couvrant l'extrémité de l'os, ne fasse lésion aux parties génitales (2). »

La brachiotomie ou amputation du bras en procubitus est donc une des variétés du morcellement. Nous verrons plus tard que cette amputation a été fréquem-

(1) Soranus d'Éphèse accoucheur, par Herrgott. Extrait des *Annales de gynécologie*. Paris, avril 1882, p. 46.

(2) Ambroise Paré. — Œuvres complètes. Édition Malgaigne. Paris, 1840, t. II, p. 702.

ment pratiquée comme opération préliminaire destinée à faciliter la version.

Les anciens Arabes se faisaient surtout remarquer par leurs tendances fœticides et, à cet égard, l'arsenal d'Abulcasis ne le cédait à aucun autre. On mutilait le fœtus à tout propos, dès qu'on ne parvenait pas à amener la tête en bas au détroit supérieur, après secousses imprimées à la femme, etc. On vivait en effet dans l'idée que le fœtus ne pouvait sortir vivant, à moins de se présenter par la tête; dès lors, aussitôt que la tête refusait d'apparaître, l'enfant était considéré comme mort et on le sacrifiait.

Appréciation. — Aujourd'hui il faudrait véritablement être dépourvu de toute instrumentation spéciale pour agir ainsi sans règle et sans méthode, au hasard de ce qu'on rencontrerait dans l'utérus. Il n'en est pas moins vrai qu'on pourrait rencontrer des conditions assez défavorables pour être obligé de procéder ainsi, mais la connaissance des méthodes que nous allons décrire tout à l'heure permettrait de singulièrement abréger l'opération.

2° Division du fœtus en deux tronçons

On peut diviser le cou ou le tronc.

Diviser le cou, c'est faire la décollation, la détroncation, la dérotomie : c'est l'opération la plus employée et celle qui donne les meilleurs résultats. La section du tronc se fait au niveau du thorax ou au niveau de l'abdomen, elle n'a pas reçu de nom particulier.

Qu'on sectionne le cou ou le tronc, il faut couper la colonne vertébrale, d'où les noms de rachitomie, d'*embryotomie rachidienne.* On peut donc dire *embryotomie cervicale, embryotomie thoraco-abdominale.*

Il est tout rationnel qu'on ait songé à séparer la tête du tronc dans les présentations de l'épaule. Il suffit en effet de se représenter l'attitude du fœtus transversalement placé au détroit supérieur, pour comprendre que deux grosses parties fœtales tendent à descendre en même temps dans l'excavation et que l'engagement d'un fœtus de dimensions normales sera impossible dans une situation aussi désavantageuse. Si, au contraire, on sépare ces deux parties fœtales par la division du cou, elles pourront s'engager l'une après l'autre dans l'excavation et les conditions de l'accouchement seront les mêmes que s'il s'était agi primitivement d'une présentation longitudinale.

Celse, le premier, conseille d'une façon très explicite de faire la section du cou (1). « S'il est placé en travers (le fœtus), et qu'on ne puisse le redresser, il faut appliquer le crochet sous l'aisselle et l'attirer graduellement. En agissant ainsi, le cou se replie ordinairement et la tête se porte en arrière. *On a la ressource alors de couper le cou de l'enfant afin d'extraire isolément la tête et le tronc.* On se sert pour cela d'un instrument semblable au premier (crochet mousse), avec cette différence seulement que la partie recourbée est tout à fait tranchante. » On a appelé la section du cou

(1) Celse. — Traité de la médecine en huit livres. Traduction de Chaasles des Étangs. Paris, 1846, liv. VII, p. 244.

méthode de Celse, c'était justice, et on lui a opposé la section du tronc ou méthode de Davis : or Davis n'a jamais parlé dans son traité de sectionner autre chose que le cou (1).

Peut-être les préceptes de Celse ont-ils été suivis par les médecins qui lui ont succédé ; du moins n'en parle-t-on pas dans les anciens auteurs qui paraissent s'être livrés de préférence à la pratique du morcellement.

De temps à autre seulement, à partir de la fin du dix-septième siècle, on peut enregistrer une observation de décollation ou trouver cette opération recommandée.

C'est ainsi que Van Hoorn, de Stockholm, qui vivait à la fin du dix-septième siècle, recommande la décollation. Il avait même inventé pour l'exécuter, un crochet tranchant. Voici, d'après Heister, comment Van Hoorn décrit son opération (2). « Elle consiste, lorsqu'on ne peut atteindre les pieds et qu'on peut entrevoir le col du fœtus encore tendre, à le couper avec un crochet tranchant approprié et obtus, en se comportant d'ailleurs avec toute la prudence requise en pareil cas. Le tronc ainsi retranché est bientôt chassé de la matrice, d'où on l'extrait sans beaucoup de peine en tirant sur le bras pendant dans le vagin. Quant à la tête, on va sans délai la chercher avec la main ou tout autre instrument usité. »

(1) David D. Davis. — Elements of operative Midwifery. London, 1825 in-4, p. 326.

(2) Heister. — Institutiones chirurgicæ, in-4. Amsterdam, 1739, chap. CLIII, § 9, p. 1068.— D'après cet auteur, l'ouvrage de Van Hoorn aurait pour titre : Jo. van Hoorn. Art des accouchements. Stockholm, 1697. (En suédois.)

De la même époque date une observation très intéressante de Saviard, chirurgien de l'Hôtel-Dieu de Paris, observation que je ne puis m'empêcher de transcrire à cause de sa naïveté et de la façon saisissante dont elle est racontée.

Saviard rapporte deux embryotomies exécutées par lui en 1690 et 1691 à l'Hôtel-Dieu de Paris. Dans le premier cas il amputa les deux bras et put ensuite faire la version. Dans le deuxième cas (1) il sépara de même les deux bras, puis fit comme auparavant marcher la femme pendant un quart d'heure, mais sans succès. « Or, dit-il, ne voyant point de jour à tirer l'enfant par les pieds, il me vint en pensée *de séparer la tête du tronc;* mais l'exécution de ce projet n'était pas facile, je ne laissai pourtant pas de l'entreprendre et d'y réussir en m'y prenant de la manière qui suit. Je fis situer la malade sur le lit qui était préparé pour son accouchement..... j'introduisis ma main gauche dans la matrice et, dès que je sentis le cou de l'enfant, je poussai ma main par-dessous et mon instrument par-dessus son dos, étant tourné du côté du fond de la matrice, et je le poussai avec ma main droite le plus loin que je pus selon la rondeur du cou; après quoi je fis tant que ma main gauche un peu recourbée atteignit sa pointe, et je plaçai son tranchant le plus près des clavicules qu'il me fut possible, afin que toute la longueur du cou restant attachée à la tête je pusse m'en servir pour la tirer quand le tronc serait sorti. Les choses étant ainsi disposées, je crus que ma main droite suffirait pour séparer le cou de l'enfant, et que ma main gauche conduirait toujours la pointe de mon instrument; mais sa seule force n'étant pas suffisante, je fus obligé d'y employer mes deux mains, et, tirant avec effort l'instrument de bas en haut, le cou se trouva séparé du tronc sans avoir donné aucune atteinte à la matrice..... La femme guérit..... Je puis dire du reste que cet accouchement est le plus difficile que j'aie fait de ma vie, celui où les peines que je m'étais données pour y réussir aient eu un plus prompt et plus visible succès, et celui où *la suggestion de mon seul*

(1) Saviard. — Observations chirurgicales. Paris, in-12, 1702, p. 368.

génie m'ait donné plus de lieu d'être content de mon propre ouvrage. »

J'en retrouve encore dans Leroux, de Dijon, une autre observation qui date de 1766 (1).

Il s'agissait d'une femme enceinte de sept mois, qui eut une hémorragie extrêmement abondante; une partie du placenta était dans le vagin quand Leroux fut appelé (1). « L'orifice de la matrice était mollet et suffisamment dilaté; cependant il ne me fut pas possible d'atteindre aux pieds de l'enfant; je trouvai un obstacle invincible entre sa poitrine et la paroi de la matrice. Le corps de ce viscère était tellement contracté, qu'il y aurait eu danger de rupture si j'avais persisté dans mes tentatives. Je crus pouvoir repousser l'épaule et la tête de l'enfant dans le fond de la matrice, comme je l'avais fait sur la machine de M. Levret, et même sur le vivant dans des circonstances à peu près semblables, mais mes peines furent inutiles..... je me rappelai que quelques praticiens, dans des cas semblables, étaient parvenus à tirer des fœtus de peu de volume sans les faire changer de position, j'essayai ce moyen..... mais je sentis à la seconde tentative l'impossibilité de mon projet, qui ne fut pas cependant tout à fait infructueux, puisqu'il me donna la facilité d'introduire deux doigts autour du cou de l'enfant replié dans le vagin, et qu'il me rappela le précepte de Smellie qui ordonne, dans pareille circonstance, de couper le cou à l'enfant..... j'introduisis une de mes mains dans le vagin, entre le bras de l'enfant et l'os sacrum, je passai le doigt indicateur et celui du milieu autour du cou de l'enfant près des clavicules, je tirai à moi le plus qu'il me fut possible, et de l'autre main que j'avais armée d'une paire de ciseaux, je coupai par degrés. avec la pointe de cet instrument, tout le cou de l'enfant; après cette opération désagréable, je saisis le bras qui se présentait et tirai le tronc avec beaucoup de facilité. »

Smellie donne également le conseil de pratiquer la décollation. Quand, en faisant la version, on ne peut

(1) Leroux. — Observations sur les pertes de sang des femmes en couches. Dijon, 1776, obs. LXLV, p. 230.

repousser ni la tête ni l'épaule dans l'utérus, il faut, dit-il, détacher avec des ciseaux la tête de dessus les épaules (1). Mais il ne paraît pas avoir mis en pratique son conseil; du moins ne trouve-t-on dans son traité aucune observation de décollation.

C'est surtout au commencement du siècle actuel qu'on revendique la décollation et qu'elle prend droit de cité avec Asdrubali, de Rome, qui fit cinq décollations (2); avec Davis, de Londres (3); avec Schweighaüser (4), Paul Dubois et Désormeaux (5), en France. Depuis lors la détroncation n'a fait que gagner du terrain.

P. Dubois modifie les ciseaux, Baudelocque neveu invente son somatome; enfin apparaissent une foule d'instruments nouveaux que je figurerai dans un chapitre suivant. J'y renvoie et pour la description des instruments et pour celle du manuel opératoire particulier à chacun d'eux.

La décollation est aujourd'hui la méthode de choix.

— Mais il n'est pas toujours possible d'atteindre le cou, il faut alors se résigner à sectionner le tronc. Cer-

(1) Smellie. — Traité de l'art des accouchements. Trad. de de Préville. Paris, 1754, t. I, p. 370.

(2) Asdrubali. — Trattato generale d'Ostetricia teoretica e pratica, 3 vol. Roma, 1812. (D'après Frascani.)

(3) Davis. — *Loc. cit.*

(4) Schweighauser. — Das Gebären nach beobachteter Natur and die Geburtshülfe nach dem Ergebnisse der Erfahrumg (L'accouchement basé sur l'observation, et l'obstétrique fondée sur les résultats de l'expérience). Strasbourg, 1825, in-8, p. 233.

(5) Paul Dubois et Désormeaux. — Article Embryotomie du Dictionnaire en 30 vol., 1835.

tains auteurs veulent même qu'on sectionne le tronc de préférence, parce que, disent-ils, la tête reste adhérente au segment supérieur du thorax et ne peut se perdre au fond de l'utérus. Ces craintes doivent être considérées aujourd'hui comme absolument chimériques; la tête ne se perd en aucune façon ; et il suffit d'accrocher le maxillaire inférieur et de tirer sur lui, ou d'appliquer le forceps, ou même, s'il y a rétrécissement du bassin, de faire une basiotripsie, pour en assurer facilement l'extraction.

Je crois donc qu'il est inexact de dire avec Küstner, d'Iéna, que les présentations de l'épaule négligées dans lesquelles le cou est accessible pour un instrument, sont de beaucoup les plus rares (1).

Quoi qu'il en soit, la section du tronc se fera avec les mêmes instruments que la section du cou; elle sera toujours beaucoup plus longue et plus pénible que la décollation, d'abord parce que le tronc est plus volumineux et qu'ensuite on est gêné par la présence des viscères thoraciques ou abdominaux.

On peut sectionner le tronc en entier ou seulement en partie et se contenter alors de couper la colonne vertébrale et les régions voisines. Ce dernier procédé, déjà employé par Michaëlis, mais mieux étudié ensuite par Simpson, porte le nom de *Spondylotomie*.

Je vais étudier successivement la section totale du tronc, puis la section partielle du tronc ou spondylotomie.

(1) Küstner. — *Die Behandlung vernachlässigter Querlagen* (Le traitement des présentations de l'épaule négligées). Centralbl. f. Gynäk. 1880. p. 174.

1° *Section totale du tronc.* — On emploiera l'un des instruments qui seront décrits plus tard. Mais quel qu'il soit, il faut: 1° protéger les organes maternels contre l'action de l'instrument; 2° procéder avec douceur pour ne pas s'exposer à rompre l'utérus ou le vagin. On attaque d'abord, si on se sert des ciseaux par exemple, la partie la plus accessible du thorax ou de l'abdomen et on avance de proche en proche. Quand les viscères s'interposent entre les doigts et les ciseaux, on les coupe ou on les arrache soit avec les doigts, soit avec une forte pince à polype, soit avec un crochet mousse : en somme on fait l'éviscération (1). L'opération en est naturellement très compliquée et très allongée. On avance de proche en proche, peu à peu, déployant une force assez considérable, quelquefois même insurmontable pour couper les côtes et la colonne vertébrale, mais surtout la clavicule et l'omoplate. Quand il ne reste plus qu'un pont de parties molles, l'opération peut être considérée comme terminée.

Voici comment Payan, d'Aix, a opéré une section complète du tronc, sans recourir à l'éviscération. Son procédé est très simple et partout applicable (2).

(1) *L'éviscération* ou *exentération*, comme l'indique son nom, n'est autre chose qu'une opération qui consiste à extraire du fœtus tout ou partie des viscères thoraciques et abdominaux. Elle est aux présentations du tronc, ce qu'est l'évacuation de la matière cérébrale aux présentations de la tête. Elle diminue le volume du fœtus, crée de la place aux dépens de celui-ci et permet d'exécuter ensuite des manœuvres variées d'extraction. La brachiotomie et l'éviscération ne sont en somme que des opérations *préliminaires*.

(2) PAYAN. — *Quelques mots sur un cas d'accouchement laborieux; présentation de l'épaule; procédé particulier d'embryotomie.* Gazette médicale de Paris, 1840, p. 521.

Femme de 23 ans, primipare. Un médecin essaie de faire la version, mais n'y parvient pas à cause de la rétraction de l'utérus. Il ampute le bras, mais ne réussit pas davantage à exécuter la version. Payan, appelé, constate que l'état général est mauvais, et que l'abdomen est douloureux à une pression, même légère. En écartant les grandes lèvres tuméfiées, il aperçoit à droite le moignon de l'épaule encore saignant, et, vers le milieu du vagin, son doigt touche les saillies costales ainsi que les espaces intercostaux du creux axillaire refoulé en bas. La tête est située vers la symphyse sacro-iliaque droite, tandis que les fesses correspondent à la région cotyloïdienne gauche. L'enfant, pour se présenter ainsi, était nécessairement fortement recourbé suivant sa longueur, et le point culminant de sa courbure correspondait aux saillies costales du creux axillaire droit. Payan ne veut pas attendre la terminaison spontanée de l'accouchement, il renonce également à la version et se décide à pratiquer l'embryotomie.

« Je pensai, dit-il, que le plus facile serait d'ouvrir largement la poitrine, en pénétrant par un des espaces intercostaux apparents, et de m'aider de cette incision pour en venir peu à peu à diviser l'enfant en deux parties qui seraient retirées isolément. Après avoir fait tenir écartées les deux grandes lèvres, pour avoir à découvert une plus grande partie du corps de l'enfant, je plongeai le tiers de la lame d'un bistouri dans l'espace intercostal le plus voisin, et commençai ainsi une incision à laquelle je donnai quelque étendue. Pour pouvoir la continuer sans m'exposer à blesser la mère, j'eus la précaution de glisser, entre le pubis de celle-ci et le corps de l'enfant, une gouttière métallique, savoir une des valves mobiles du spéculum de Charrière. Je pus dès lors, avec le bistouri et des ciseaux forts, prolonger en haut l'incision commencée, coupant tour à tour des côtes, des cartilages costaux, ainsi que le sternum jusqu'à la colonne vertébrale. M'étant ainsi fait jour dans la cavité thoracique, j'enlevai ceux des organes intérieurs qui venaient me donner quelque embarras. Je pus de la sorte plus facilement placer les doigts entre les parties de la mère et celles de l'enfant qui devaient être divisées. J'incisai ainsi en bas comme en haut jusqu'à la colonne vertébrale du corps du fœtus. Quand j'y fus arrivé, j'aurais pu à la rigueur, avec un crochet fixé sur elle, chercher à la fléchir pour sortir l'enfant plié en deux. Mais cette manœuvre risquant encore de trop meurtrir les parties molles de la femme, je trouvai plus rationnel d'inciser aussi les vertèbres correspondantes. Ayant à cette fin placé les doigts derrière elles pour les abaisser et pour protéger la femme, j'en vins assez facilement à bout, en me servant tantôt des ciseaux, tantôt d'un bistouri dont la lame était couverte d'une étroite bande jusqu'à quelques millimètres de la pointe. Ainsi fut complété sans danger et même sans beaucoup de douleurs pour la mère la division du corps de l'enfant. Dès ce moment toutes les difficultés furent levées, la partie inférieure du tronc ainsi que les membres inférieurs, sortirent presque d'eux-mêmes et sans efforts.... Guérison... »

2° *Section partielle du tronc ou spondylotomie.* — Pour que la spondylotomie soit tout à fait pure, il faut qu'elle ne soit accompagnée ni de brachiotomie ni d'éviscération.

Le premier cas de spondylotomie connu est cependant assez compliqué. La spondylotomie, en effet, n'avait pas été faite de parti pris, c'est dans le cours de l'opération seulement que l'opérateur eut l'idée de l'exécuter. L'observation est rapportée par Michaëlis (1), c'est la 3e de son mémoire; elle est due à un de ses confrères de Kiel.

Il s'agissait d'une femme en travail depuis longtemps et assistée par une accoucheuse.

Après deux heures de tentatives de version, le médecin fit l'ablation du bras et de l'omoplate ; la version essayée à nouveau ne réussit pas. Il ouvrit alors la poitrine dans l'étendue de cinq côtes et introduisit la main pour faire l'éviscération en s'aidant des ciseaux et du bistouri. Malgré cette mutilation du fœtus, la version ne put être exécutée. L'accoucheur divisa alors facilement la colonne

(1) MICHAELIS. — *Einige Fälle von Embryotomie aus eigener und fremder Praxis.* (*Quelques cas d'embryotomie de ma pratique personnelle et de la pratique d'autres accoucheurs.*) Neue Zeitsch. für Geburtsk, 1838, p. 50.

vertébrale. Mais comme il était aussi impossible qu'auparavant d'aller à la recherche des pieds, l'enfant fut extrait par tractions sur l'extrémité sectionnée du tronc. L'opération avait duré trois heures. La femme guérit.

La sixième observation de Michaëlis est très intéressante, car elle montre comment, en se rappelant celle que je viens de citer et en réfléchissant aux circonstances particulières qu'il fut à même d'observer, il eut recours à la spondylotomie. Je la rapporte ici textuellement.

« Une secondipare perdit les eaux le 26 novembre 1833 dans la soirée et eut, pendant les vingt-quatre heures suivantes, de légères puis de fortes douleurs. Trente-six heures après le début du travail, la sage-femme crut sentir le siège et tira au dehors une partie fœtale qui était accessible, c'était le bras droit. On manda un accoucheur qui essaya, mais en vain, de faire la version, après avoir pratiqué une saignée et fait prendre de l'opium à la femme.

Je trouvai la femme le 28 novembre à 10 heures du soir avec des douleurs expulsives violentes, quoique de bon caractère. L'état de la femme n'était pas désespéré et on n'eût pas été obligé d'intervenir de suite, si la situation du fœtus n'avait pas été si mauvaise. Le bras droit était tout entier hors des parties génitales, il était très peu tuméfié, de coloration bleu-noirâtre, et le détachement facile de l'épiderme indiquait que la putréfaction était déjà commencée. L'omoplate regardait en avant sous la branche gauche de l'arcade pubienne; le dos de l'enfant était solidement appliqué derrière le pubis dans une direction transversale et ascendante; la poitrine tout entière et une partie de l'abdomen remplissaient le petit bassin; l'enfant paraissait complètement replié sur lui-même et, dans cette situation en double, il obstruait entièrement le détroit supérieur. Très surpris, j'examinai plus attentivement; jamais je n'avais vu un vagin dilaté dans cette mesure. Le cou faisait un angle aigu avec la poitrine et la tête était fortement enclavée au détroit supérieur. Dans mon examen, je ne pus sentir l'utérus, ni découvrir son orifice. Au-dessus du détroit supérieur, il ne restait donc que les jambes et le bras gauche et tout au plus une partie de la tête. Le tronc tout entier, à l'exception du siège, certainement une partie de la tête, peut-être même la tête entière se trouvaient dans le vagin.

Je ne pouvais songer à pratiquer la version sans courir le risque de déchirer le vagin. Comment aurais-je pu faire tourner dans le bassin un enfant qui avait déjà accompli dans le vagin (c'est du vagin et du segment inférieur de l'utérus qu'il parle), une partie du mécanisme de l'évolution spontanée?

Je ne mis donc la femme ni sur le côté, ni sur les genoux pour essayer la version. J'essayai toutefois de repousser l'épaule vers la gauche, mais inutilement. Les contractions utérines cessèrent pour ne plus revenir. J'explorai le pouls du bras de l'enfant, et ne perçus aucune pulsation; j'auscultai ainsi que mon confrère directement la poitrine du fœtus avec le stéthoscope, nous n'entendîmes aucun bruit : le fœtus était donc bien mort.

Je perforai le thorax avec les ciseaux et, ce qui fut mauvais, trop haut, dans le creux de l'aisselle; puis je fus obligé d'enlever le bras pour agrandir l'ouverture et extraire les viscères. Même après l'éviscération, et malgré la facilité que j'avais à mouvoir librement ma main dans la partie inférieure du bassin, il me fut impossible d'abaisser le siège; pourtant j'employai à cette manœuvre une grande force qui agissait de dedans en dehors sur la partie inférieure du tronc du fœtus. A travers le bassin du fœtus il me fut impossible de gagner l'anus. C'est qu'en effet le détroit supérieur était encore aussi rempli par la tête et le siège qu'avant l'éviscération.

Cependant dès que l'éviscération fut terminée, la colonne vertébrale se replia sur elle-même à sa partie supérieure et, pendant les tentatives de traction, son angle devint de plus en plus aigu. Cela me donna un enseignement. Je me rappelai alors le troisième cas cité plus haut (celui que j'ai indiqué précédemment), je plaçai le crochet mousse sur l'angle de flexion, je soutins avec la main les vertèbres voisines et *brisai facilement la colonne vertébrale*. J'enlevai ensuite les côtes voisines du tronçon inférieur pour pouvoir le saisir plus facilement; je plaçai le crochet mousse sur le lambeau de parties molles qui réunissait les deux tronçons et le confiai à mon collègue en lui demandant de tirer à gauche; je saisis alors le tronçon pelvien et ce n'est qu'après avoir déployé une grande force que je pus enfin extraire le siège. Le bras gauche fut ensuite attiré, et la tête facilement extraite.

Guérison en huit jours. »

Ainsi : brachiotomie, éviscération, spondylotomie, extraction des deux segments du fœtus, telle est la série des actes opératoires de Michaëlis. Elle est bien compliquée et il semble que la spondylotomie n'ait été exécutée qu'accessoirement. Il n'en est pas moins vrai que Michaëlis indique d'une façon très explicite, dans les notes dont il fait suivre le récit de son opération, les avantages de la section de la colonne vertébrale.

C'est, à la brachiotomie près, une opération tout à fait analogue qu'a exécutée Tucker, de Bermudes (1). — C'est également la spondylotomie après l'éviscération que conseille Liebmann, de Trieste, quand la sortie du tronc ne peut être obtenue avec le crochet (2).

— La spondylotomie pure, sans éviscération, suffit quelquefois pour terminer l'accouchement. On comprend très bien en effet qu'après la section de la colonne vertébrale les deux tronçons du fœtus soient devenus relativement indépendants et qu'ils puissent être extraits l'un après l'autre. Je dis relativement, car, à moins d'agir sur la portion lombaire de la colonne vertébrale, l'indépendance des deux moitiés du fœtus ne sera pas absolue, puisque, les côtes restant intactes, la continuité de la cage thoracique ne sera qu'en partie détruite.

En 1847, J. Simpson mentionne à son tour l'utilité de la section de la colonne vertébrale, à laquelle il donne le nom de spondylotomie sous lequel elle

(1) *Lancet*, 18 février 1871, p. 230.

(2) Carlo Liebmann. — *Un cas d'Embryulcie*. Arch. de Tocol, 1877, p. 545.

est connue aujourd'hui. Il a pratiqué trois fois cette opération. Dans sa troisième observation (1), malgré deux heures d'anesthésie profonde, on ne put exécuter la version. L'utérus énergiquement contracté fit descendre rapidement le fœtus dans l'excavation. Simpson, qu'on envoya chercher, essaya, mais en vain, de faire la décollation. Il coupa alors les côtes et la clavicule avec une forte paire de ciseaux, et comme cette section n'avait amené aucun résultat, il divisa ensuite la colonne vertébrale. Le corps de l'enfant fut expulsé immédiatement; la mère guérit.

Comme celle de Michaëlis, l'opération de Simpson a pour but de diviser la colonne vertébrale dans sa partie la plus proéminente, avec autant de la circonférence du fœtus qu'il est nécessaire; on extrait ensuite directement les deux tronçons résultant de la division du fœtus, sans recourir à la version. D'après ces auteurs, on ne doit faire l'éviscération que si, la spondylotomie effectuée, l'extraction est impossible.

On cite partout l'observation de spondylotomie d'Affleck et A. Macdonald (2). Après de nombreuses tentatives de version, ces accoucheurs finirent par amener un pied dans le bassin, mais l'évolution ne put être terminée. En examinant avec soin la situation du fœtus, ils trouvèrent que la colonne vertébrale était fortement infléchie sur elle-même et que la tête du fœtus était

(1) Inglis. — Edinburgh medical journal. Février 1866, p. 767.

(2) *Case of shoulder presentation with rigid os and prolapse of funis; turning impossible; delivery effected by Spondylotomy.* Edinburg med. Journ. 1872, t. XVIII, p. 39.

trop élevée pour permettre la décollation. Macdonald procéda aussitôt à la spondylotomie en se servant des ciseaux. Il ouvrit le thorax et y introduisit deux doigts; ceux-ci portés sur la colonne vertébrale servirent à guider sur elle les ciseaux qui la divisèrent facilement à la hauteur de la seconde vertèbre dorsale. On tira alors sur le pied qui avait été abaissé et le siège descendit.

Tout récemment encore Courbon, de Tours, a chaleureusement plaidé en faveur de la section de la colonne vertébrale sans éviscération (1). Il coupe, avec les ciseaux ou le bistouri, le rachis et toute la portion de circonférence du thorax qui se présente. Il abaisse d'ailleurs le fœtus dans l'excavation au fur et à mesure des progrès de la section. Son procédé lui paraît préférable à celui qui a été suivi par Pamard et qui est beaucoup plus compliqué.

C'est également la spondylotomie, sans éviscération, qu'exécuta Orchard (2) en 1847. Ne pouvant faire la version, il ouvrit un espace intercostal avec les ciseaux; en suivant le même espace il sectionna une vertèbre, saisit alors le pied et termina facilement l'accouchement.

En résumé : section de la colonne vertébrale seulement (spondylotomie pure), section de la colonne vertébrale et d'une partie de la circonférence du thorax, section du thorax dans toute sa circonférence : tels sont les degrés qu'on peut établir dans la section du tronc.

(1) Courbon. — *De l'Embryotomie dans les présentations du tronc*. Arch. de Tocolog., 1886, p. 865.

(2) *Lancet*, 1871, p. 361.

La section partielle du tronc peut être effectuée avec ou sans éviscération, elle peut servir à extraire le fœtus de trois manières différentes : 1o en deux tronçons; 2o par un mécanisme analogue à celui de l'évolution spontanée; 3o par la version. Dans les deux derniers cas, les procédés suivis rentrent dans les chapitres de l'évolution forcée et de la version forcée.

Appréciation. — La section du fœtus doit être dorénavant l'opération de choix. Le cou sera divisé toutes les fois qu'il sera accessible, on sectionnera le tronc dans le cas contraire : l'embryotomie cervicale sera par conséquent l'opération la plus fréquente.

3o Version sans mutilation du fœtus et moyens de faciliter la version

Quand la dilatation de l'orifice utérin est suffisante et que la partie fœtale n'est pas trop engagée, on peut et on doit faire la version pelvienne.

Mais dans les présentations de l'épaule négligées, on est bien vite arrêté par la résistance qu'oppose, au passage de la main et à l'évolution du fœtus, la rétraction ou la contraction spasmodique de l'utérus. Cette tétanisation de l'utérus est la pierre d'achoppement des versions difficiles. C'est contre elle que s'est exercée de tout temps la sagacité des accoucheurs.

On a cherché tout d'abord les moyens de la vaincre, à l'aide d'agents qui s'adressent à la rétraction utérine et que pour ce fait on a appellés *agents dynamiques.*

Mais les agents dynamiques restent souvent insuffisants; on a songé alors à tourner la difficulté et on s'est adressé à des moyens, appelés *moyens mécaniques*, ces moyens ont été considérés comme assez efficaces pour permettre d'effectuer la version quand bien même l'utérus est rétracté. De ceux-ci, les uns s'adressent à la mère, les autres au fœtus.

Aucun des moyens auxquels je fais allusion ne comporte la mutilation du fœtus. Quand le fœtus est mutilé et qu'on termine l'accouchement par la version, cette opération prend le nom de *version forçée;* elle sera étudiée dans le prochain paragraphe. Ici je ne m'occupe que des moyens qui sont suffisants — ou pour mieux dire ont été réputés tels — pour terminer l'accouchement sans mutilation de l'enfant.

Moyens dynamiques. — On en a imaginé une quantité prodigieuse; il suffit de lire les anciens auteurs et même les auteurs du commencement du siècle pour s'en rendre compte. Je ne veux même pas les citer.

Les *grands bains prolongés* sont souvent efficaces; ils sont inoffensifs si l'état de la malade n'est pas trop grave. Grâce à eux, on a pu fréquemment exécuter des versions qu'auparavant rendait impossible la rétraction de l'utérus. Il sera quelquefois utile d'y avoir recours.

Les narcotiques et les anesthésiques sont encore employés d'une façon courante. Extrait thébaïque, laudanum à doses massives, lavements laudanisés, injections de morphine répétées, chloral et surtout chloroforme : tels sont ces agents qu'on peut d'ailleurs associer.

Il est bon d'être prévenu qu'il ne faut pas toujours compter sur un résultat positif, rapide et constant. Le plus actif de ces moyens est à coup sûr le chloroforme administré jusqu'à résolution complète, surtout quand il est associé à la morphine, mais fréquemment il est absolument inefficace; les contractions de l'utérus diminuent bien de fréquence et d'intensité, mais dès que l'on introduit la main dans la matrice, immédiatement le spasme utérin se reproduit, même sous l'anesthésie la plus complète. N'y a-t-il pas, d'ailleurs, du danger à porter jusqu'à la période cadavérique de l'anesthésie une femme épuisée par un long travail, fébricitante, déjà infectée?

En somme, après avoir administré le chloroforme jusqu'à la période de résolution et l'avoir associé à la morphine, si l'utérus est encore tétanisé, il ne faut pas insister davantage sur les agents dynamiques et, *sans recourir aux moyens mécaniques* que je vais indiquer maintenant, procéder de suite à l'embryotome.

Moyens mécaniques. — 1° S'adressant à la mère. — On a imaginé depuis très longtemps de faire la version dans le décubitus latéral ou dans la position genu-pectorale pour faciliter la recherche des pieds situés en avant.

Je n'ai pas à insister sur l'inutilité du changement de position de la femme dans ce cas particulier : qu'on la mette sur le côté ou à genoux, l'utérus n'en sera ni plus ni moins contracté et la version n'en sera pas facilitée. Quand l'utérus est peu ou pas rétracté, ces situations données à la parturiente peuvent faciliter la version; mais il ne s'agit pas alors des présentations de l'épaule négligées qui nous occupent.

On a imaginé des dilatateurs spéciaux de l'orifice utérin, on a vanté les incisions multiples. Je n'y insiste pas, car ces moyens s'adressent au col et non au corps de l'utérus contracturé.

Barnes a conseillé de dilater l'orifice utérin avec un ballon de caoutchouc. L'utilité de cet agent est certaine quand l'orifice est insuffisamment dilaté, ou qu'il est seul rétracté; mais on conçoit qu'il reste insuffisant dans les cas où le corps entier de l'utérus est tétanisé; d'ailleurs Barnes n'a pas manqué de le dire.

2° S'adressant au fœtus. — La rétraction de l'utérus empêche d'aller chercher les pieds, parce que la main ne peut pénétrer assez loin dans l'organe; on sait d'ailleurs que s'il y a rétraction utérine, le tronc du fœtus est dirigé presque verticalement, en sorte que les pieds se trouvent très élevés au fond de l'utérus.

On tourne la difficulté en ne saisissant que le genou ou la cuisse ou le siège, ou en accrochant avec un crochet mousse l'une quelconque de ces régions fœtales. On peut encore chercher à remonter l'épaule ou essayer de faire tourner le fœtus sur son axe longitudinal.

Pour ces cas difficiles, M. Guéniot a de nouveau attiré l'attention sur un procédé opératoire depuis longtemps connu et qu'il désigne sous le nom de *procédé ano-pelvien* (1).

(1) Guéniot. — *Procédé de version applicable aux cas difficiles ou procédé ano-pelvien*. Archives de Tocologie, 1877, p. 615.

En effet, Cazeaux l'avait déjà signalé dans son traité (1), et M. Tarnier écrivait, en 1865 (2) : « Quand on est sûr que le fœtus a succombé, on peut aussi glisser la main jusqu'à l'anus, y faire pénétrer l'indicateur que l'on recourbe en crochet pour prendre un point d'appui solide sur le pubis de l'enfant. »

— On a conseillé depuis longtemps, pour faciliter la version podalique, d'agir sur l'extrémité supérieure du fœtus en la repoussant vers le haut. Déjà Soranus disait : « Du bout des doigts déployés, repoussez le fœtus en haut vers le fond, » et Ambroise Paré recommandait de « doucement le repousser contre monts. »

Levret donne un conseil analogue, c'est ce qu'il appelle la *préparation* à la version après l'écoulement des eaux.

Deutsch a un peu modifié la manière de faire de Levret et en a mieux fait comprendre la portée (3). Kilian lui donne le nom de manœuvre de Levret-Deutsch. Elle est cependant connue à l'étranger sous le nom de manœuvre de Deutsch. Voici en quoi elle consiste. On porte le plat de la main sur la partie antérieure de l'épaule et on la repousse en haut et en avant s'il s'agit d'une position antérieure du dos, ou bien en haut et en arrière, s'il s'agit d'une position postérieure. Souvent il faut s'y prendre à plusieurs reprises avant d'obte-

(1) Cazeaux. — Traité de l'art des accouchements. Édition Tarnier. Paris, 1874, p. 1110.

(2) Lenoir, Tarnier et Sée. — Atlas complémentaire de tous les traités, d'accouchements. Paris, 1866, p. 219.

(3) Von Deutsch. — De versione fœtus in partu. Thèse de Dorpat, 1826. (D'après Nœgele.)

nir un résultat satisfaisant. En agissant ainsi, on fait tourner le fœtus autour de son axe longitudinal; la face antérieure du tronc vient regarder en bas, et comme les membres pelviens sont forcés de suivre le mouvement de rotation, ils deviennent directement accessibles et sont faciles à saisir.

— Des instruments ont été imaginés pour effectuer avec force le soulèvement de l'épaule. Ce sont les *repoussoirs* ou *élévateurs*. Le premier représenté est le repoussoir d'Abulcasis, il est en forme de fourche (1) ; celui de Burton (2) a la forme d'une véritable béquille: Asdrubali le recommandait. Ces instruments étaient appliqués dans l'aisselle ; ils servaient à repousser l'épaule directement en haut et du côté de la tête, en même temps qu'une main introduite dans le vagin fixait la béquille, se rendait compte du degré d'élévation de l'épaule, et saisissait le pied quand il était devenu accessible.

Dans les présentations de l'épaule où la version était impossible, Deleurye introduisait la main dans l'utérus et allait à la recherche du bras supérieur qu'il abaissait. Il est facile à comprendre qu'en agissant ainsi, Deleurye faisait tourner le fœtus sur son grand axe, et que par conséquent il était en droit de compter sur la mobilisation et la réduction de l'épaule qui se présentait (3). « J'ai coutume, dit-il, sans m'embarrasser du bras sorti, de tenter les moyens d'entrer dans la matrice ;

(1) Abulcasis. — La chirurgie. Traduction Leclerc. Paris, 1861.

(2) Burton. — Système nouveau et complet de l'art des accouchements. Traduction Lemoine. Paris, 1771, t. I, p. 378 et pl. 16.

(3) Deleurye. — Traité des accouchements en faveur des élèves. Thèse 1770, p. 312.

si je ne le peux pas, je tâche de dégager l'autre bras et de l'amener dans le vagin. Cette façon d'agir m'a constamment réussi, la réflexion m'a guidé dans le premier travail que j'ai terminé ainsi. Le second bras ne peut sortir sans ébranler l'enfant, lui faire changer de position, et faciliter l'introduction de la main ; la main une fois introduite, le travail se termine comme ci-dessus. »

Levret recommandait la même conduite avant Deleurye. Il dit, en effet (1) : « Si les eaux de l'amnios étaient écoulées depuis longtemps et que l'enfant fût situé de manière que ses extrémités supérieures empêchassent l'accoucheur de pouvoir saisir les parties inférieures, il doit alors amener un des bras de l'enfant dans le vagin, pour faire dans la matrice place à la main, et s'il n'avait pas encore assez d'espace, il doit sans balancer y attirer le second bras pour parvenir plus aisément au but qu'il se propose. »

Il est certain que le bras supérieur est plus facile à atteindre que les pieds dans les présentations de l'épaule négligées : la preuve, c'est que les personnes inexpérimentées et qui instinctivement saisissent le premier membre qui se présente, c'est-à-dire le plus accessible, abaissent ordinairement le bras. Mais pour que cette manœuvre soit rationnelle, il faut qu'à la suite de l'abaissement du second bras, le plan sternal du fœtus regarde en bas. Ce procédé ne devrait donc être appliqué que dans les positions dorso-antérieures.

(1) Levret. — L'art des accouchements. Paris, 1766, p. 141.

Appréciation. — Que faut-il penser de toutes ces méthodes? qu'elles sont mauvaises et doivent être abandonnées. Si la version est possible, on y aura recours sans passer par l'intermédiaire de méthodes compliquées et dangereuses; si elle est impossible on procédera de suite à l'embryotomie rachidienne.

Procidence du bras. — Je ne puis guère quitter ce sujet sans dire un mot de la « présentation du bras ». On sait que les anciens accoucheurs, et même quelques accoucheurs du commencement de ce siècle, redoutaient beaucoup la présence du bras dans le vagin ou hors de la vulve. Cette procidence est surtout grave quand le bras est tout entier au dehors, non pas à cause de la présence du bras en elle-même, mais en raison des complications qui accompagnent son issue. Pour que le bras apparaisse tout entier au dehors, il faut, en effet, qu'il y ait présentation de l'épaule et que cette présentation soit très engagée; cela implique presque nécessairement l'existence d'un certain degré de rétraction de l'utérus, qui rend la version difficile ou impossible. Mais quand le bras est sorti depuis peu de temps et que l'utérus n'est pas encore rétracté, l'issue du bras, on le sait aujourd'hui, est sans inconvénient. Elle est même avantageuse jusqu'à un certain point, en ce sens qu'elle facilite le diagnostic et qu'elle empêche, si on n'en opère pas la réduction, la déflexion du bras au moment de l'extraction.

C'est pour n'avoir pas réfléchi sur la variété des circonstances qui accompagnent la sortie du bras, que la plupart des anciens accoucheurs ordonnaient de réduire toujours le bras procident et, si cette réduction était impossible, de l'amputer. C'est également pour n'être pas allés au fond des choses que les accoucheurs opposés à la brachiotomie voulaient que toujours et quand même on s'abstînt de cette opération. Et cependant les uns et les autres avaient raison.

Mais ces questions, qui ont passionné les accoucheurs du commencement de ce siècle, et qui ont déchaîné les anti-brachiotomistes contre les brachiotomistes, n'ont plus aujourd'hui pour nous qu'un intérêt médiocre. La pratique de l'auscultation obstétricale nous renseignant avec exactitude sur la mort ou l'existence du fœtus, nous ne nous exposerons jamais à amputer le bras d'un enfant vivant, à moins que cette opération ne soit exécutée que comme opération préliminaire pour faciliter une décollation immédiate. Si l'enfant a succombé et que nous en soyons certains, il importe peu que nous amputions le bras ou non. Je me hâte d'ajouter qu'ordinairement cette opération est inutile.

— On avait imaginé autrefois quelques pratiques très bizarres pour obtenir la réduction du bras : application d'un morceau de glace dans la main du fœtus, pincement de cette main ; l'enfant devait retirer son bras pour se soustraire à la cause de la douleur. Pratiques assurément bien innocentes lorsque l'enfant était vivant, mais aussi ridicules qunutiles lorsqu'il était mort, disait Mme Lachapelle.

Mais généralement la réduction s'obtenait directement.

Le bras était-il trop gonflé, on y faisait au préalable des scarifications pour laisser écouler les liquides.

La réduction était-elle encore impossible, ou la procidence se reproduisait-elle, Ambroise Paré et Mauriceau recommandaient d'amputer le bras. Cette pratique fœticide était encore suivie dans le dix-huitième siècle, et on voit les auteurs les plus célèbres y avoir recours, ainsi Levret, Smellie, etc.

Cependant déjà Paul Portal (1), de la Motte (2), Puzos (3) professaient qu'il était inutile d'insister pour rentrer le bras dans l'utérus et que la version n'en était pas moins possible. Mais c'est surtout Baudelocque qui a montré toute l'inutilité de la réduction du bras et qui a le plus efficacement contribué à faire abandonner la brachiotomie.

Aujourd'hui il n'est plus question ni de présentation du bras, ni de réduction du bras, ni de brachiotomie.

4° Version précédée de mutilation du fœtus ou version forcée.

Étant donnés : un utérus rétracté et qui ne se laisse pas distendre, un fœtus en présentation de l'épaule, contenu dans cet utérus où il est immobilisé et incapable de se prêter à la version podalique; étant supposé que les agents destinés à amener le relâchement de la fibre musculaire utérine n'aient pas rempli leur but, comment faut-il s'y prendre pour extraire le fœtus par

(1) Paul Portal. — La Pratique des accouchements. Paris, 1685, p. 33.
(2) De la Motte. — Traité des accouchements. Paris, in-8, 1765.
(3) Puzos. — Traité des accouchements. Paris, in-4, 1759, p. 183.

la version? Il n'y a qu'une façon de procéder, c'est de diminuer le volume du fœtus. On se crée de la sorte une place dans la matrice aux dépens du fœtus et on peut ensuite le faire évoluer, exactement comme si dans l'utérus était contenu un fœtus moins développé. Tel est le principe de la version forcée. Il suffisait de savoir exécuter la version podalique pour résoudre ce problème. De fait, la solution en est parfaitement indiquée dans Soranus d'Ephèse, qui vivait à la fin du Ier siècle : « Quand l'abdomen de l'enfant est près de l'orifice, cela est avantageux, car quand il est incisé et les intestins retirés, le corps s'affaisse et la version se fait facilement (1) ».

Il est bien certain que du temps d'Ambroise Paré et de Guillemeau, qui vulgarisèrent la version podalique, et qu'après eux on a dû avoir recours à la version forcée ; il n'en est cependant pas fait mention. Il est vrai qu'on ne pratiquait guère l'éviscération d'une façon méthodique, et que si on mutilait le fœtus ce n'était ordinairement que par l'ablation du bras procident.

Sans revenir sur cette question de la brachiotomie qui n'a plus qu'un intérêt secondaire, je dirai cependant que la brachiotomie, en tant que premier acte de la version forcée, paraît agir pour faciliter la version de la façon suivante. Avant la brachiotomie, le moignon de l'épaule engagée est arc-bouté contre la paroi latérale de l'excavation, et la fixation de l'épaule à ce niveau empêche la mobilisation du fœtus : on conçoit donc par-

(1) *Soranus d'Ephèse, accoucheur*, par HERRGOTT. Extrait des Annales de Gynécologie. Avril 1882, p. 23.

faitement qu'enlever le bras, c'est permettre au fœtus de se déplacer, c'est par conséquent écarter un obstacle à la version. Ce n'est guère que de cette façon qu'on peut s'expliquer ces nombreuses versions exécutées si facilement après la brachiotomie par les auteurs les plus divers, alors qu'immédiatement avant l'ablation du bras la version était absolument impossible. C'est renier l'évidence que de ne vouloir pas l'admettre, comme s'y refusait Capuron. Dire avec cet accoucheur que pendant la brachiotomie l'utérus a eu le temps de se relâcher et que le même résultat eût été tout aussi bien obtenu si on n'avait pas mutilé le fœtus, c'est se payer de mots.

On attribue généralement à Robert Lee, accoucheur de Londres, le mérite de l'invention de la version forcée. Cela me paraît inexact. Son procédé est, en effet, un procédé d'évolution forcée. Que dans quelques cas de non-engagement de la partie fœtale, on puisse, en suivant sa technique, obtenir la version du fœtus, c'est possible, mais dans la grande majorité des cas, c'est un mécanisme analogue à celui de l'évolution forçée qu'on fait exécuter au fœtus. D'ailleurs, à la lecture des observations de Lee, on s'assure bientôt qu'il n'a pas pratiqué la version forcée.

Il faut en réalité arriver à Œhler, médecin à Crimmitschau, en Allemagne, pour voir décrite bien complètement une méthode de version forcée.

Dans deux longs mémoires (1) parus en 1832

(1) Œhler. — *Ueber Embryotomie, Embryulcie, Zerstückung der Frucht.* (*De l'embryotomie, de l'embryulcie et du morcellement du fœtus.*) Gemeinsame

et 1836, Oehler critique, comme Denman, Lee et Davis l'avaient fait avant lui, l'emploi constant de la version dans les présentations de l'épaule négligées et, comme tant d'autres accoucheurs de la même époque, il rend la rétraction et la contraction spasmodiques de l'utérus responsables des difficultés de la version.

Vouloir tourner le fœtus quand même, c'est s'exposer, dit-il, à déchirer l'utérus ou le vagin et à causer la mort de la femme. Il rend justice aux perfectionnements apportés au manuel opératoire de la version dans les cas difficiles et il y a toujours recours, mais ils sont souvent insuffisants. Aussi, ajoute-t-il avec raison, quand le fœtus est trop volumineux pour passer, il n'y a pas de raison pour ne pas agir avec une présentation de l'épaule, comme on le fait avec une présentation de la tête. S'agit-il de cette dernière, on pratique la craniotomie et l'excérébration; qu'on pratique de même l'incision du fœtus et son éviscération quand il se présente par l'épaule. On peut aussi, dans quelques cas, se contenter simplement de la brachiotomie.

La brachiotomie et l'éviscération ne sont que des *actes préparatoires* destinés à faciliter la version. Si le premier suffit, il n'y a aucun motif pour pratiquer l'éviscération, au contraire on y procèdera si l'amputation du bras ne permet pas d'exécuter la version. L'éviscération portera sur la poitrine ou l'abdomen ou sur les deux cavités.

deutsche Zeitsch. f. Geburtsk, 1832, p. 105, et *Die neuerdings empfohlenen Mittel zur Beendigung schwerer Geburten mit Fehlerhaften Kindeslagen.* (*Les procédés nouvellement recommandés pour terminer les accouchements difficiles avec présentations vicieuses.*) Neue Zeitsch. f. Geburtsk, 1836, p. 161.

Œhler rapporte plusieurs cas dans lesquels il a eu recours avec succès à la version forcée.

Peu de temps après, Michaëlis publia des cas analogues appartenant à sa pratique et à celle des accoucheurs de l'école de Kiel. Il plaide énergiquement en faveur de l'embryotomie. C'est dans ce mémoire qu'il rapporte les deux premiers faits connus de spondylotomie (1).

Après la publication des mémoires d'Œhler, la version forcée devint la pratique courante en Allemagne. Nous avons vu que Michaëlis et Gustave Veit avaient cherché à réagir contre cet exclusivisme.

En 1857, Giuseppe Posta, accoucheur italien, conseille également l'éviscération des cavités thoracique et abdominale (2). Il n'ampute pas le bras et se contente de le faire relever par un aide. L'éviscération terminée, il introduit sa main dans l'utérus et va à la recherche des pieds qu'il abaisse.

En 1879, M. Lucas-Championnière imagine un procédé nouveau pour faciliter la version (3). Après avoir pratiqué l'éviscération, il perfore la colonne vertébrale en plusieurs points avec un terebellum; la rigidité du rachis est diminuée, le fœtus se laisse plier sur toute sa longueur et la version forcée est plus facile à exécuter. Ce procédé a été employé quelquefois par M. Championnière.

(1) Michaelis.— *Einige Fälle von eigener und fremder Praxis*. Neue Zeitsch. f. geburtsk, 1838, p. 50.

(2) Posta. — *Osservazioni e riflessioni sull'embriotomia toracica*. Il filiatre Sebezio, 1857 ; d'après Frascani.

(3) Lucas-Championnière. — *Instruments et procédés nouveaux pour l'embryotomie. Perforation de la colonne vertébrale*. Journal de méd. et de chir. pratiques, 1879, p. 498.

— Nous avons vu également qu'on pouvait effectuer la version forcée après une simple spondylotomie ; il n'y a pas lieu d'y insister.

Dans ces dernières années, on a exécuté souvent la version forcée. Les cas en sont trop nombreux aujourd'hui pour qu'il soit intéressant de les indiquer. On en trouvera d'ailleurs plusieurs observations de la pratique de nos maîtres, rapportées dans la thèse de Pierre Thomas (1).

Appréciation. — Quand on a pratiqué l'éviscération, on peut aller à la recherche des pieds, soit en passant dans l'utérus en dehors du fœtus, soit en manœuvrant dans l'intérieur même du corps du fœtus. Dans ce dernier cas, on peut dire qu'on se fraye un chemin *à travers* le fœtus pour aller à la recherche des pieds, dans le premier cas, au contraire, on se fait de la place dans l'utérus *aux dépens* du fœtus.

Il est bien certain que si on va chercher les pieds de l'enfant en passant au travers de sa cavité thoracique ou de sa cavité abdominale, on peut exécuter la version forcée, quel que soit le degré d'engagement du tronc, et que cette opération sera même d'autant plus facile à exécuter que l'engagement de l'épaule sera plus considérable. Il n'en serait pas tout à fait de même si, pour chercher les pieds, on passait dans l'utérus en dehors du fœtus, comme dans une version podalique ordinaire.

Quoi qu'il en soit, si on fait précéder la version de l'éviscération, on se voit obligé de recourir à une opé-

(1) Pierre THOMAS. — Des méthodes... d'embryotomie. Th. Paris, 1879.

ration préliminaire longue, pénible, laborieuse, qui offre des dangers, et qui n'est pas sans dérouter beaucoup les praticiens peu habitués aux opérations obstétricales.

En outre, faire évoluer le fœtus dans un utérus contracturé, même après l'éviscération, c'est exécuter une manœuvre tant soit peu brutale, pendant laquelle on risque de rompre le segment inférieur de l'utérus.

De là résulte que la version forcée doit être dorénavant remplacée dans tous les cas par la section du fœtus. La version forcée rentre dès lors dans le groupe des opérations qu'on ne doit plus décrire que dans les chapitres d'historique.

5° Évolution artificielle, complément de l'évolution spontanée

Ce titre seul paraît une hérésie à ceux qui se rappellent le précepte classique : *Toujours entreprendre la version, ne jamais attendre l'évolution spontanée, qui ne se fera que dans des cas exceptionnels et sur lesquels on ne peut ni ne doit compter.*

Les faits que je rapporte n'ont rien à voir avec cette règle. Toujours la version doit être faite *quand elle est possible*, mais elle ne l'est plus lorsque l'épaule est trop engagée, lorsqu'elle est descendue jusqu'au détroit inférieur du bassin, lorsqu'en somme il y a présentation de l'épaule négligée. L'accoucheur qui est appelé à ce moment se trouve en présence d'un fait accompli. Certes on aurait dû faire la version en temps opportun, je n'en disconviens pas, mais là n'est pas la question.

L'accouchement peut se terminer spontanément et rapidement sous la seule action des contractions utérines et abdominales; mais ordinairement, au contraire, l'expulsion ne se fait pas ou tarde trop longtemps : il faut alors intervenir, quelle intervention a-t-on conseillée ?

On a cherché simplement à favoriser l'expulsion.

Favoriser l'expulsion du fœtus qui a déjà accompli le troisième temps de l'évolution spontanée ou qui est en voie de l'accomplir, c'est faire exécuter à ce fœtus les mouvements qu'il exécuterait s'il se dégageait spontanément. Or, dans l'expulsion spontanée, on voit d'abord l'épaule sortir et s'arc-bouter sous la symphyse pubienne, puis le tronc se dérouler à la commissure antérieure du périnée. Il sera donc utile, quand on voudra produire artificiellement ces mouvements, 1° d'abaisser l'épaule ; 2° de tirer soit sur elle, soit sur le tronc pour le faire se dégager par un mouvement circulaire ayant l'épaule comme axe.

Agir ainsi c'est exécuter l'*évolution artificielle*, celle-ci pouvant être *manuelle* ou *instrumentale*. Si on mutile le fœtus l'opération change de nom et s'appelle *évolution forcée*. Ici, comme entre la version facilitée et la version forcée, il y a tous les intermédiaires.

La connaissance du mécanisme exact de l'évolution spontanée a permis de donner une formule scientifique de l'évolution artificielle. Mais on n'avait pas attendu jusque-là pour exécuter artificiellement cette évolution.

Souvent on agissait sans savoir ce qu'on faisait, témoins ces sages-femmes et médecins ignorants qui tiraient sur le bras procident pour extraire le fœtus, au lieu de recourir à la version. Quelquefois cependant la même manœuvre était faite avec connaissance de cause. C'est ainsi que Fabrice de Hilden et sa femme, quand ils avaient reconnu que la version était impossible, tiraient avec force sur un bras ou sur les deux bras et parvenaient à extraire le fœtus.

Mais c'est là une pratique mauvaise, condamnable au dernier chef et qu'il ne faut pas imiter. Préférable ou, pour mieux dire, moins mauvaise, est la double manœuvre qu'on voit indiquée pour la première fois dans Peu (1).

« La femme d'un entrepreneur de bâtiments étant à terme, fut surprise, quand, après l'écoulement des eaux, deux matrones qui l'avaient bien fait souffrir lui apprirent que le bras de son enfant était hors de la matrice et qu'elle avait besoin d'un nouveau secours. Comme elles se retirèrent, loin de se mettre en peine de le retenir, elles le laissèrent si fort avancer, que l'épaule étant aussi dehors et les douleurs survenant avec impétuosité, l'enfant fut suffoqué, et la matrice dangereusement tourmentée se serait pervertie, si je n'y eusse apporté un prompt remède. Je m'opposai donc à cette violence en retenant la matrice et les parties de l'enfant. Comme je ne pus les faire rentrer, je fus contraint de le faire plier en deux de cette manière. J'appuyai une de mes mains sur le derrière du col aux environs de la nuque et portai l'autre au défaut de la poitrine en tendant vers l'aine de l'enfant, en sorte que, poussant de la première main vers la matrice et tirant en même temps de l'autre main vers moi, par ces deux impulsions opposées que je donnai au corps de l'enfant, je lui fis fléchir dou-

(1) Peu. — La Pratique des accouchements. Paris, 1694, in-8, p. 409.

cement l'épine en devant à l'endroit des lombes pour attirer les fesses, délâcher les cuisses et amener les pieds au dehors. »

Fichet de Fléchy écrit encore (1) :

« Il est aisé de faire voir par des exemples la possibilité d'exécuter certains accouchements contre nature, c'est-à-dire lorsque l'enfant se présente le corps ployé en deux, ou l'épaule et les bras, ainsi que je l'ai exécuté avec succès.

Dans ce cas j'ai observé que la nature industrieuse travaille beaucoup, de manière qu'à mesure que l'enfant avance le dos et les reins au passage, je tire un peu sur moi avec les deux mains placées au-dessus des hanches, en soulevant et poussant un peu son corps en haut, ou vers le bas, suivant la disposition que je lui reconnais vouloir prendre.

Si c'est vers le haut, j'ai remarqué que la tête et la poitrine s'inclinent comme pour rentrer plus avant dans la matrice. La matrice de son côté se contracte à cause des douleurs fortes que la femme ressent. Cette contraction, jointe à la compression que font les parties du bas-ventre, compriment et poussent le ventre de l'enfant, de façon que les parties inférieures de son corps sortent dehors ; c'est-à-dire, les fesses et les jambes et le reste du corps après. En agissant ainsi, c'est se conformer à l'action de la nature. L'enfant sort dehors sans causer aucun accident aux parties génitales de la mère. On le tire par les pieds et on l'amène vivant, à moins qu'il ne soit mort auparavant. Mais s'il arrive que le travail ne soit pas secondé, comme je viens de le dire, ou que l'accouchement soit entièrement abandonné à la nature ou à une sage-femme ignorante, les parties génitales de la mère souffrent beaucoup. Si c'est l'épaule et le bras qui se présentent, je mets deux doigts de chaque main sur les aisselles de l'enfant, je tire un peu à moi en suivant le mouvement que fait le corps de l'enfant.

Le mouvement se fait vers le haut et les pieds descendent ; ou vers le bas, alors c'est la tête qui sort. »

Dans ces observations la main seule est parvenue

(1) Fichet de Fléchy. — Observations sur différents cas singuliers relatifs à la médecine pratique. In-12, Paris, 1761, p. 395.

à terminer l'accouchement. Mais il est certain que la main n'a pas toujours une prise suffisante et qu'en raison du profond engagement de la partie fœtale, qui remplit très exactement l'excavation pelvienne, la main ne peut pas toujours pénétrer assez profondément : c'est dans des cas de ce genre que le crochet et le forceps ont été employés. Les Italiens ont donné le nom d'évolution instrumentale à ces opérations.

Peu, qui est le premier à rapporter une observation d'évolution manuelle, décrit de la façon suivante le premier fait connu d'évolution instrumentale.

En 1656, je me transportai à la Chapelle, village près Paris, pour soulager la femme d'un tourneur chargé de sept enfants. L'état pitoyable où elle était réduite, par le mauvais traitement qu'on liu avait fait subir depuis huit jours de travail, donnait la compassion à tous ceux qui la voyaient souffrir. J'ai eu une vraie douleur et je remarquai d'ailleurs en elle une circonstance si extraordinaire qu'elle fit redoubler l'envie que j'avais de la tirer de ce mauvais pas, Les deux bras de l'enfant pendaient entre les cuisses de la mère, les épaules avancées, presque découvertes et fortement engagées, le cou sorti en partie. L'orifice interne de la matrice était tuméfié et tendait à la pourriture, l'enfant livide et presque corrompu. Tout cela me fit juger que, quoiqu'il se fût peut-être présenté le dos le premier. les mains et les bras en arrière, toutefois ces parties n'avaient pu sortir si avant, ni être maltraitées au point que je les trouvai, sans une extrême violence. Les choses en cette situation, il me parut que je devais chercher le moyen de tirer l'enfant dans la posture où il venait, et sans le retourner, car les parties n'étaient plus en état d'être repoussées; mais, comme je voulais éviter d'en arracher aucune, et que d'ailleurs étant corrompues elles n'auraient pu résister au moindre effort, je crus ne m'y pouvoir pas attacher. Aussi je pris un moyen plus sûr, qui rendit même l'opération plus facile et moins longue. Ce fut d'introduire ma main à côté du corps de l'enfant, au-dessous de l'aisselle, entre lui et l'orifice interne de la matrice; puis de l'autre main, par le côté opposé, je poussai le crochet mousse fenêtré, dans lequel je passai un lacs de longueur suffisante, dont l'un des bouts pendait au dehors; et des doigts de la première main, que je fis avancer par-dessus la poitrine de l'enfant, ayant atteint l'autre bout de mon lacs, je le dégageai du crochet, le conduisis sur la poitrine en forme de ceinture, le retirai avec ma main au dehors; je joignis les deux bouts ensemble, que je fis tenir et tirer de droite ligne à mon gré par un serviteur, pendant que je conduisis la sortie de ce petit cadavre, en lui faisant plier aussi l'épine et le tirant par les fesses, comme j'ai dit des autres. Je délivrai ensuite la mère d'un arrière-faix desséché par la longue durée d'un si pénible travail et tellement adhérent et altéré que je ne pus le tirer que par portions et à diverses reprises. Elle recouvra la santé en peu de jours, aidée des remèdes convenables, selon les différents degrés de la crise, c'est-à-dire, d'embrocations, injections, potions, etc., dont j'ai parlé ailleurs. »

Les observations de Peu et de Fléchy sont restées isolées.

En effet ce sont surtout les Italiens qui ont porté leur attention sur l'évolution artificielle à partir du commencement du dix-neuvième siècle.

Monteggia, de Milan, y consacre, en 1796, plusieurs paragraphes dans les notes qu'il a ajoutées à sa traduction italienne du traité de Stein (1). Monteggia ne s'est pas seulement contenté de faire des opérations sur le vivant, il a voulu encore pénétrer le mécanisme intime de l'évolution artificielle. « Quand on tire sur un bras ou sur les deux bras, dit-il, le tronc se courbe fortement et s'abaisse jusqu'à ce que les fesses aient passé l'éminence du sacrum. Comme le tronc du fœtus a souffert une très grande courbure au passage des fesses

(1) D'après : L'art d'accoucher, par G. G. Stein, traduit par Briot. Paris, in-8, 1804. Discours préliminaire du traducteur, p. xxj.

sur cette éminence, il arrive que, lorsqu'elles ont pu passer, elles se trouvent dans la cavité du sacrum où elles ont plus d'espace ; alors l'élasticité du tronc du fœtus réagit avec force et tend à redresser la partie postérieure de l'arc qui avait lieu, et imprime aux fesses un mouvement rapide de haut en bas qui les porte à l'orifice inférieur, et détruit ainsi le double que formait le fœtus. La position dans laquelle le fœtus peut plus facilement se prêter à ce mouvement extraordinaire est, sans doute, celle dans laquelle il se présente par la partie postérieure du corps. »

Monteggia raconte que, dans le cours d'un accouchement où il ne put extraire le fœtus par les pieds, il se décida à faire sortir l'autre bras et à tirer sur les deux bras en même temps; et tandis qu'il tirait ainsi avec force en haut et vers le pubis, il vit les fesses paraître et sortir avec violence, de sorte que le fœtus fut expulsé tout d'un coup jusqu'à la tête. Mais cette manœuvre n'est pas toujours suffisante et il faut quelquefois, dit-il, se servir du crochet.

Madame Lachapelle ne rejette pas absolument l'intervention dans les présentations de l'épaule abandonnées à elles-mêmes et arrivées à un profond engagement. Elle dit que pour ces positions de l'épaule, comme pour toutes les autres positions du fœtus, il faut reconnaître trois indications principales : laisser agir la nature, l'aider et la suppléer (1). On ne doit pas ajoute-t-elle, compter sur la terminaison spontanée

(1) Lachapelle. — La pratique des accouchements, *loc. cit.*, t. II, p. 206.

de l'accouchement, quand le fœtus se présente par l'épaule, mais « dans ces cas, où des tractions sur le bras ont enfoncé le thorax du fœtus dans l'excavation, où l'utérus moulé sur l'enfant et en constriction permanente, ne permet point de le refouler, ni de passer entre lui et les parois du bassin pour aller chercher les pieds, nous conserverons encore quelque espérance, nous ne recourrons point à l'opération césarienne. » (Ainsi il pouvait encore être question, au commencement du siècle, de faire l'opération césarienne pour de simples présentations de l'épaule abandonnées à elles-mêmes !)

Et plus loin : « Aider à l'accouchement dans le sens du mécanisme naturel, c'est encore une chose quelquefois possible, mais ordinairement bien difficile et presque toujours fâcheuse. » Mais là où Mme Lachapelle me semble ne pas tenir assez grand compte des différences offertes par les présentations de l'épaule négligées, c'est quand, les englobant toutes dans la même pensée, elle dit que les procédés qui aident à l'extraction sont toujours plus difficiles à exécuter que la version. On ne saurait pourtant pas songer à cette opération quand le troisième temps de l'évolution spontanée est accompli ! Elle ajoute en parlant de la section du cou : « Cette opération ne peut être conseillée que pour des cas extrêmes dans lesquels la mort du fœtus est indubitable et la version impossible. En somme elle est encore préférable à l'opération césarienne et peut-être vaut-il mieux la tenter que d'attendre l'évolution spontanée. » Mme Lachapelle est donc moins absolue que Capuron qui écrit, en 1828, qu'avec des antiphlogistiques, des opiacés, des émollients et de l'habileté on peut toujours arriver à terminer l'accouchement par la version.

Velpeau (1) recommande, quand on se trouve en présence de certains cas particuliers, de s'abstenir de faire la version et d'exécuter artificiellement l'évolution ; ainsi, par exemple, « dans les cas où l'introduction de la main est déjà assez difficile pour qu'en temporisant on ne s'expose pas à de nouvelles difficultés, puis et *forcément* dans tous ceux où l'abaissement des parties ne permet pas de pénétrer jusqu'à la matrice. J'ajouterai que dans ce dernier cas il vaut mieux tirer sur les aisselles ou sur le bras sorti, comme le pratiquait Fichet de Fléchy, ou passer, à l'instar de Peu, un lacs autour du tronc replié de l'enfant, pour aider le mouvement imprimé au pelvis par les efforts de la femme, que de chercher à gagner les pieds. »

Paul Dubois a plusieurs fois terminé des accouchements de cette manière. En 1867, Lazzati, de Milan, dans un grand travail sur la présentation de l'épaule, revendique droit de cité en faveur de l'évolution artificielle (2). Il veut que cette opération, aussi bien l'évolution manuelle que l'évolution instrumentale, prenne rang à côté des autres opérations obstétricales et soit décrite comme ces dernières. L'évolution artificielle est réservée aux cas d'engagement profond de l'épaule. Elle est, dit-il, toujours fatale pour le fœtus, quelquefois dan-

(1) VELPEAU. — Traité de l'art des accouchements. Paris, 1835, 2e édition, t. II, p. 276.

(2) P. LAZZATI. — *Del parto per la spalla* (*De l'accouchement dans la présentation de l'épaule*, Annali univers. di medicina, t. CII, octobre 1867, p. 1-80.

gereuse pour la mère. Il est bon, je crois, de retenir cet aveu.

Après Lazzati, c'est Chiara, de Florence, qui a le plus énergiquement plaidé la cause de l'évolution artificielle (1). Ses élèves, Negri (2) et Mangiagalli (3), sont venus à leur tour défendre la doctrine du maître.

— L'évolution artificielle instrumentale est souvent le complément nécessaire de l'évolution manuelle. On en conçoit aisément la raison, si on remarque que la main, qui agit sur le tronc du fœtus dans l'intérieur des parties génitales de la mère, ne peut guère avoir une prise solide.

L'évolution artificielle instrumentale a été exécutée avec le crochet mousse, avec le crochet aigu, voire même avec le forceps. Je ne saurais guère ne pas nommer en même temps ces instruments, bien que le crochet aigu soit un instrument fœticide.

Le crochet servait à Smellie, en 1722, pour achever une évolution commencée. N'ayant pu exécuter la version, il appliqua le crochet sur la poitrine de l'enfant et parvint à l'extraire plié en double (4).

Heister employait également le crochet aigu. Il glissait

(1) D. Chiara. — *La evoluzione spontanea sorpresa in atto mediante la congelazione.* Milano in-f. avec fig. 1878. Texte italien et anglais.

(2) P. Negri. — *Del complemento artificiale della Evoluzione spontanea mediante l'uncino acuto* (*De la manière de compléter artificiellement l'évolution spontanée au moyen du crochet aigu*). Annali di ostetricia e ginecol. 1881, p. 154.

(3) Mangiagalli. — *Il quinquennio 1875-79 nella clinica ostetrica di Milano.* Annali di ost. e gin. 1881, p. 469.

(4) Smellie. — Traduction de De Préville. Paris. 1765, t. III, p. 299.

la main jusqu'aux fesses et ensuite appliquait son crochet par-dessus le siège.

Denman raconte que dans un cas où l'évolution ne se terminait pas spontanément, il appliqua le crochet mousse sur la portion recourbée du corps de l'enfant pour exercer des tractions directement en bas.

Monteggia appliquait comme Heister le crochet sur le siège ; ce n'est que dans le cas où il lui était impossible d'atteindre cette partie fœtale, qu'il se voyait forcé de fixer le crochet sur un point du thorax ou de l'abdomen.

Velpeau recommande la même conduite. Chailly-Honoré décrit tout au long la manœuvre opératoire de l'évolution manuelle et dit qu'il faut préférer, dans beaucoup de cas, l'évolution instrumentale à l'embryotomie (1).

C'est une intervention de ce genre que rapporte Pamard, d'Avignon. Chiara, Negri, Mangiagalli ont exécuté l'évolution manuelle ou instrumentale un grand nombre de fois.

On trouve également rapporté un accouchement de ce genre fait par un médecin de la Haute-Vienne (2). Les membranes étaient rompues depuis deux jours et l'épaule fortement engagée dans le bassin. Le crochet mousse du forceps fut appliqué sur l'arcade pubienne du fœtus; les tractions durent être très énergiques et

(1) Chailly-Honoré. — Traité pratique de l'art des accouch. Paris, 6e édit. 1878, p. 843.

(2) *Cas d'impossibilité de la version ; évolution artificielle.* Arch. de Tocol. 1881, p. 121.

longtemps continuées pour amener le bassin au dehors. La femme guérit néanmoins.

Je dirai enfin, mais pour mémoire seulement, qu'on est même allé jusqu'à employer, de parti pris, le forceps, pour terminer l'extraction d'un fœtus se présentant par l'épaule.

Dans sa thèse, Boppe (1) raconte qu'un accoucheur appelé pour une présentation de l'épaule s'efforça, pendant trois heures consécutives, de ramener la tête au centre du détroit abdominal et que n'y arrivant pas il appliqua le forceps en travers sur le tronc. Le fœtus mort sortit plié en deux. La femme guérit.

Récemment encore, un accoucheur italien (2) appliqua le forceps sur le tronc qui était très engagé et très abaissé dans l'excavation; le forceps lâcha prise deux fois. A la troisième application le fœtus qui était à terme fut entraîné.

Il n'est même pas utile d'insister pour faire absolument rejeter une semblable pratique.

Appréciation. — Quand l'épaule du fœtus est profondément engagée et que la version est impossible, on ne doit pas abandonner l'accouchement à lui-même et laisser à la nature le soin d'expulser le fœtus. En agissant ainsi, en effet, on exposerait l'utérus à se rompre, et d'ailleurs il est impossible d'annoncer à l'avance si l'accouchement se terminera spontanément.

Il faut donc intervenir.

(1) Boppe. — Thèse de Paris, 1833.

(2) Crapols. — *Caso di parto per la spalla favorito con il forcipe.* Annali di ost. et gin., 1882, p. 172.

Si l'enfant est encore vivant, on exécutera de suite l'évolution manuelle ; mais si malgré les tractions exercées dans la bonne direction, le fœtus ne sort pas, on peut affirmer qu'il ne viendra pas au monde vivant, et on sera autorisé à agir comme s'il était mort.

Si le fœtus est mort, ce n'est pas à l'évolution artificielle qu'on aura recours, mais bien à l'embryotomie rachidienne, parce que cette opération est plus rationnelle, moins grave pour la mère et moins pénible pour l'accoucheur. Je montrerai plus loin, en traitant de l'embryotome rachidien, de quelle façon on devra opérer.

6° Évolution forcée

J'arrive maintenant aux cas dans lesquels on extrait le fœtus par un mécanisme analogue à celui de l'évolution spontanée, mais en le mutilant au préalable.

La mutilation est pour ainsi dire inévitable, ai-je dit plus haut, quand on se sert de crochets aigus; elle l'est également lorsque, employant des crochets mousses, on les enfonce profondément dans le thorax, l'abdomen ou le bassin. J'ai suffisamment insisté sur ces faits pour n'avoir pas à y revenir; ils montrent d'une façon très évidente, qu'entre l'évolution instrumentale et l'évolution forcée, il y a tous les intermédiaires.

De tout temps, sans même connaître le mécanisme de l'évolution spontanée, on a dû, après avoir incisé le fœtus et l'avoir éviscéré, tirer avec le crochet sur ce qui restait de ce fœtus, par exemple sur la colonne vertébrale, pour l'attirer au dehors. Cependant il n'y a rien de semblable rapporté dans les auteurs anciens, ou du moins on n'en trouve que de rares observations. Il faut arriver à Smellie pour lire une observation détaillée d'évolution forcée (1).

L'opération a été faite en 1722. Il s'agissait d'une présentation de l'épaule gauche, le dos en avant. Ne pouvant faire la version, Smellie applique le crochet et, pendant qu'il tire avec la main droite sur le crochet, il repousse l'épaule de la main gauche. « De cette façon, dit-il, avec plusieurs essais et après avoir employé beaucoup de force, je vins à bout d'élever assez la tête et les épaules, pour pouvoir tirer le corps en double et la tête suivit. » La femme guérit. « Le crochet avait d'abord été fixé sur le côté gauche du ventre qui avait été déchiré aussi bien que les fausses côtes, de sorte que presque toutes les parties contenues, ayant été évacuées, le corps avait eu assez d'aisance pour passer quoique plié en double. »

On voit que Smellie s'efforçait en remontant l'épaule de favoriser la version, mais comme le fœtus sortit en double, il exécuta non pas une version, mais bien une évolution forcée.

C'est de la même façon qu'agit Schreiber (2). C'est la même conduite également qu'adopta Pamard, d'Avignon, en 1852; mais comme ces deux auteurs connaissaient le mécanisme de l'évolution spontanée, il se gardèrent bien de chercher à refouler l'épaule et la tête en haut; l'observation de Pamard que je transcris en fait foi (3).

Pamard fut appelé soixante-douze heures après le début du travail, trente-six heures après l'écoulement des eaux. La tête est engagée dans l'excavation, simultanément avec le tronc. On ne pouvait songer à la version. Pamard ne fit pas non plus la

(1) Smellie. — Observations sur les accouchements. Traduct. de Préville. Paris, 1765, t. III, p. 299.

(2) Schreiber. — Siebolds neues journal f. Geburt. VI, 516. Cité par Œhler 1836.

(3) Pamard. — *Présentation céphalo-iliaque gauche. Sortie totale du bras. Contractions convulsives de l'utérus. Nouveau mode de terminaison de l'accouchement.* Abeille médicale, 1852, p. 338.

décollation, parce qu'on sait, dit-il, de combien de difficultés cette opération est entourée. » Nous introduisîmes notre main gauche entre les parties de la mère et celles du fœtus; la région palmaire appuyant sur les parois antérieure et latérale du thorax et de l'abdomen du fœtus. On sentait avec l'extrémité des doigts le point où se terminait la cavité thoracique. Une des branches du forceps fut saisie avec la main droite par la cuiller. L'extrémité du manche terminée par un crochet mousse, fut introduite dans le vagin, de manière à glisser à plat entre la main gauche et les parties du fœtus. Lorsque le crochet fut arrivé au défaut des fausses côtes, nous le retournâmes vivement de manière à ce que son extrémité correspondît aux téguments du fœtus et, en poussant fortement avec la main qui lui avait servi de conducteur, nous le fîmes pénétrer à travers les parois abdominales au défaut des côtes, de manière qu'en le retirant il vint accrocher au bord inférieur de la paroi thoracique. L'instrument ainsi disposé, nous retirâmes notre main gauche et nous opérâmes des tractions modérées sur la branche du forceps, nous pûmes à l'aide de cette manœuvre simuler le mouvement d'évolution spontanée. »

Bien que divers accoucheurs aient fait de discrètes allusions à l'extraction du fœtus par évolution forcée, c'est cependant Robert Lee (1) qui le premier décrivit d'une façon complète un procédé d'évolution forcée et l'érigea en méthode. La méthode porte son nom : version forcée de Robert Lee; mais je crois que l'expression est inexacte et qu'il vaudrait mieux dire *évolution forcée d'après la méthode de Robert Lee*, comme on pourra s'en rendre compte par les citations qui suivent.

Dans son travail, Lee critique la règle adoptée en Angleterre et qui consiste à faire toujours et quand même la version dans les présentations du bras. On

(1) R. Lee. *Observations on the best method of accomplishing Delivery in Presentation of the superior extremities where turning is unadvisable or impraticable*. Edinburgh medical journal, 1828, p. 239.

opère dans l'intérêt de l'enfant, dit-il, mais comme celui-ci est souvent mort, la version, absolument inutile pour lui, devient une cause de danger pour la mère. Quand le liquide amniotique est écoulé depuis longtemps, que l'utérus est fortement rétracté, le fœtus a presque toujours succombé ; si dans ces conditions on laisse la femme sans la secourir, l'utérus se rompt spontanément, ou bien si on fait la version on court le danger de le rompre pendant les manœuvres opératoires. Donc, lorsque l'enfant est mort, on ne doit pas laisser à la femme le soin de l'expulser à ses risques et périls, en comptant sur une évolution spontanée que la nature effectue rarement. Et comme les moyens employés pour obtenir le relâchement de l'utérus échouent ordinairement, il faut, dit-il, renoncer à la version et recourir à l'embryotomie.

Lee relate en détail un cas dans lequel il a employé sa méthode avec succès. Je me vois forcé de le rapporter ici pour bien montrer que la méthode de l'accoucheur anglais consiste à produire une évolution forcée et non pas une version forcée.

« Le 15 octobre 1824, je fus appelé pour visiter une femme du dispensaire de Westminster. A mon arrivée, les membranes étaient rompues depuis quatorze heures, et les eaux entièrement écoulées. Le bras droit extrêmement tuméfié et livide, faisait saillie au dehors des grandes lèvres, l'épaule et une partie du thorax étaient fortement enclavés dans le bassin, tant les contractions de l'utérus étaient violentes et sans relâche. Le pouls était vif, la face rouge, les parties qui revêtent le bassin, chaudes, sèches et douloureuses. Je fis une saignée du bras de trente onces et administrai soixante gouttes de laudanum, avant de faire aucune tentative pour changer la position de l'enfant. Après avoir attendu une demi-heure, les douleurs ayant un peu diminué de violence, j'essayai avec précaution d'introduire la main, mais les douleurs se renouvelèrent avec plus de force ; pendant plus d'une heure, je m'efforçai, mais en vain, d'opérer la version, je fus obligé d'y renoncer. Un autre praticien arriva au moment où on venait de tirer encore vingt onces de sang à la malade et de lui faire prendre de nouveau quarante gouttes de laudanum. Il attendit quelque temps, dans l'espoir que les contractions cesseraient ; mais cela n'ayant pas lieu, il se décida à essayer de faire pénétrer sa main dans la matrice. Cette tentative excita de nouveau de violentes douleurs expulsives, et après des efforts longs et sans fruit, il fut obligé d'y renoncer, craignant de déterminer la rupture de l'utérus.

Deux heures s'étant écoulées depuis ces nouvelles tentatives de version et les douleurs ne discontinuant pas, je séparai le bras du corps de l'enfant dans l'articulation de l'épaule, ouvris le thorax au moyen du crochet et, introduisant cet instrument à travers l'ouverture, je le fixai sur la partie inférieure de l'épine, et tirant avec force, *l'enfant en double* apparut à travers les parties génitales externes. Malgré la grande distension des parties qui bordent la marge du bassin, il ne s'y effectua aucune déchirure.

Le détroit supérieur, dont les dimensions étaient bien moindres que dans l'état ordinaire, offrit quelque résistance au passage de la tête, mais ces difficultés furent aisément vaincues.

La malade se rétablit promptement. »

Lee cite trois autres accouchements analogues où le fœtus est également sorti en double. Il ajoute : « Toutes les fois que la vie de la mère est en danger, et qu'aucun avantage ne peut résulter de la version pour l'enfant, je conseille d'exécuter *artificiellement* ce que fait la nature dans les cas *d'évolution spontanée* du fœtus. » Ce n'est pas une raison, dit-il encore, pour abandonner la version, la méthode nouvelle est seulement applicable aux cas où la version est impossible.

De ces citations résulte donc que le procédé de Lee est bien un procédé d'évolution forcée. — Que dans certains cas de non-engagement du fœtus, le siège s'abaisse le premier au détroit supérieur et que par conséquent il y ait version forcée, je n'en disconviens pas, mais ce n'est pas dans ces conditions que Robert Lee se place. —

Une observation de Petrens (1), rapportée par Oehler, est copiée exactement sur celles de Robert Lee.

En 1838, dans son très important mémoire, Michaëlis élève également la voix en faveur de l'embryotomie contre la version dans les présentations de l'épaule négligées (2).

Il rapporte neuf observations d'embryotomie dont une partie seulement lui est personnelle. On peut voir par la lecture de ces observations qu'il n'est guère exclusif, il pratique tantôt la version forcée, tantôt l'évolution forcée. Toutefois il préfère l'évolution forcée. Il écrit en effet, « L'extraction de l'enfant par les pieds est en général le moyen le plus pénible de terminer l'accouchement après l'éviscération. Imiter l'évolution spontanée en produisant la flexion de la colonne vertébrale est habituellement préférable; la main qui a éviscéré trouve facilement un point d'appui à la partie inférieure de la colonne vertébrale, dans le bassin ou l'anus du fœtus, pour terminer cette évolution quand elle ne se fait pas d'elle-même. »

— En 1861, Gustave Veit (3) s'élève aussi contre la

(1) Œhler. — *Ueber Beendigung schwerer Geburten.* Neue Zeits. f. Geb. 1836, p. 204.

(2) Michaelis. — *Einige Fälle von Embryotomie aus eigener und fremder Praxis.* Neue Zeitsch. f. Geburtsk, 1838, p. 50.

(3) G. Veit. *Ueber die Extraction der Frucht nach dem Modus der Selbstentwickelung.* Monatsch. f. Geburtsk, 1861, p. 451.

version forcée que préfèrent ses compatriotes. Il pense, comme Michaëlis, qu'une fois l'éviscération faite, la version est le moyen le plus pénible d'extraire l'enfant, et qu'il faut lui préférer l'évolution forcée. Cependant il ajoute avec raison que ce mode d'extraction ne correspond qu'aux cas où l'évolution spontanée est déjà arrivée à un stade avancé et que, dans les autres cas, c'est à la décollation ou à la version forcée qu'il faut avoir recours.

Veit opère de la façon suivante. Il fait tenir par un aide le bras soulevé, puis ouvre le thorax et procède à l'éviscération; généralement, pendant l'éviscération, la colonne vertébrale s'infléchit et descend un peu. Il fait ensuite tirer par l'aide sur le bras d'abord en bas, pour abaisser l'épaule autant que possible, puis en haut, en même temps qu'après avoir introduit la main dans les parties génitales au-dessous du fœtus, il saisit lui-même la paroi thoracique et tire sur elle. Au fur et à mesure que le thorax se dégage, Veit en saisit des parties de plus en plus basses jusqu'à expulsion complète du fœtus. Dans les deux cas où Veit eut l'occasion d'appliquer cette méthode les enfants étaient à terme.

Comme on le voit, cette façon de procéder est, à l'éviscération près, celle que j'ai décrite antérieurement sous le nom d'évolution artificielle manuelle. On pourrait d'ailleurs remplacer la main par le crochet mousse : Veit rejette le crochet aigu. Le crochet mousse introduit dans le fœtus irait accrocher la colonne lombaire ou le bassin, comme on le fait dans le procédé de Lee, ou bien, porté en dehors de l'enfant, il prendrait un point d'appui sur la paroi thoracique ou sur le bassin, comme le faisaient Smellie et Pamard. Le procédé de Veit paraît plus rationnel que celui de Lee, l'accoucheur anglais se privant par l'ablation du bras de l'effet utile des tractions exercées sur ce membre ; l'opération de Veit est cependant plus compliquée, parce qu'on est obligé de pratiquer l'éviscération.

Inutile de dire qu'on pourrait combiner entre elles. de plusieurs façons, les méthodes d'embryotomie et même y ajouter la section de la colonne vertébrale, commec ela a été fait quelquefois.

— On a donné le nom de *procédé de Hubert Boëns* à un procédé d'embryotomie qui n'a à proprement parler rien de bien original. Ce procédé ne s'applique qu'aux présentations du tronc tellement engagées que le fœtus ne peut plus être retourné et que la décollation est difficilement praticable (1). Dans le premier temps de l'opération, on se débarrasse des bras qui occupent une partie du vagin et que l'on a essayé vainement de repousser dans l'utérus pendant les tentatives de version. Ce premier temps n'est tout naturellement nécessaire que dans les cas où les membres supérieurs plongent dans le vagin. Dans le second temps, on réduit le volume du fœtus en l'éviscérant et en écrasant le thorax avec les doigts. Dans un troisième temps, on partage le fœtus en deux tronçons à l'aide de tractions modérées faites avec un crochet mousse et après avoir divisé les

(1) H. Boëns. — *Remarques sur l'embryotomie contenant quatre observations d'embryotomie, pratiquées d'après un nouveau procédé.* Journal de méd. et de chir. de Bruxelles, 1860, t. XXXI, p. 259, et même volume, p. 93. Rapport sur ce travail par Pigeolet.

chairs, les ligaments et au besoin les os de la colonne vertébrale. Enfin, dans un dernier temps, on extrait les débris du fœtus les uns après les autres.

Donc : brachiotomie, éviscération, écrasement du tronc, abaissement du tronc à l'aide du crochet mousse qui le plie en deux et même fracture la colonne vertébrale, c'est-à-dire évolution forcée et au besoin même division complète du tronc, telle est la série des actes successifs qui constituent le procédé de Hubert Boëns. Ce procédé n'est donc en somme qu'une combinaison bien imaginée, mais longue à appliquer, de la plupart des procédés d'embryotomie.

— Jusqu'ici, nous n'avons guère vu employer que les ciseaux et les crochets. Mais ce ne sont pas les seuls instruments dont on s'est servi pour exécuter l'évolution forcée. On a eu recours également au céphalotribe et au crânioclaste. Il n'y avait pas de raison, en effet, pour ne pas utiliser dans l'extraction du tronc l'écrasement et la bonne prise qu'assurent ces instruments.

P. Dubois a appliqué avec succès le céphalotribe sur le tronc dans ces conditions (1). Negri, dans son étude sur le crânioclaste (2), dit qu'on peut employer cet instrument avec avantage en l'appliquant sur le tronc pour compléter l'évolution spontanée déjà commencée ; la branche pleine serait introduite dans le thorax, la branche fenêtrée en dehors. La prise est solide, quand l'instrument saisit la colonne vertébrale, qu'il peut d'ailleurs complètement diviser.

(1) A. PINARD. — Thèse d'agrégat. *loc. cit.*, p. 56.
(2) Annali di Ostetricia et Ginecol, 1882, p. 436.

Appréciation. — On ne doit songer à pratiquer l'évolution forcée que dans certaines conditions : il faut en premier lieu que l'évolution spontanée soit commencée, et en second lieu que l'enfant soit mort.

Si l'enfant est vivant, comme il y aurait du danger pour la mère à attendre la terminaison spontanée de l'accouchement, on devra exécuter manuellement ou au besoin instrumentalement l'évolution artificielle. Cela est certain. Si cette opération ne réussit pas, on aura toujours le temps de pratiquer l'embryotomie.

Il faut s'abstenir de recourir à l'évolution forcée quand le fœtus n'est pas profondément engagé. Et cela pour deux motifs. Quand il n'y a pas d'engagement de l'épaule, le cou est accessible : on devra alors pratiquer la décollation qui est de beaucoup plus facile et plus rapide que l'évolution forcée. En second lieu, quand l'épaule et le tronc sont très élevés dans l'utérus, il est très difficile et il peut être dangereux de faire l'éviscération ; de plus, cette opération préliminaire terminée, les tractions qu'on se verra forcé d'exercer sur le fœtus, pour l'engager d'abord, pour l'extraire ensuite, devront être très puissantes et partant seront capables de rompre le segment inférieur de l'utérus. Par conséquent on rejettera l'évolution forcée toutes les fois que l'évolution spontanée ne sera pas commencée.

Mais les deux conditions précédentes existant : fœtus mort, évolution spontanée commencée, aura-t-on recours à l'évolution forcée ?

Il y a deux cas à considérer, ou bien l'évolution n'est qu'au début du troisième temps, temps de rotation, ou bien le troisième temps est déjà accompli et le tronc du fœtus commence à se développer à la commissure postérieure de la vulve.

Dans le premier cas, le cou est accessible : donc la décollation est possible, et comme cette opération est plus facile et moins dangereuse que l'évolution forcée, on sectionnera le cou du fœtus.

Pendant le quatrième temps, ou temps de dégagement, le cou n'est plus accessible, on ne saurait donc songer à la décollation et il faut agir directement sur le tronc, non pas pour exécuter l'évolution forcée, mais bien pour pratiquer l'embryotomie rachidienne.

DEGRÉ DE FRÉQUENCE DES PRÉSENTATIONS DE L'ÉPAULE NÉGLIGÉES

Pour montrer avec quelle rareté on rencontrera des présentations de l'épaule négligées, je vais rapporter quelques statistiques récentes, en faisant abstraction des statistiques anciennes.

A la clinique de Prague, Kleinwächter (1) compte cinq évolutions spontanées sur 3.345 accouchements et encore, dit-il, ce chiffre, qui représente une proportion de 0,116 °/₀, est plus considérable que dans les autres Maternités, parce qu'à Prague on laisse plus volontiers l'accouchement se terminer spontanément.

A la clinique de Milan, Lazzati (2) compte sur

(1) KLEINWACHTER. — *Beitrag zur Lehre von der Selbstentwicklung.* Arch. f. Gynäk, 1871, t. II, p. 3.

(2) LAZZATI. — *Del Parto per la spalla.* Ann. univers. di med, 1867, t. CII, p. 51.

6,102 accouchements, six évolutions spontanées et six évolutions artificielles.

A la clinique de Florence, Chiara (1) note sur 920 accouchements, six présentations de l'épaule négligées pour lesquelles l'évolution se fit spontanément ou artificiellement. Proportion considérable et que Chiara attribue à une série heureuse.

Mangiagalli (2) trouve dix-sept présentations de l'épaule négligées sur 1,500 accouchements.

Ces deux derniers chiffres sont particulièrement forts. Ils tiennent aux conditions spéciales dans lesquelles se trouvent les cliniques de Florence et de Milan, qui, disposant d'un petit nombre de lits, récoltent surtout des cas de dystocie.

J'ai voulu me rendre compte personnellement de la fréquence des évolutions spontanées en considérant non pas des cas choisis, comme cela a lieu pour les deux statistiques italiennes précédentes, mais en réunissant un grand nombre d'accouchements rassemblés sans sélection. On peut se faire une idée assez exacte en prenant le nombre total des femmes qui se présentent pour accoucher dans un grand service d'accouchements comme la Maternité de Paris ou la Maternité de l'hôpital Lariboisière. Mais alors il faut tenir compte non pas seulement du chiffre des accouchements de l'hôpital, mais encore du nombre des accouchements faits chez les sages-femmes agréées. Et d'ailleurs, même dans ces conditions, la proportion des présentations de

(1) La Evoluzione spontanea, etc., *loc. cit.*
(2) Il Quinuqennio, 1875-79, *loc. cit.*

l'épaule négligées est plus grande qu'elle ne devrait être théoriquement, parce qu'elle est adultérée par les cas de dystocie qu'on adresse volontairement à l'hôpital. Cela est tellement vrai qu'à l'heure actuelle on ne fait plus d'embryotomies que sur des femmes venant du dehors.

Le recensement fait à la Maternité de Paris, pour une période comprise entre juillet 1881 et avril 1888, donne :

12,535	accouchements	à la grande Maternité,
1,637	—	au pavillon Tarnier,
7,290	—	chez les sages-femmes agréées.

Soit 21,462 accouchements.

Dans ce nombre d'accouchements, il y a eu 110 présentations de l'épaule, dont 12 se sont terminées par évolution spontanée (1). Six fois on dut pratiquer l'embryotomie rachidienne.

Sur les 12 évolutions spontanées, deux enfants étaient macérés, huit sont nés morts, deux seulement sont nés vivants. De ces deux enfants vivants, l'un du terme de six mois environ, est mort deux jours après sa naissance ; l'autre, du terme de sept mois, est parti en bon état le dixième jour.

Le même relevé pris à la Maternité de Lariboisière, pour la période comprise entre le 1er novembre 1882 et le 30 juin 1888, comprend :

(1) Je ne fais rentrer dans cette statistique que les évolutions spontanées au-dessus du terme de six mois.

4,235 accouchements dans le service,
7,241 — chez les sages-femmes agréées.

Soit 11,476 accouchements.

Dans ce nombre il y a eu 41 présentations de l'épaule, dont 8 se sont terminées par évolution spontanée. Six fois on dut pratiquer l'embryotomie rachidienne.

Sur ces 8 évolutions spontanées, deux enfants étaient macérés, quatre enfants sont morts pendant le travail; l'un du poids de 2100 grammes est né en état de mort apparente et n'a pu être ranimé, enfin le dernier est né vivant, mais est mort quelques heures après la naissance.

Si nous ajoutons les accouchements de la Maternité de Paris à ceux de la Maternité de Lariboisière, ce que nous sommes autorisé à faire, puisque ces chiffres sont obtenus dans des conditions absolument comparables, nous trouvons un total de 32,938 accouchements avec 20 évolutions spontanées, soit une évolution spontanée pour 1,650 accouchements.

Ce chiffre me paraît représenter la vérité, c'est-à-dire la proportion exacte des évolutions spontanées au nombre total des accouchements, dans les conditions où je me suis placé. Mais il faut remarquer que ce pourcentage n'indique en aucune façon quel serait le nombre des présentations de l'épaule dont l'accouchement se terminerait spontanément, si on n'intervenait ni par la version ni par l'embryotomie.

Ainsi, sur 32,938 accouchements nous comptons

151 présentations de l'épaule. L'accouchement s'est terminé par :

Version pelvienne.............	119 fois.
Embryotomie rachidienne......	12 fois.
Évolution spontanée...........	20 fois.

Si nous réunissons ces deux derniers chiffres, nous trouvons 32 présentations de l'épaule négligées.

En résumé, sur 151 présentations de l'épaule, la version put être pratiquée 119 fois; elle fut reconnue impossible 32 fois. Dans les conditions qu'on trouve à l'hôpital, les présentations de l'épaule négligées sont aux présentations de l'épaule ordinaires comme 32 est à 119 ou à peu près comme 1 est à 4.

Cette proportion considérable frappe plus vivement l'esprit que la proportion des présentations de l'épaule négligées calculée sur le nombre total des accouchements.

Il ne faudrait pas demander à la statistique précédente plus qu'elle ne peut donner. Elle indique simplement le nombre des présentations de l'épaule négligées qui se sont rencontrées dans deux services d'accouchements très importants ; elle ne signifie pas autre chose.

Ce serait dépasser gratuitement le but que je me suis proposé, que de vouloir en induire qu'en France, à Paris, il y a à l'hôpital une présentation de l'épaule négligée contre quatre présentations de l'épaule ordinaires. Ce chiffre indique seulement combien on *apporte* à l'hôpital de présentations de l'épaule devant rentrer dans le groupe des présentations négligées : toutes en effet viennent du dehors, elles constituent un fait accompli. Ni les embryotomies, ni les évolutions spontanées n'appartiennent à des femmes reçues dans les Maternités assez à temps pour pratiquer, soit la version par manœuvres externes, soit la version pelvienne par manœuvres internes. Si bien que je ne trouve pas une seule présentation de l'épaule négligée *produite* à l'hôpital. On voit donc que la proportion de 1/5 est tout à fait fictive; la proportion réelle, quand les femmes sont vues et soignées à temps, serait au contraire de 0/119 pour la Maternité de Paris et la Maternité de Lariboisière.

J'ai été obligé de donner ces quelques explications pour éviter des interprétations inexactes.

Si on voulait se rapprocher davantage de la réalité, il faudrait faire entrer en ligne de compte les versions par manœuvres externes et les versions mixtes par lesquelles on a transformé en présentations longitudinales, les présentations de l'épaule définitives ou temporaires. Mais la statistique n'en serait pas sensiblement plus instructive, puisqu'elle contiendrait toujours le même nombre de présentations négligées.

— Si je ne tiens compte que des embryotomies, je trouve que dans les deux services précédents, on a pratiqué 12 embryotomies rachidiennes pendant qu'on y faisait 119 versions pelviennes, c'est-à-dire que le rapport de fréquence de ces deux opérations est de 1/10. Proportion encore considérable et qui montre l'utilité qu'il y avait à perfectionner le manuel opératoire de l'embryotomie.

CONCLUSIONS

1° Il est deux groupes absolument distincts de présentations de l'épaule :

a Les présentations de l'épaule ordinaires, celles qui sont bien traitées, *b* les présentations de l'épaule *négligées*. Il n'y a aucune assimilation à établir entre ces deux catégories de présentations.

2° Les présentations de l'épaule ordinaires se caractérisent essentiellement par la possibilité d'effectuer la version.

Par conséquent on fera rentrer dans ce groupe toutes les présentations du tronc dans lesquelles l'utérus n'est pas tétanisé ou n'est rétracté que d'une façon temporaire et à un faible degré, et dans lesquelles il n'y a pas d'engagement trop profond de la partie fœtale.

La version peut exiger l'emploi de quelques précautions préliminaires : situation de la femme, administration de la morphine et du chloroforme.

Mais pour peu qu'il y ait des difficultés à aller chercher les pieds ou à tourner le fœtus, il faut surseoir à la version, car on se trouve en face d'une présentation de l'épaule négligée.

3° Les présentations de l'épaule négligées commencent donc où finissent les présentations de l'épaule du premier groupe, c'est-à-dire quand l'utérus est tétanisé et quand l'engagement de la partie fœtale est trop prononcé. La mort de l'enfant coexiste ordinairement avec elles. Il ne saurait donc être question de faire l'opération césarienne pour ces présentations.

4° Les nombreux traitements qui ont été appliqués aux présentations de l'épaule négligées, doivent être classés suivant le but que s'est proposé l'accoucheur ou, peut-être mieux encore, suivant le but qu'il a atteint.

5° De ces divers traitements, le plus simple, le plus rationnel et le meilleur, est l'embryotomie rachidienne, qu'elle porte sur le cou, ou sur le tronc.

A l'heure actuelle, la section du cou ou du tronc semble devoir remplacer tous les autres modes de traitement.

6° On a conseillé, pour effectuer la section du fœtus, une foule d'instruments. C'est leur imperfection jusqu'il y a peu d'années et le danger de leur emploi qui a forcé les accoucheurs à imaginer des méthodes compliquées d'embryotomie et à recourir à ces dernières.

7° La perfection actuelle de nos instruments d'embryotomie rachidienne nous autorise au contraire, aujourd'hui, à préférer la mutilation d'un fœtus mort à une version difficile qui serait faite aux risques et périls de la mère.

Il ne sera plus question dorénavant de version forcée, ni d'évolution forcée, mais d'embryotomie.

8° Cependant la version forcée pratiquée à travers le fœtus, après éviscération et écrasement du thorax, ne doit pas tomber dans l'oubli, parce que, à défaut d'une instrumentation spéciale, on peut être appelé à l'exécuter, et qu'il suffit d'un bistouri ou d'une simple paire de ciseaux pour en venir à bout.

9° La fréquence des présentations de l'épaule négligées est encore considérable à l'heure actuelle, puisqu'on rencontre dans les grands services d'accouchements 1 présentation de l'épaule négligée pour 4 présentations de l'épaule passibles de la version. Mais cette proportion, qui ira en diminuant de plus en plus à mesure que se diffuseront les connaissances obstétricales, n'indique aucunement la fréquence des présentations de l'épaule négligées qui se produisent dans les Maternités. Jamais, en effet, dans une Maternité on n'abandonne une présentation de l'épaule sans intervenir pour la rectifier.

DEUXIÈME PARTIE

INSTRUMENTS D'EMBRYOTOMIE RACHIDIENNE

Je décrirai dans ce chapitre tous les instruments employés pour diviser le fœtus en deux tronçons.

Or cette division peut être obtenue :

1° Par section; 2° par sciage; 3° par constriction; 4° par dilacération. La section elle-même peut être produite par des couteaux ou des ciseaux, j'aurai donc à décrire successivement :

1° Les embryotomes agissant à la manière de couteaux : embryotomes-couteaux ;
2° Les embryotomes agissant à la manière de ciseaux : embryotomes-ciseaux ;
3° Les embryotomes agissant à la manière de scies : embryotomes-scies ;
4° Les embryotomes qui divisent le cou par constriction;
5° Les embryotomes qui le divisent par dilacération.
J'ajouterai dans un 6e chapitre les instruments qui

servent à diminuer ou à détruire la résistance du rachis, et que j'appellerai embryotomes-transforateurs.

Je ne suivrai pas exactement dans cette description l'ordre chronologique, qui serait long, fastidieux et exposerait à des redites. J'aime mieux grouper les instruments d'après leurs affinités.

I. — EMBRYOTOMES-COUTEAUX

Dans cette classe rentrent les embryotomes dont la partie active est constituée par une seule lame tranchante. Pour plus de clarté, j'admettrai les subdivisions suivantes, basées sur la forme et le mécanisme de ces instruments.

1° Bistouris, couteaux;

2° Crochets tranchants;

3° Pince décollatrice ;

4° Embryotomes à lame tranchante mobile, ou embryotomes-guillotines.

1° *Bistouris, couteaux.* — On s'est toujours servi, parce qu'on y a été obligé faute de mieux, de couteaux, de bistouris, de rasoirs, pour ouvrir le fœtus et pour le sectionner. On a imaginé aussi des formes particulières de bistouris et de couteaux qui n'ont pas grand intérêt. Les bistouris droits et courbes, les bistouris pointus et mousses ont été employés. Les couteaux avaient la même forme que les bistouris, mais avec des dimensions plus grandes.

Tous les perforateurs de la tête ont servi à ouvrir le thorax et l'abdomen du fœtus.

Hippocrate employait un bistouri (1). Abulcasis (2) (médecin arabe, mort à Cordoue en 1107) divisait le fœtus en fragments. Il se servait dans ce but d'un couteau à deux tranchants, ou d'un couteau appelé mibda, à deux lames. Il employait également des crochets aigus et tranchants. (Fig. 5.)

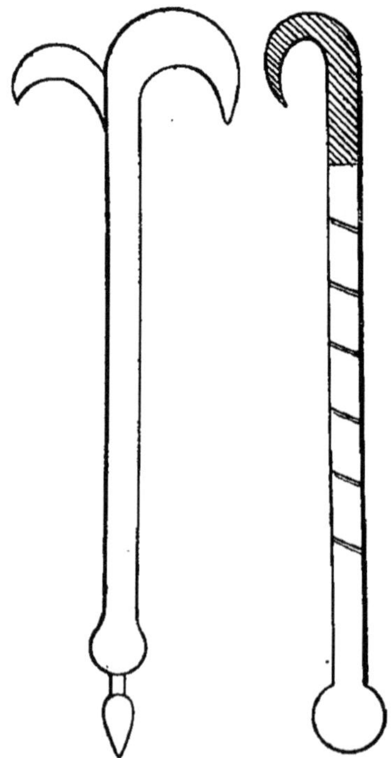

FIGURE 5. — Crochets d'Abulcasis.

(1) HIPPOCRATE. — Œuvres complètes. Traduction Littré, Paris, 1853, T. VIII. De l'excision du fœtus, p. 513.

(2) La chirurgie d'Abulcasis. Traduction Lucien Leclerc. Paris, 1861, p. 182.

Ambroise Paré amputait les bras avec le rasoir, et se servait d'un petit couteau courbé pour fendre le

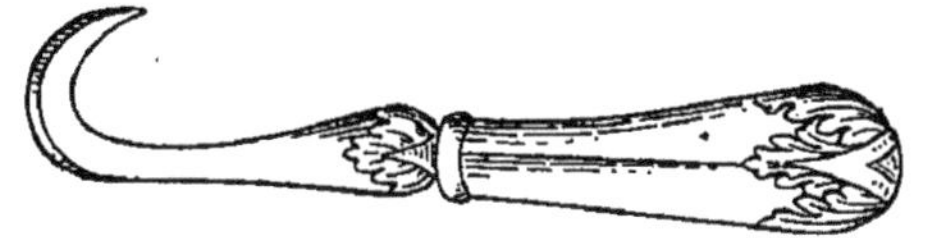

FIGURE 6. — Couteau en forme de crochet d'Ambroise Paré.

ventre de l'enfant mort dans la matrice; il écrit en effet (1) : « Et si le ventre était aussi trop enflé, qui se fait par hydropisie ou ventuosités, y sera fait incision avec un petit couteau courbé, semblable à cette figure que tu as ci-dessus (Fig. 6), lequel tiendras entre les doigts en le portant dedans la matrice, puis vuideras les entrailles : et ce faisant, les aquosités s'escouleront, et ainsi sera l'enfant plus facilement tiré. »

Il eût été à peine besoin de signaler ces embryotomes rudimentaires, si, récemment, ils n'avaient été remis en honneur, comme instruments spéciaux d'embryotomie, par Rizzoli, chirurgien de Bologne (2).

Cet auteur a fait construire un couteau à embryotomie, qu'il appelle *fœtotome*. (Fig. 7.)

FIGURE 7. — Fœtotome de Rizzoli.

(1) Ambroise PARÉ. — Œuvres complètes. Edition Malgaigne. Paris, 1840, tome II, p. 704.

(2) RIZZOLI. — *De quelques nouveaux instruments pour la fœtotomie;* in Clinique chirurgicale. Traduction Andréini. Paris, 187?, p. 533.

C'est un couteau droit, de 12 cent. de long, mousse à l'extrémité, supporté par un manche de 13 cent. et muni d'une gaine qui recouvre la lame tranchante. Le couteau est introduit, muni de sa gaine, et appliqué contre la partie fœtale à sectionner; on retire la gaine autant que cela est nécessaire, puis on opère la section. On enlève alors le couteau, après avoir repoussé la gaine pour recouvrir le tranchant. D'après Rizzoli, le fœtotome peut couper la colonne vertébrale. Ordinairement, avant de pratiquer la section du rachis, Rizzoli fait une éviscération aussi complète que possible. Il termine l'accouchement par la version.

2o *Crochets tranchants.* — Ce sont des crochets ordinaires à manche, qui sont tranchants dans leur concavité ou portent une lame tranchante.

Les crochets tranchants rentrent dans les deux groupes suivants :

a). Crochets tranchants aigus.
b) Crochets tranchants à extrémité mousse.

a). *Crochets tranchants aigus.* — Ce sont les plus anciens, ils sont signalés dans les plus vieux traités de médecine. Instruments dangereux pour la femme, dangereux pour le chirurgien; on était obligé, faute de mieux, de les employer pour terminer la plupart des accouchements difficiles, avant la vulgarisation de la version, l'invention du forceps, et même jusqu'à celle du céphalotribe. Bien des femmes ont dû la mort à leur emploi, et ce sont les désastres liés à leur usage qui ont fait proscrire l'embryotomie jusqu'au commencement de ce siècle. Les crochets aigus, tranchants ou non, semblent devoir être abandonnés à tout jamais, et il est à espérer que leur réhabilitation, tentée par quelques accoucheurs italiens, et en particulier Chiara, de Florence (1), restera lettre morte.

A l'époque de Celse, on employait déjà un crochet tranchant (2).

« S'il (le fœtus) est placé en travers et qu'on ne puisse le redresser, il faut appliquer le crochet (mousse) sous l'aisselle et l'attirer gra-

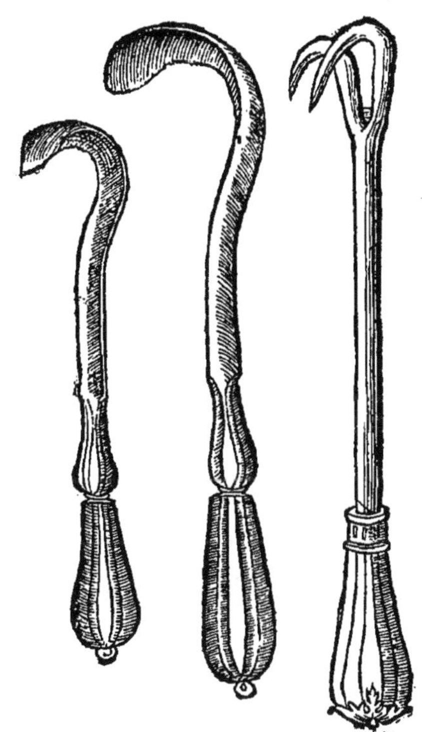

FIGURE 8. — Crochets aigus et tranchants; crochet double; employés du temps d'Ambroise Paré.

(1) CHIARA. — *Un vecchio istrumento della pratica ostetrica.* Annali di ostetricia, 1880, p. 577.

(2) CELSE. — Traité de la médecine, traduction de Chaales des Etangs. Paris, 1846, in-4, p. 244, chap. XXIX : « De l'extraction du fœtus mort dans le sein de sa mère. »

duellement. En agissant ainsi, le cou se replie ordinairement et la tête se porte en arrière. *On a la ressource alors de couper le cou de l'enfant, afin d'extraire isolément le cou et le tronc.* On se sert pour cela d'un instrument semblable au premier, avec cette différence seulement que la partie recourbée est tout à fait tranchante. »

Celse fait remarquer avec quelle prudence il faut se servir du crochet tranchant. Il dit en effet, en parlant du corps de l'enfant putréfié : « Il faut tâcher d'en faire l'extraction avec les mains seules, car le crochet, en pénétrant dans ce corps atteint de putréfaction, échapperait facilement. »

A l'époque d'Ambroise Paré, les crochets tranchants aussi bien que les crochets aigus étaient fort en honneur. Ils étaient surtout, comme auparavant d'ailleurs, employés pour la tête, mais quand l'accouchement par le côté ne pouvait s'effectuer par la version, on incisait avec eux le thorax et l'abdomen comme je l'ai dit plus haut. La fig. 8 représente les crochets d'Ambroise Paré. Le crochet tranchant des anciens était très recourbé ; le tranchant en était un peu émoussé sur les bords, pour ne pas blesser l'accoucheur (1).

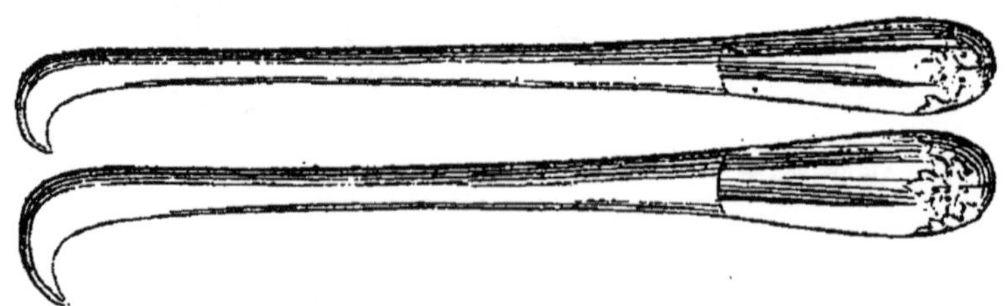

FIGURE 9. — Crochets aigus et tranchants de Mauriceau.

(1) J.-J. PERRET. — L'Art du coutelier-expert en instruments de chirurgie. In-fol., 2e édit. Paris, 1772, pl. 159.

Dans son traité, Mauriceau (1) représente des crochets aigus et tranchants (Fig. 9) qui lui servaient également à ouvrir le fœtus; il ne pratiquait pas la décollation.

— Dans le groupe des crochets tranchants aigus, mais servant de transition entre ceux-ci et les crochets tranchants à extrémité mousse, je dois ranger le *couteau à embryotomie caché* de Davis (2).

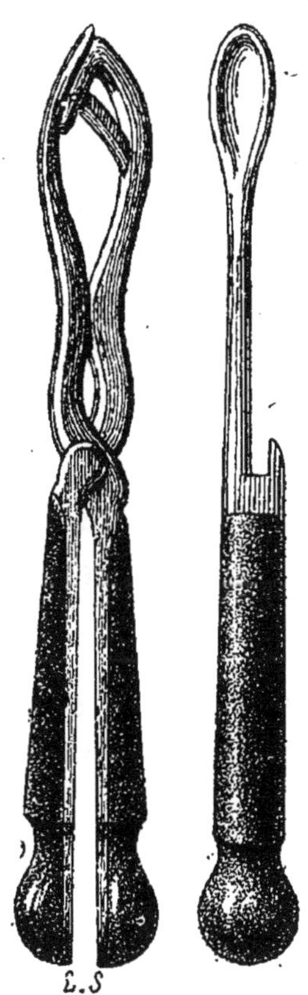

FIGURE 10. — Couteau à embryotomie caché de Davis.

(1) MAURICEAU. — Traité des maladies des femmes grosses. Paris, 1721, 6e édition, t. I, p. 364.

(2) DAVID D. DAVIS. — Elements of operative Midwifery. London, 1825, in-4, avec planches.

Il est formé de deux parties qui peuvent se séparer et qui sont articulées à la manière du forceps anglais. La branche active est armée d'un couteau fixé diagonalement vers l'extrémité du crochet (Fig. 10). Cette branche doit être introduite dans les parties génitales, dirigée et protégée par la main gauche de l'accoucheur et portée au-dessus du cou de l'enfant. La seconde branche sert simplement de protecteur au couteau ; elle est placée à la partie antérieure du cou et articulée avec la première. Les poignées doivent être solidement attachées ensemble avec un fort ruban. Après quoi l'accoucheur, introduisant deux doigts de la main droite dans le bassin, se rend compte très exactement de l'état des parties et s'assure surtout que le cou de l'enfant est contenu dans l'angle du crochet. Le fait étant bien constaté, l'opérateur n'a plus qu'à exercer avec précaution des tractions en bas sur l'instrument, suivant l'axe du bassin, et le couteau se crée un chemin à travers le cou de l'enfant, sans qu'il soit nécessaire, ajoute Davis, de déployer une grande force.

Ce couteau à embryotomie de Davis semble inconnu de la plupart des auteurs, qui citent seulement le crochet de Ramsbotham, en lui donnant toutefois, par compensation sans doute, le nom de crochet de Davis.

b). *Crochets tranchants à extrémité mousse.* — Le premier construit est celui de Ramsbotham père. Il est représenté pour la première fois dans le traité de Davis (1). Il est constitué par une tige longue et forte, fixée sur un manche de bois. La tige se recourbe en haut en forme de crochet. La partie recourbée est mousse et convexe sur son bord supérieur, concave et très tranchante sur son bord inférieur. L'extrémité du crochet

(1) Davis, *loc. cit.*, 1825, p. 328.

est mousse et renflée. Pour s'en servir, Ramsbotham fils conseille d'opérer de la façon suivante (1) :

Après avoir introduit le doigt aussi haut que possible sur le cou, on passe autour de celui-ci un grand crochet mousse, puis on amène la partie qui se présente aussi bas que possible, sans cependant faire courir de danger à la mère. Un aide maintient alors fortement le crochet mousse.

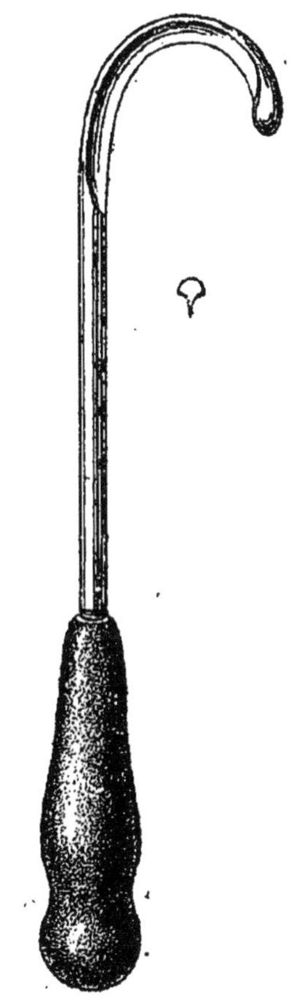

Figure 11. — Crochet de Ramsbotham.

(1) Francis H. Ramsbotham. — The principles and practice of obstetric Medicine and Surgery. London, 1867, 5e édit., p. 386.

On applique ensuite sur le cou le décapitateur, puis on retire le crochet mousse. Avec la main droite on imprime alors au crochet tranchant de légers mouvements de scie, tandis que l'index ou le médius de la main gauche sont maintenus solidement sur l'extrémité mousse de l'instrument. Le crochet est appliqué entre le cou du fœtus et le pubis de la mère. Les vertèbres sont facilement et rapidement divisées. C'est avec les téguments qu'on est surtout embarrassé; quelquefois ils sont trop durs pour être aisément coupés par la lame du couteau. « Si on n'a pas de crochet tranchant, ajoute Ramsbotham, ou s'il ne réussit pas à sectionner le cou, on se servira des ciseaux perforateurs de Smellie, après avoir accroché le cou avec un crochet mousse. »

Le crochet de Ramsbotham est l'instrument de décollation ordinairement employé en Angleterre.

J. Simpson a fait construire un crochet qui a beaucoup d'analogie avec celui de Ramsbotham (1); il en diffère surtout en ce que la partie recourbée est fendue dans sa concavité, et que dans cette fente on peut introduire et fixer une pièce d'acier très coupante et en forme de lame de rasoir. On peut placer et retirer cette lame à volonté. Le crochet de Simpson peut donc servir de crochet mousse et de crochet tranchant.

Je dois ajouter que cet instrument est désigné par Simpson sous le nom de *polypotome* et décrit par lui dans la partie de son livre qui traite de la gynécologie. Plus loin, dans le chapitre : *Decapitation and evisceration in transverse presentations, p. 645 et suiv.*, il dit que le crochet de Ramsbotham est très commode pour effectuer la décapitation d'une manière rapide et simple; c'est

(1) James Simpson. — The obstetric memoirs and contributions. Edinburgh, 1855, p. 153.

donc que son instrument n'a pas été employé par lui comme décollateur. J'ai néanmoins cité le crochet de Simpson dans les instruments d'embryotomie, pour me conformer à l'usage, et parce qu'il est décrit comme tel par Wasseige (1).

Eug. Hubert fils (de Louvain) a décrit un crochet tranchant à extrémité mousse, creusé sur son bord convexe d'une gouttière pour le passage d'un fil (Fig. 12). Le crochet

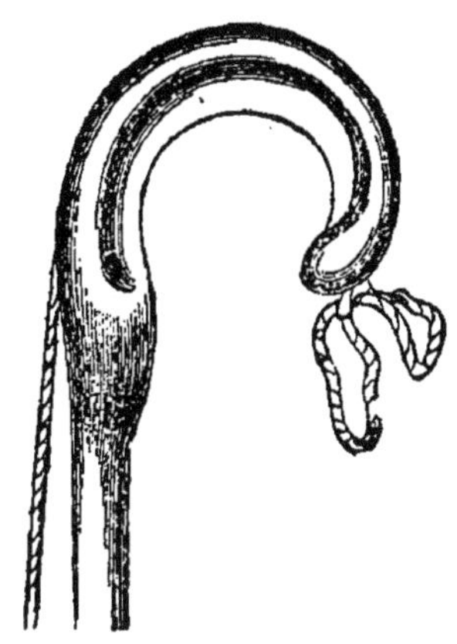

FIGURE 12. — Crochet tranchant à extrémité mousse, servant à appliquer une ficelle, de Hubert, de Louvain, fils.

ayant saisi le cou, Hubert essaie de couper le fœtus avec la lame tranchante; si l'opération ne réussit pas, il attire la ficelle et fait la section avec elle (2). Il ajoute : « Nous avons renoncé à cet instrument parce que la lame ne mord pas suffisamment et que la ficelle casse presque chaque fois, usée par le frottement contre le spéculum. »

(1) WASSEIGE. — Des opérations obstétricales. Paris, 1881, p. 343.
(2) Eug. HUBERT. — Cours d'accouchement. Louvain, 1878, t. II, p. 260.

Jacquemier a fait construire des couteaux-embryotomes (Fig. 13). L'un d'eux est mousse à son extrémité,

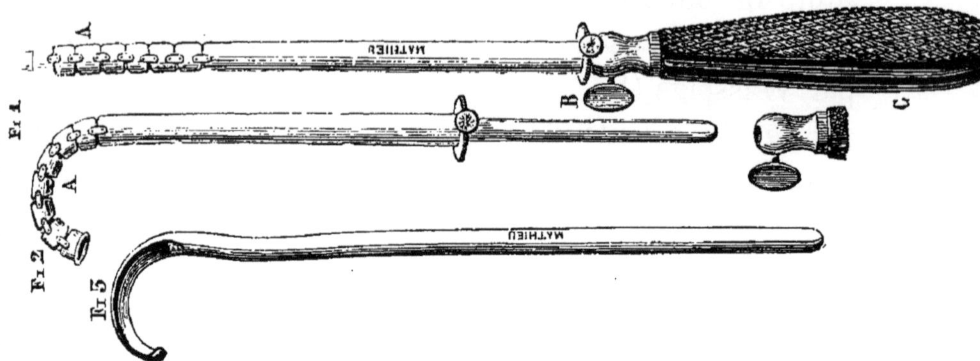

FIGURE 13. — Crochets de Jacquemier.

l'autre est aigu; ils se fixent séparément sur le même manche à l'aide d'une vis. La protection des parties maternelles et de la main de l'accoucheur pendant l'introduction de l'instrument est obtenue par une gaine métallique (FI. 2), constituée par des anneaux aplatis, articulés entre eux, mobiles les uns sur les autres, ce qui permet à la gaine de se mouvoir sur la courbure des crochets. On conçoit que ce crochet (FI. 3) puisse être employé comme un crochet de Ramsbotham.

Un auteur allemand, Wilhelms, vient de décrire tout récemment un perforateur en forme de faucille, dont la forme et le mode de protection sont plus ou moins calqués sur le crochet aigu de Jacquemier (1).

— Il ne faudrait pas croire que la cause des crochets tranchants fût entièrement perdue. J'ai déjà dit qu'en

(1) P. WILHELMS. — *Ein sichelförmiges Perforatorium.* Centralbl. für Gynäk, 1880, p. 537.

Angleterre le crochet de Ramsbotham était d'un usage journalier. En Allemagne, Schultze a imaginé un crochet tranchant qui a été décrit par Küstner, d'Iéna (1). Ce crochet, représenté fig. 14, a une tige en fer arrondie, sup-

FIGURE 14. — Crochet tranchant de Schultze.

portée par un manche en bois et terminée par un couteau d'acier en forme de faucille, dont le dos a 4 millimètres 1/2 d'épaisseur, et dont le tranchant ressemble à celui d'un rasoir. On opère avec cet instrument de la façon suivante : on saisit le cou avec la main gauche, après avoir fait tirer le bras procident en bas et du côté du siège de l'enfant. Le crochet est ensuite introduit en arrière du fœtus, et pour l'appliquer sur le cou, on lui imprime un mouvement de rotation sur son axe de 90°; on commence alors les mouvements de scie, l'extrémité mousse du couteau restant toujours en contact avec le pouce de la main gauche. Quand le tranchant est bien affilé, dix mouvements d'aller et de retour suffisent ordinairement à sectionner le cou. On retire ensuite le couteau, sous la protection de la main, et on extrait le fœtus.

Küstner dit que cet instrument n'est pas seulement bon à sectionner le cou, mais qu'il sectionne encore très

(1) O. KUSTNER. — *Die Behandlung vernachlässigter Querlagen und das Schultze'sche Sichelmesser*. (Le traitement des présentations de l'épaule négligées et le couteau falciforme de Schultze.) Centralbl. f. Gynäk, 1880, p. 169.

bien le tronc : il serait donc d'après lui d'un usage général.

Il ne serait dangereux ni pour la parturiente ni pour l'accoucheur ; il est facile à rendre aseptique : c'est pour Küstner un embryotome idéal. Küstner est à peu près le seul de cet avis ; Pawlik et Zweifel sont loin de louer le crochet falciforme de Schultze, instrument à rejeter, disent-ils, parce que l'opérateur risque de se blesser en en faisant usage.

— Schultze a imaginé son couteau falciforme après avoir essayé un instrument décrit par le prof. Rull, de Barcelone. Ce crochet, représenté fig. 15, est tranchant, et à

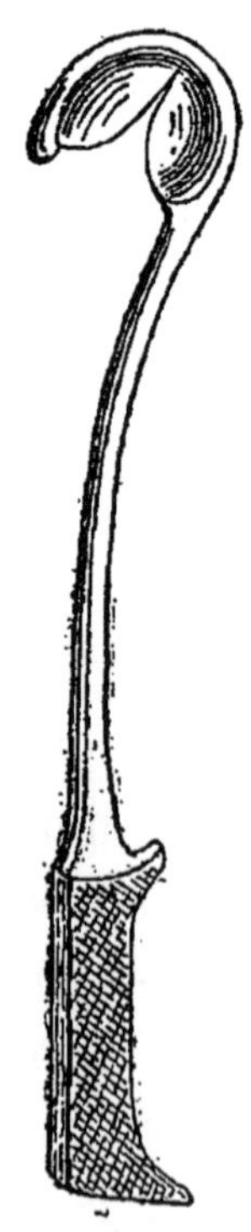

Figure 15. — Trachélotome de Rull.

extrémité mousse ; le tranchant est formé par deux lames convexes semi-lunaires qui se réunissent à angle aigu au sommet de la courbure du crochet et se terminent, l'une au bouton, l'autre à l'origine du crochet (1).

Rull avait voulu éviter que le tranchant du crochet ne tombât perpendiculairement sur les tissus à sectionner, comme dans les autres crochets tranchants, et grâce à son système, les lames pouvaient agir tangentiellement sur le fœtus. Mais le mouvement d'excursion des lames du trachélotome est très faible, le cou vient s'engager bientôt dans l'angle qu'elles forment et la section ne fait plus de progrès. Le trachélotome ne peut être utilisé que pour faire la section du cou, il n'est pas assez large pour embrasser le tronc. Tels sont les reproches adressés par Schultze à cet instrument. Dans la construction de son crochet, on voit qu'il en a tenu compte.

3o *Pince décollatrice* (Fig. 16, 17 et 18). — Elle a été imaginée tout récemment par Frascani, aide de la Clinique obstétricale de Pise (2).

L'instrument ressemble d'une façon générale au cranioclaste de Braun ; seule l'extrémité en rapport avec le fœtus diffère. Sa longueur est de 36 centimètres, dont 23 appartiennent à la portion extra-génitale qu'il est inutile de décrire. Quant à la portion intra-génitale, elle se compose d'une branche postérieure et d'une branche antérieure très différentes.

La branche postérieure a la forme d'un demi-cylindre, long de 8 cent. et large de 16 millim., dont le bord convexe externe

(1) F. DE P. CAMPA. — Tratado completo de Obstetricia. — Valencia, 1878, in-8, p. 743.

(2) V. FRASCANI. — *Di un nuovo processo di decollazione fetale e di un nuovo strumento per eseguirla.* Annali di ostetricia e ginecologia, 1886, p. 37 ; et *Contributo allo studio dell'Embriotomia*, in-8. Pise, 1887.

est destiné à se mettre en rapport avec la face concave du sacrum, et dont le bord antérieur, à surface plane, va s'appliquer directement sur le cou, afin de le fixer et de servir de point d'appui à la lame tranchante de l'autre branche. Elle se termine par une sorte de crochet qui s'en détache à angle droit en dessinant un L. Ce crochet a 3 centim. 5 de longueur ; son extrémité est mousse, ainsi que ses bords ; il est au contraire tranchant dans l'étendue de 1 cent. à partir du sommet de l'angle.

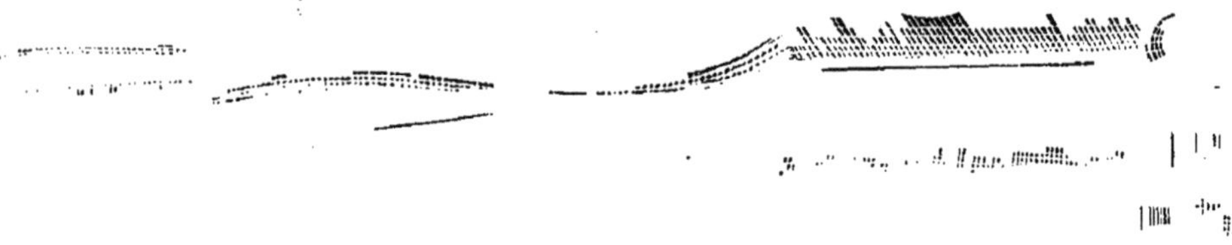

Figure 16. — Pince décollatrice de Frascani.

La partie intra-génitale de la branche antérieure représente un fort couteau, boutonné, long de 8 cent., comme la branche postérieure sur laquelle il doit exactement s'appliquer. Ce couteau est masqué pendant l'introduction par une gaine protectrice qu'on abaisse dès que le cou est saisi, avant de serrer la vis de pression.

La branche postérieure est introduite en arrière ; quand on juge qu'elle a dépassé le cou, on la tourne pour porter le crochet en avant et on l'abaisse pour l'appliquer solidement sur le cou et faire descendre celui-ci. On introduit ensuite la branche antérieure, munie de sa gaine protectrice, et on articule. On retire la gaine protectrice et on serre la vis, comme s'il s'agissait d'un cranioclaste. La section du cou est opérée facilement, dit Frascani ; le crochet empêche la tête de fuir sous la pression de l'instrument et la partie tranchante de ce crochet sectionne les parties fœtales qui viennent se loger dans l'angle de la branche postérieure.

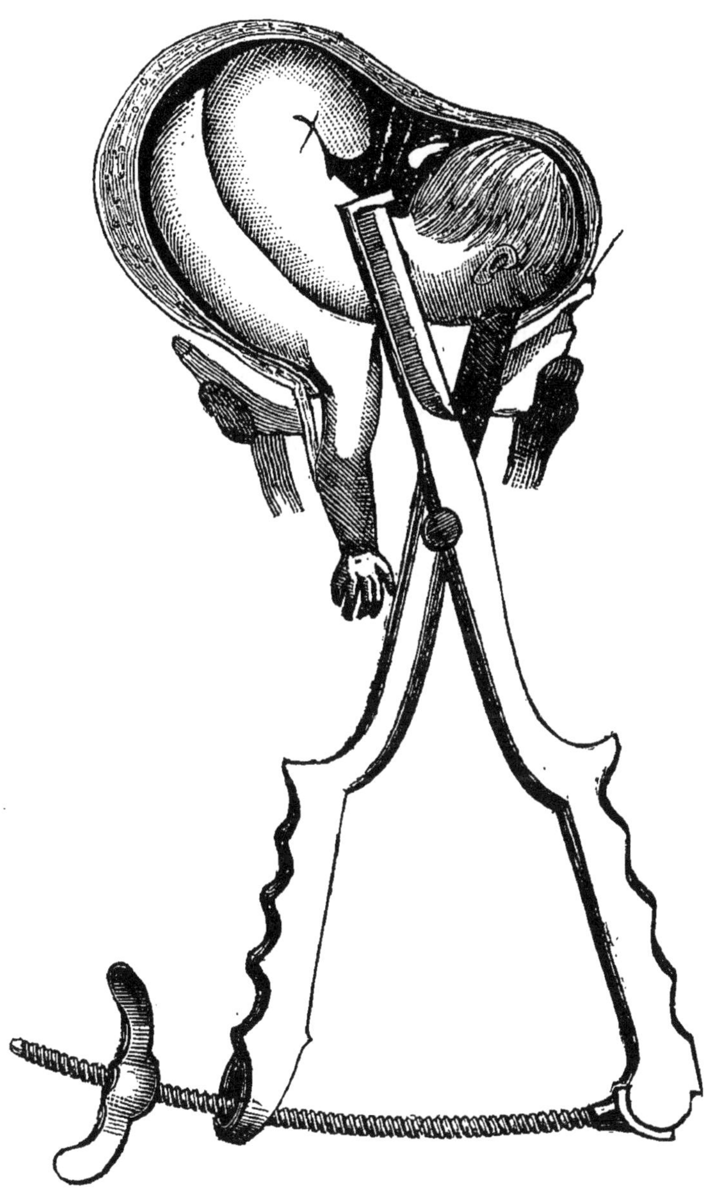

FIGURE 17.

Des huit expériences cadavériques que rapporte Frascani, il conclut que l'instrument s'applique bien et que la section du cou s'opère facilement ; il n'est même pas toujours utile de faire agir la vis de pression.

Quand a paru en 1886 le mémoire de Frascani, la pince décollatrice n'avait pas encore été employée sur le vivant. Aujourd'hui elle a la sanction de la clinique, elle a été employée avec avantage dans un cas fort intéressant et encore inédit, que je rapporterai ici et dont je dois la communication à l'obligeance de mon ami le Dr Frascani, qui a bien voulu aussi m'envoyer les trois clichés qui représentent son instrument.

« Violante Zaccagnini, 32 ans, est enceinte pour la première fois et au terme de sa grossesse. Les membranes se rompent prématurément environ huit jours avant le début du travail ; malgré les pertes d'eau et de sang, Z... continue à vaquer à ses occupations. Le 15 décembre 1887, huit jours après le début de l'écoulement du liquide amniotique, les douleurs apparaissent. Une sage-femme trouve, au premier examen, un bras de l'enfant dans le vagin. Elle fait appeler un médecin et, lorsque celui-ci arrive auprès de la parturiente, la main est déjà hors des organes génitaux. Il constate que le liquide amniotique est écoulé presque en totalité, et que le fœtus se présente par l'épaule droite en acromio-iliaque droite, par conséquent le dos regardant en arrière. Le médecin essaie de pratiquer la version pelvienne, mais il ne peut pénétrer dans l'utérus, gêné qu'il est par la tétanisation de l'organe. On va chercher un second médecin qui, après de violents efforts, pénètre bien dans l'utérus, mais ne peut saisir le pied et amène au dehors l'autre bras. La main droite avait été employée jusqu'ici, le praticien introduit la main gauche, mais sans plus de résultat. D'un commun accord, les deux médecins décident qu'il faut pratiquer l'embryotomie et ils me font appeler.

Je trouve la femme implorant une délivrance, le facies altéré, le pouls fréquent, la température élevée ; le ventre est un peu météorisé ; à la vulve qui est œdématiée pendent les deux avant-bras du fœtus. On me dit que la tête de l'enfant est à droite du bassin. Je pratique le toucher, mais je ne la trouve pas de ce côté et, en examinant minutieusement, je m'aperçois qu'elle est au-dessus du pubis ; cela signifiait que le troisième temps de l'évolution spontanée (rotation interne) était presque accompli.

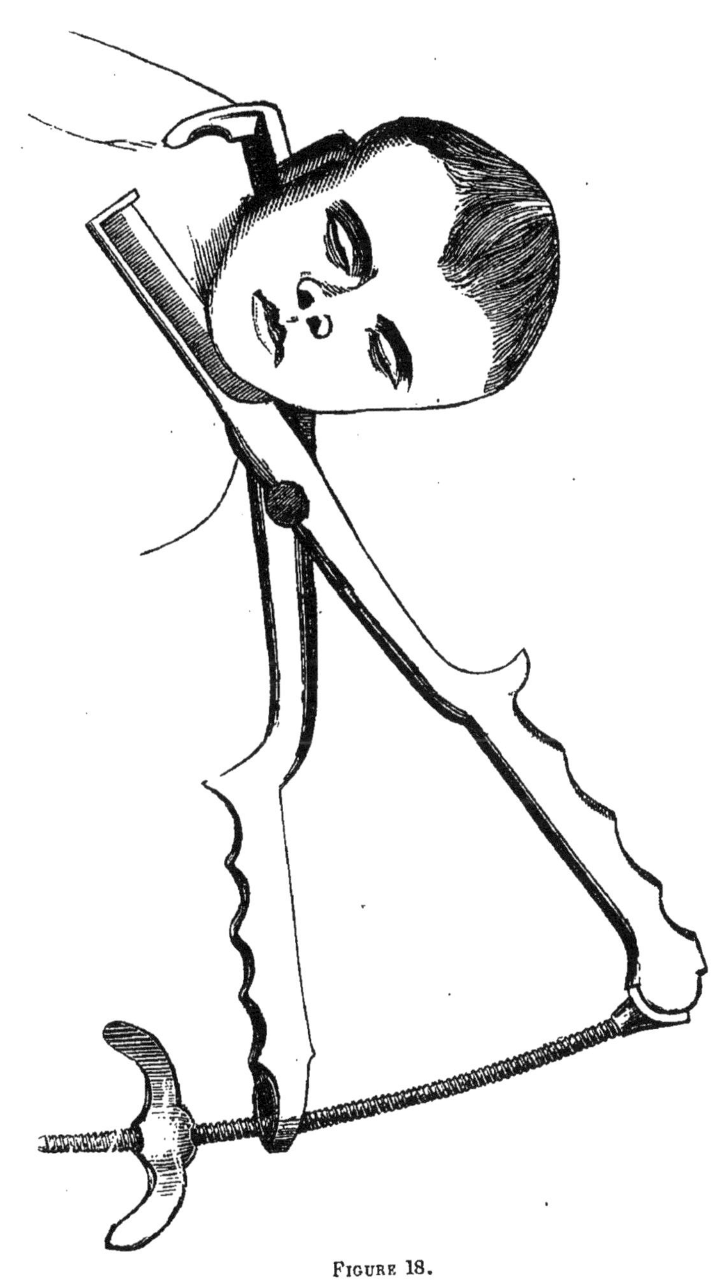

Figure 18.

Me servant de ma main gauche comme guide, j'accroche, avec la branche postérieure de mon décollateur, le cou de l'enfant qui est appliqué derrière la symphyse pubienne, de telle sorte que le crochet de cette branche est dirigé suivant le diamètre transverse de l'excavation. J'exerce quelques tractions pour abaisser davantage le cou, et pendant que mon confrère se charge de maintenir en place cette première branche, j'applique la seconde, dont le couteau est caché, en la glissant sur le pouce de ma main gauche qui embrassait le cou du côté gauche de la femme. L'instrument est articulé très facilement, et quand je me suis assuré que la prise est bonne et que le cou seulement est saisi, j'abaisse la gaine qui cache le couteau et à l'aide des mains, sans appliquer la vis de pression, je divise du premier coup la presque totalité des parties molles et la colonne cervicale. Il reste encore un lambeau musculo-cutané, à la partie postérieure du cou, lambeau que j'aurais pu trancher, mais que je laisse intact dans l'espérance qu'il me sera utile pour l'extraction de la tête.

Après avoir enlevé l'instrument, j'exerce des tractions sur un des bras pendants au dehors, et le tronc de l'enfant tombe très facilement dans ma main, entraînant à sa suite la tête qui était très aplatie. Celle-ci présentait les caractères de l'hydrocéphalie. Un peu étonné de cette constatation et surpris de ne pas rencontrer de liquide, je me rappellai les diverses particularités de l'opération et alors je me souvins qu'au moment où, par la fermeture de la pince décollatrice, j'ai sectionné le cou de l'enfant, il s'est échappé un flot de liquide qui venait certainement de l'ouverture pratiquée dans le canal rachidien.

La décollation a été facile et rapide. Il a suffi d'appliquer l'instrument et d'en rapprocher les deux branches pour terminer l'opération.

Pendant les suites de couches il y a eu de légers mouvements fébriles, tenant à l'existence d'une endométrite septique, due probablement à la rupture prématurée des membranes, à la longueur du travail et aux manœuvres répétées de version. Injections vaginales antiseptiques.

« La malade se lève en parfait état, le vingtième jour après l'accouchement. »

4o *Embryotomes à lame tranchante mobile, ou embryotomes-guillotines.* — A ce groupe, dans lequel rentre l'embryotome rachidien du professeur Tarnier, appartiennent :

Le Sômatome caché de Baudelocque neveu;
Le Décapitateur de Concato ;
L'Auchenister de Scanzoni;
Le Crochet à lame tranchante à bascule de P. Dubois;
L'Embryotome-guillotine de Fornari.

Le Sômatome caché, ou double crochet mousse à lame cachée de Baudelocque neveu (Fig. 19), a été décrit pour la première fois dans la thèse de Boppe, un des élèves de Baudelocque (1).

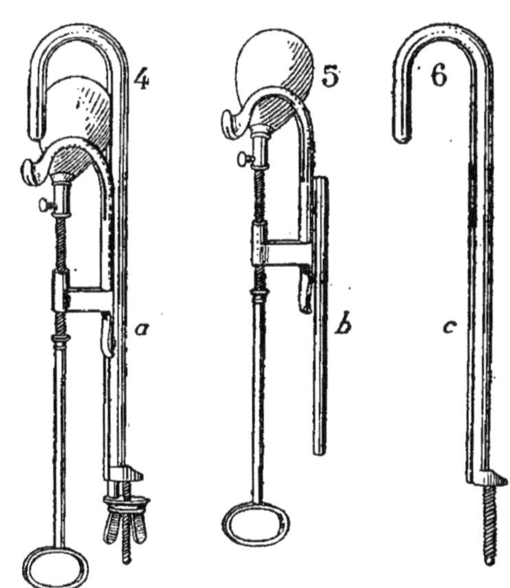

FIGURE 19. — Sômatome à lame cachée de Baudelocque neveu.

(1) BOPPE. — *De la section du tronc du fœtus mort pendant le travail de l'accouchement laborieux, suivi de la description d'un instrument propre à l'opérer en un instant.* Thèse de Paris, 1833, n° 79.

« L'instrument se compose de deux crochets mousses, glissant l'un dans l'autre, et dont les courbures sont cannelées pour recevoir une lame qui ne peut aller que d'un crochet à l'autre. Le crochet externe présente une cannelure pratiquée dans toute sa longueur, son extrémité inférieure est terminée par une vis ; la largeur de la courbure mesurée en dehors est de 2 pouces et un quart (61 mill.), pour traverser facilement les bassins les plus mal conformés. La hauteur de la courbure est de 2 pouces et demi (68 mill.) pour embrasser le tronc du fœtus.

Le crochet interne supporte une tige longue de 10 pouces environ (27 cent.) et terminée par une lame tranchante, qui est enfermée dans la cannelure pratiquée dans la courbure de ce crochet. Ce crochet se sépare du crochet externe. Un écrou les rapproche à volonté l'un de l'autre.

Quand on veut se servir de cet instrument, on introduit, selon les règles ordinaires, le crochet mousse externe, après l'avoir graissé, dans la cavité de la matrice. Le crochet ayant saisi la partie du tronc que l'on veut couper, on fait glisser le crochet interne dans la cannelure du crochet externe, puis on les rapproche l'un de l'autre au moyen de l'écrou, alors la partie saisie est comprimée. Puis l'on tourne la tige de la vis qui mène la lame, jusqu'à ce que le point noir, que l'on voit sur cette tige, soit arrivé au niveau de la cannelure du crochet externe. La partie est tranchée nettement, et l'on retire l'instrument fermé, dans la position qu'on lui avait donnée ; on extrait ensuite avec la main l'extrémité inférieure du tronc.

Cet instrument est convenable, non seulement à la section de la poitrine et du ventre, mais encore à la section du col du fœtus.

Ainsi, faut-il pratiquer cette opération, on coupe le col avec cet instrument, on tire sur le bras sorti et l'expérience prouve que le tronc du fœtus à terme, situé verticalement par rapport à un bassin qui n'a que deux pouces (54 millim.), le traverse avec facilité ; donc on extrait le tronc de cette manière ; quant à la tête, on la ramène avec la main vers le centre du détroit abdominal, et on la broie avec le céphalotribe ; la durée de ces deux opérations ne sera que de quelques minutes.

Cet instrument est donc utile 1° dans l'accouchement laborieux où le bassin de la mère est mal conformé, la matrice depuis longtemps contractée violemment et d'une manière permanente sur le corps du fœtus, la position de celui-ci mauvaise et sa mort bien constatée ; 2° dans l'accouchement contre nature, où le bassin étant large ou légèrement étroit, la version du fœtus, dont la position est mauvaise et qui est mort, est impossible, à cause de cet état de la matrice.

Le double crochet mousse à lame cachée est préférable aux couteaux, aux bistouris boutonnés, aux ciseaux longs et mousses et aux crochets aigus, dont on s'est servi jusqu'ici, pour terminer l'accouchement dans le même cas.

Cet instrument est le complément du crochet mousse comme le céphalotribe est le complément du forceps. »

Décapitateur de Concato (Fig. 20) (1)

« Le décapitateur mesure 43 centimètres et se divise en deux moitiés.

Dans la moitié supérieure on voit un cercle (F. I, *a*) de 4 cent. de diamètre. Ce cercle est formé par la réunion du crochet *b* et d'une gaine protectrice *dd* qui a 8 centim. de longeur, 5 centim. de largeur et 1/2 centimètre d'épaisseur ; le protecteur est excavé à sa partie supérieure. Le reste de la gaine protectrice *ee* complète la moitié supérieure de l'instrument et s'articule avec un canal ou tube métallique *ff* qui ressemble au trépan perforateur de Leissnig et forme la seconde moitié de l'instrument.

Le tube *ff* est terminé par une pièce métallique, munie d'un pas de vis et servant d'écrou ; dans cet écrou se meut une vis ordinaire *i* qu'on fait monter en agissant sur la poignée *jj*.

Au-dessus de la pièce métallique, en *l*, est creusée, dans le tube, une fente de 4 millimètres de hauteur, qui correspond à une encoche *a* de la tige du crochet (F. II) et sur laquelle vient s'appliquer un levier représenté en F. III.

Le crochet *b* est cannelé dans toute son épaisseur, et jusqu'à sa

(1) L. Concato. — *Ueber ein neues geburtshilfliches Instrument*. Wochenblatt der Zeitschrift der K. K. Gesellschaft der Aerzte zu Wien. 1857, p. 209.

partie supérieure *kk*; cette cannelure est destinée à loger la lame

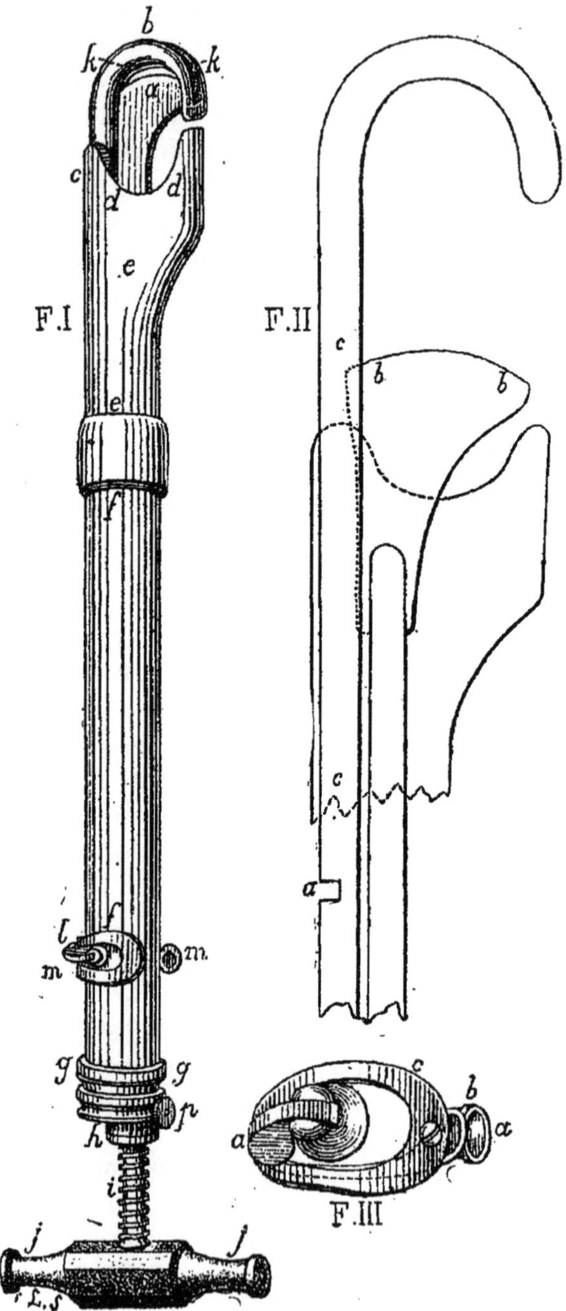

FIGURE 20. — Décapitateur de Concato.

d'un couteau (F. I, *a* et F. II *bb*) qui se cache dans la gaine protectrice.

La tige du crochet présente, comme nous l'avons vu, l'encoche *a* (F. II) qui correspond à la fente du tube, et dans laquelle vient se loger le bras du levier transversal (F. III *a a*). Ce bras de levier, qui occupe la moitié de la circonférence du tube, est muni d'un bouton à une de ses extrémités (F. III *b*).

L'instrument étant fermé, si on presse sur le bouton, on éloigne le levier de la fente, puis de l'encoche de la tige du crochet, et si alors on tire sur le crochet, on l'éloigne de la gaine et on ouvre le cercle *bdd* de l'instrument qui se sépare en deux moitiés (F. II.) Quand le crochet est ainsi retiré, il suffit, pour fermer l'instrument, de pousser en sens inverse le crochet et la gaine. Au moment où le levier pénètre avec bruit dans l'encoche de la tige du crochet, le cercle supérieur est de nouveau fermé et le crochet reste fixé invariablement par le ressort.

La décapitation est obtenue à l'aide d'un couteau trapézoïde (F. II, *bb* et F. I *a*), dont la lame est légèrement convexe. Quand l'instrument est fermé, le couteau s'adapte exactement au crochet, sans en atteindre la convexité, parce que son mouvement d'ascension est limité par une saillie d'arrêt ménagée sur la vis. Si on veut ouvrir l'instrument, il faut d'abord faire descendre le couteau jusque dans la gaine, et, pour éviter que le couteau ne remonte et ne vienne blesser le doigt de l'accoucheur, on le fixe dans sa nouvelle position à l'aide d'une vis *p* (F. I) ; quand on voudra faire monter le couteau, il faudra naturellement libérer cette vis.

Application de l'instrument. — Il est appliqué fermé, le couteau étant abaissé et fixé par la vis d'arrêt.

On introduit dans l'utérus la main qui correspond à la tête du fœtus, assez profondément pour atteindre le cou et le saisir à pleine main. L'instrument est alors introduit dans le vagin un peu obliquement, la pointe du crochet en arrière, jusqu'à ce que toute la gaine protectrice soit contenue dans l'utérus. Puis on donne à l'instrument une direction plus transversale, on le fait reposer sur la face palmaire de la main, et on le pousse jusqu'à ce que le point culminant de la convexité du crochet arrive au contact de la face palmaire de la dernière phalange de l'index. Ce doigt est alors recourbé et placé dans l'anneau, c'est-à-dire dans le cercle *ddb* de l'instrument, tandis que l'autre main, après avoir appuyé sur le bouton du levier, fait descendre la gaine pour ouvrir l'anneau. Puis on fait tourner sur son axe l'appareil tout entier, de telle façon que la pointe du crochet vienne se placer en avant, et que la courbure de ce crochet embrasse le cou ; pour faciliter l'opération, on repousse avec les doigts le crochet en avant, en même temps qu'on porte la poignée de l'instrument en arrière. On appuie ensuite, avec les doigts de la main introduite dans les parties génitales, sur la convexité du crochet, et on l'abaisse en même temps qu'on fait monter la gaine jusqu'à fermeture complète de l'instrument, ce dont on est averti par le bruit du ressort. Lorsque le cou a été saisi de cette façon, on retire la main ; le couteau libéré est poussé de bas en haut dans la cannelure du crochet au moyen de la vis. Quand la section est achevée, on enlève le décapitateur.

Mais le fœtus n'est pas toujours placé de façon qu'il soit possible d'introduire l'instrument et la main tout entière dans l'utérus, surtout lorsque sa cavité est rétrécie par la contraction spasmodique de la musculature.

En fait, il n'est souvent possible d'introduire que l'index pour aller à la recherche du cou ; il faut alors opérer de la façon suivante : on introduit dans le vagin la main qui correspond à la la tête du fœtus, le pouce reposant au dehors sur la face antérieure de la symphyse pubienne. Puis on essaie de porter derrière le cou de l'enfant l'index et le médius, ou au moins l'index, pendant que l'annulaire et le petit doigt, également enfoncés dans les parties génitales, restent dans le vagin. L'instrument est saisi et introduit comme tout à l'heure, jusqu'à ce que le crochet réponde par le sommet de sa convexité à la face palmaire de l'index. Puis on élève l'instrument et on le tourne, mais sans faire suivre cette rotation du mouvement du levier. Quand on est certain que le crochet répond, par sa courbure, au cou de l'enfant, on le retient avec l'index en même temps qu'on abaisse la gaine, l'instrument est alors ouvert et il saisit le cou. Pour le reste de l'opération, on se comporte comme dans le premier cas.

Les avantages de l'instrument sont les suivants :

1° Ni la femme, ni l'opérateur ne courent le danger d'être blessés ;

2º La section est si nette qu'on n'a pas à craindre la présence d'esquilles osseuses ;

3º La durée de l'opération est au moins aussi courte qu'avec les autres méthodes ;

4º Le placement de l'instrument ne présente pas de difficultés particulières, et s'il en offre quelquefois, elles ne sont pas plus grandes qu'avec un autre embryotome.

Dans le cas où le tronc est tellement engagé qu'il est impossible d'atteindre le cou, l'instrument n'est pas applicable, mais aucun des appareils imaginés jusqu'ici ne peut être employé.

Concato a fait plus de soixante expériences sur le fantôme avec son appareil ; mais ne l'a jamais employé sur le vivant, au moins autant que j'ai pu m'en assurer.

Auchenister de Scanzoni (Fig. 21) (1).

L'instrument, qui s'appelle *Auchenister*, a la forme d'un crochet mousse, d'une longueur de 38 centim. Il se compose de quatre parties : du crochet proprement dit, du couteau et de la gaine qui le recouvre, du mécanisme mettant le couteau en mouvement et du manche.

Le *crochet* (F. II) a une longueur de 32 centim., son ouverture mesure 4 centim. De la pointe du crochet part une gouttière qui court jusqu'à la fin de la tige, elle s'élargit et atteint 6 millim. à l'origine de la portion recourbée du crochet, garde cette largeur tout le long de la tige et atteint 9 millim. vers son extrémité. Elle a 6 millim. de profondeur et est légèrement arrondie. Vis-à-vis la pointe du crochet, la largeur de la tige augmente et atteint 15 millimètres, elle est destinée, en effet, à loger la gaine du couteau. Au milieu de cette partie plus épaisse, est creusé un pas de vis. A 3 centimètres au-dessous, on voit pendre sur la face latérale du crochet une languette allongée, qui peut être soulevée et sert à recouvrir la vis précédente ; en F. I, on voit cette pièce élevée et recouvrant la vis. A quelque distance de l'extrémité de la tige, est une petite saillie qui sert à fixer cette tige au manche ; deux saillies semblables se trouvent sur la pièce terminale ; enfin celle-ci est destinée à s'articuler avec l'appareil moteur du couteau (F. III).

(1) Scanzoni. — *Ueber Decapitation und Decapitations instrumente.* Würzburger medic. Zeitschrift. 1860, p. 105.

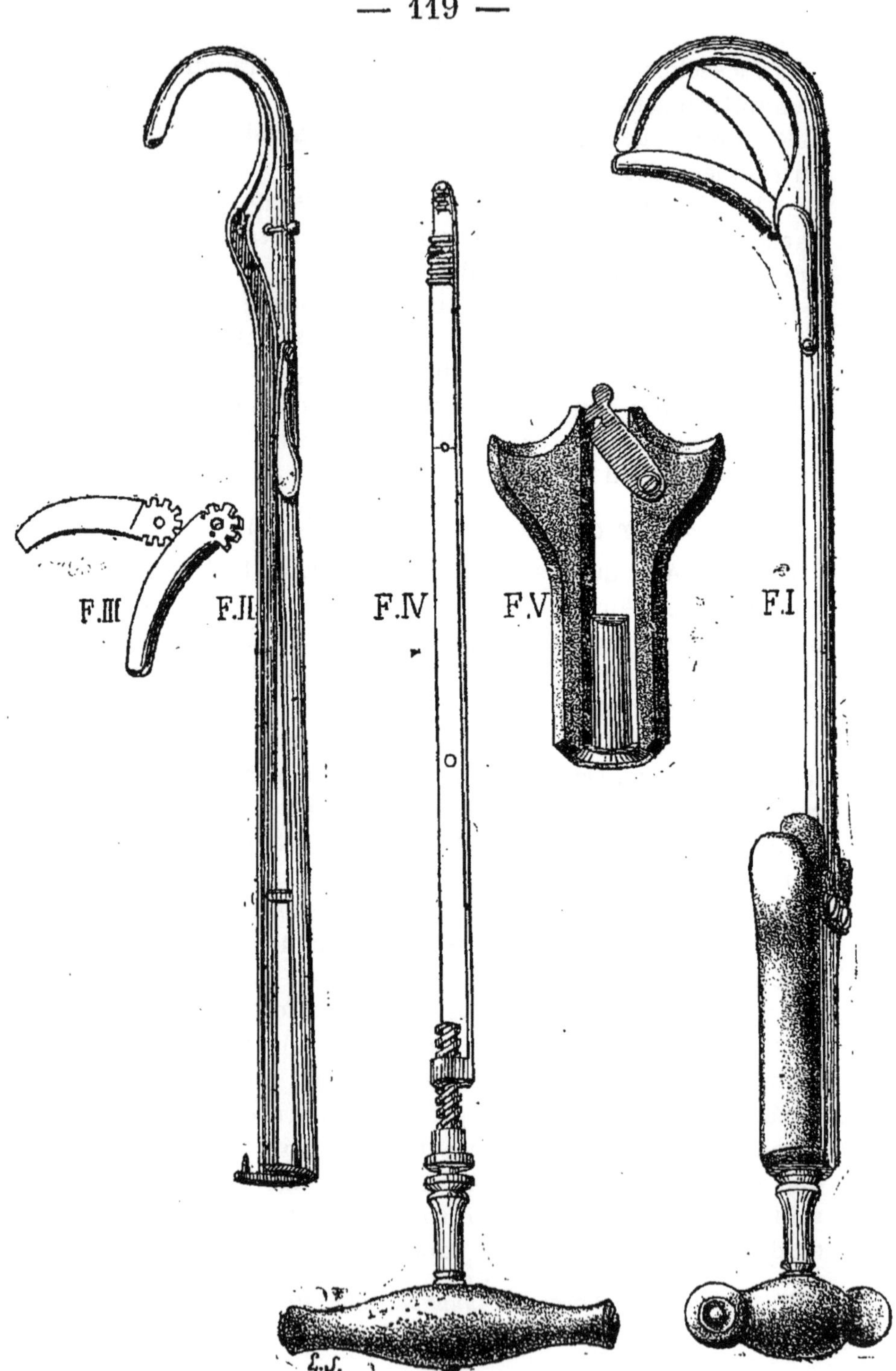

Figure 21. — Auchenister de Scanzoni.

La *gaine protectrice* du couteau, formée de deux plaques, est longue de 5 centim., elle est légèrement recourbée; fermée à l'extrémité libre, elle est ouverte à l'autre extrémité où elle loge la base du couteau. En ce point elle décrit un segment de cercle muni de cinq dents, qui viennent s'engrener avec les cinq saillies qu'on voit vers l'extrémité de la tige motrice F. IV. — Le *couteau*, de même forme que sa gaine, a 4 centim. 5 de long, 5 millim. de large, et offre, à son extrémité circulaire fixée dans le crochet, 7 dents destinées à s'engrener avec 3 petites cannelures qu'on voit à l'extrémité de la tige intérieure F. IV.

L'appareil moteur du couteau (F. IV) se compose d'une tige de 26 centim., arrondie sur trois de ses faces, et plane sur la quatrième face qui porte des dents à sa partie supérieure. Cette tige est logée dans la rainure du crochet. Plus étroite en haut, elle présente à son extrémité trois dents qui s'engrènent avec les dents du couteau. Un peu au-dessous se trouve un groupe de cinq autres dents plus grosses que les premières, et occupant toute la largeur de la tige; dans leurs intervalles passent les dents de la gaine du couteau et en partie aussi celles du couteau. Plus bas encore se trouve une petite saillie qui empêche la tige motrice de monter au delà du nécessaire, quand le cou est entièrement sectionné. A son extrémité inférieure, la tige se courbe à angle droit et se trouve creusée d'un écrou dans lequel se meut la vis qui met en mouvement tout l'appareil; la vis est terminée par un manche.

Le *manche* de l'Auchenister (F. V) est en bois, il a 8 centim. de longueur, 3 centim. de largeur et 1 centim. 5 d'épaisseur. En haut, il offre deux saillies et entre elles une rainure destinée à loger le crochet et la tige mobile; ces deux pièces sont fixées solidement au manche.

— Pour pratiquer la décollation avec cet instrument, on accroche le cou et on tire sur le crochet afin d'amener, autant que possible, le cou au milieu du détroit supérieur. La main introduite surveille l'extrémité du crochet. L'opérateur fait manœuvrer la vis, ce qui amène la descente de la tige mobile; les cinq dents inférieures s'engrènent alors avec celles de la gaine du couteau et du couteau lui-même, et ces deux lames montent ensemble à la rencontre du crochet. Quand la gaine est arrivée à l'extrémité du crochet, on s'assure que le cou est entièrement logé dans le crochet, et si c'est le cas on continue à tourner la vis ; les dents supérieures de la tige descendent, s'engrènent à leur tour avec celles du couteau, et ce dernier, abandonnant sa gaine qui est arrêtée par la pointe du crochet (F. I), continue son chemin et sectionne le cou entièrement. Le tranchant de la lame se loge dans la rainure de la partie concave du crochet, de sorte qu'aucune lésion des parties molles de la mère n'est à craindre. Le cou est entièrement coupé quand le manche en bois est arrêté par le petit bouton dont la présence a été signalée sur la tige motrice. La section terminée, on tire vigoureusement tout l'instrument vers le bas, pour le dégager, la décapitation peut alors être regardée comme complète.

« J'ai expérimenté, dit Scanzoni, si souvent, l'Auchenister à l'occasion des exercices opératoires sur le fantôme avec des cadavres d'enfants, et j'ai été, ainsi que mes élèves, tellement persuadé de sa précision, que je ne puis douter un seul instant que l'instrument ne rende des services sur la femme vivante. Toutefois, comme on ne doit jamais juger *a priori*, je serais heureux qu'on me fît connaître les résultats favorables aussi bien que les résultats défavorables de son emploi. »

Je ne connais qu'une observation de décollation dans laquelle on se soit servi et avec avantage de l'instrument de Scanzoni (1). Elle est due à Walter, de Dorpat, en 1857.

Crochet à lame tranchante à bascule de P. Dubois (2). (Fig. 22.)

Cet instrument rappelle beaucoup l'Auchenister de Scanzoni. C'est un crochet dans lequel se meut une tige qui fait monter et descendre un couteau.

Sur la figure, le couteau est représenté vers la fin de sa course.

Le *crochet* est terminé par une poignée en bois qui elle-même se continue avec une pièce métallique ; ces trois parties, superposées,

(1) Scanzoni. — *Ein Fall von Anwenduny des Auchenister am Kreisbelte.* Wiener. Med. Wochens., 1861, p. 795.

(2) Il est signalé dans J. Charrière : Notice des instruments de chirurgie. Paris, 1862, p. 124. Ma description en est donnée, ainsi que le dessin, d'après un exemplaire de l'instrument qui existe à la Clinique d'accouchements de Paris.

mesurent 28 centim. La tige du crochet est cylindrique et rectiligne dans la moitié environ de son étendue, où elle est fermée et mesure 12 mill. de diamètre. Plus haut elle se recourbe en arrière, pour se continuer avec le crochet. Au niveau de cette courbure la tige s'aplatit, devient plus large et mesure 23 millim. d'avant en arrière; elle se rétrécit ensuite pour donner naissance au crochet qui est également un peu aplati.

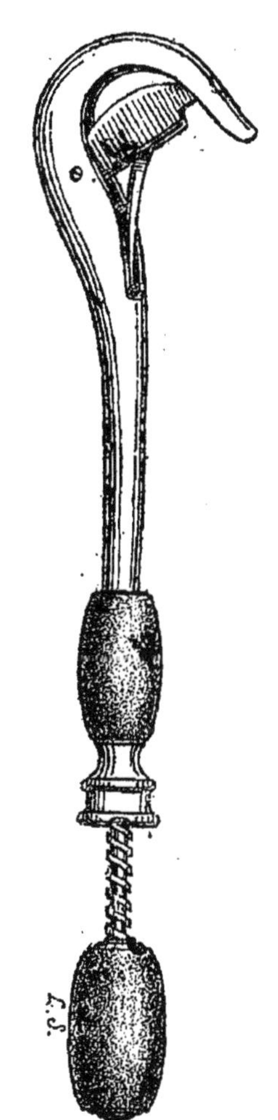

FIGURE 22. — Crochet à bascule de P. Dubois.

Le crochet est mousse, il a 6 centim. 5 de hauteur et 4 centim. d'ouverture. La tige du crochet est creuse, son canal s'ouvre à l'extérieur du côté du manche, au niveau de la pièce métallique, qui porte un pas de vis circulaire servant d'écrou. Le canal se poursuit en haut jusqu'à l'extrémité du crochet, mais il s'ouvre, dans le sinus du crochet, de telle sorte que la concavité du crochet présente une fente destinée à loger le couteau.

Le *couteau* n'a pas de gaine protectrice, sa forme est assez exactement celle d'une demi-ellipse. Il a 5 centim. de longueur, 18 millim. de hauteur et 2 millim. d'épaisseur maximum. Son tranchant est convexe. Le couteau est articulé invariablement à l'origine du crochet et dans la gouttière de celui-ci; il peut se mouvoir de bas en haut et de haut en bas; sa pointe, munie d'un bouton, pénètre alors dans le sillon plus large de l'extrémité du crochet. Le dos du couteau est creusé d'une rainure qui court sur toute sa longueur et qui est destinée à loger l'extrémité de la tige motrice.

L'appareil moteur du couteau est une tige rigide, terminée d'un côté par une vis munie d'une poignée, et de l'autre par une extrémité effilée qui s'articule avec le couteau. Quand on tourne la poignée, la vis monte ou descend dans l'écrou et l'extrémité opposée de la tige suit ces mouvements. Celle-ci, métallique, quadrangulaire, aplatie, diminue de largeur à son extrémité qui est coupée en biseau dans le sens de la longueur; cette partie, en forme de coin, est terminée par un bouton. Le bouton, logé dans la rainure signalée au dos du couteau, est plus large que l'ouverture de cette rainure, de telle sorte que le couteau se trouve invariablement fixé à la tige. L'examen de la figure montrera facilement de quelle façon monte la tige mobile, et comment elle repousse le couteau en glissant dans sa rainure. On voit même sur cette figure la tige un peu faussée et déviée de la ligne droite. C'est l'effet produit sur elle par une résistance trop grande des parties à sectionner.

Avant d'appliquer l'instrument sur le cou, il faut tourner la vis pour abaisser le couteau, il est alors caché tout entier dans la gouttière aplatie et large qui est à l'origine du crochet. Puis on saisit le cou avec le crochet, on tourne la vis, la lame tranchante monte et sectionne le cou. L'instrument est retiré; le reste de l'opération ne diffère pas des décollations ordinaires.

Embryotome-guillotine de Fornari (Fig. 23) (1).

Cet instrument a la forme d'une tige demi-cylindrique recourbée en forme de crochet, à son extrémité supérieure, et composée de quatre lames ou branches d'acier bien trempé réunies à l'aide d'un anneau *a*, fixé à une des branches externes, et de deux vis *bb* (F. I). La longeur totale est de 40 cent., dont 4 pour le manche, 6 pour la partie qui supporte le mécanisme de l'instrument et 30 pour la portion qui pénètre dans la cavité utéro-vaginale. Le crochet a une longueur de 5 centimètres, et son bouton *c* est éloi-

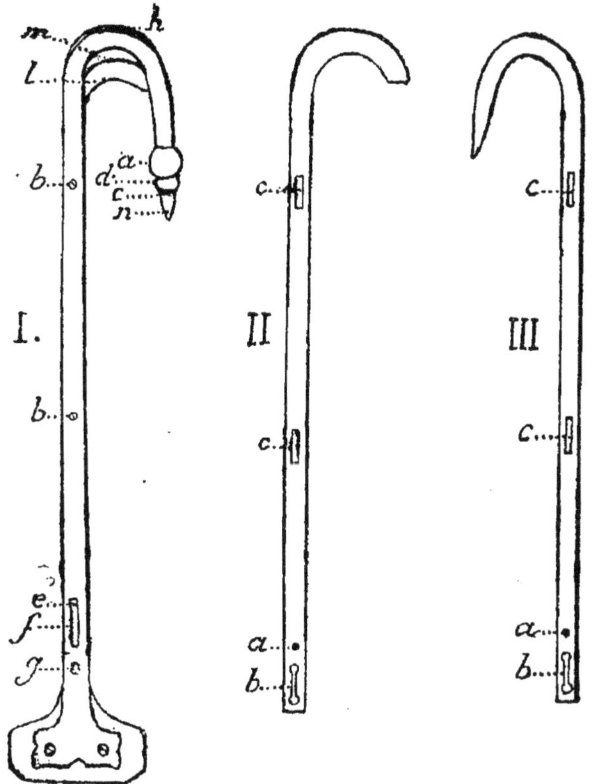

FIGURE 23. — Embryotome-guillotine de Fornari.

gné de la tige de 4 centim. Chaque lame est large de 1 cent. Les deux lames externes ont une épaisseur de 3 mm. 5 ; elles sont

(1) FORNARI. — *Un nuovo embriotomo.* Il Morgagni, 1878, p. 723.

convexes en dehors, plates en dedans, excepté à la partie inférieure de la portion recourbée où elles sont transformées en demi-canal, de sorte que rapprochées elles limitent un canal complet; les lames internes ont une épaisseur de 1 mm. 5, elles sont plates sur leurs deux faces ; de ces deux lames, l'une est terminée par une pointe aiguë qui reste cachée dans le bouton *d* du crochet ; l'autre, plus courte de 4 centim., est coupante comme une faucille.

Chacune des deux lames internes porte, à 6 cent. du manche de l'instrument, une petite poignée (F. II et III, *aa*) qui passe par une rainure (F. I, *f.*) longue de 2 cent., pratiquée dans la lame externe correspondante ; à 1 centimètre au-dessous de ces petites poignées, il y a une ouverture (F. II et III, *bb.*) de 2 cent., également, plus étroite en son milieu. A la partie inférieure de l'embryotome (F. I, *g*), se trouve une clef qui passe dans les fentes *bb*, et qui sert à fixer les lames internes à volonté.

La lame coupante et la lame aiguë ne se trouvent pas dans le crochet au niveau des lames externes, mais sont en retrait de 2 mm. ; dans leur partie concave, au contraire, elles font une légère saillie de la même largeur sur le bord convexe. (F. I, *h.*)

Sur le manche de l'embryotome sont indiquées les faces qui correspondent à la lame tranchante et au crochet aigu, de sorte que l'opérateur sait à tout moment de quel côté il doit agir pour faire manœuvrer l'une ou l'autre lame.

Dans la figure I, on a représenté le couteau abaissé dont *l* est le bord tranchant ; on a fait saillir également la pointe *n* du crochet au-dessous du bouton *c* de l'instrument.

L'instrument peut servir de crochet mousse, de crochet aigu et de crochet tranchant. Si on veut s'en servir comme de crochet tranchant, on commence par pousser la pointe du crochet dans les parties fœtales, dans le cou par exemple, pour le fixer. Puis on abaisse le couteau qui coupe les tissus. Il fait plusieurs mouvements de va-et-vient et au besoin des mouvements des torsion pour obtenir facilement la section, sans quoi il serait nécessaire d'exercer des tractions énergiques qui pourraient être dangereuses.

En 1880, Fornari modifia son embryotome (1) ; il y ajouta un

(1) Fornari. — *Modificazione al suo embriotomo.* Gazzetta medica di Torino, 1880, d'après Angarani. Embriotomia nelle presentazioni di spalla. Modena, 1887, p. 28.

second crochet qu'il appelle *controfalce* et qui, venant se réunir aux deux lames précédentes, complète un anneau tranchant dans lequel est emprisonné le cou. L'instrument doit être mis en place fermé, puis l'opérateur abaisse une lame ou les deux lames, et fait monter le controfalce. Cet instrument, qu'il appelle guillotine obstétricale, est très ingénieux, dit Ancarani, mais trop compliqué.

Appréciation. — Pour juger avec autorité les divers embryotomes-couteaux, il aurait fallu les essayer l'un après l'autre à l'amphithéâtre; cela m'a été impossible.

Cependant j'ai employé à plusieurs reprises le bistouri et les crochets tranchants aigus et mousses, et j'ai acquis la conviction que ces instruments sont dangereux et pour la mère et pour l'accoucheur, principalement lorsque, agissant à une grande profondeur, il est difficile d'en surveiller l'action. Le danger est surtout considérable quand on emploie les crochets tranchants aigus, et, bien que l'accoucheur prenne de grandes précautions, il lui est, selon moi, presque impossible d'affirmer qu'il ne blessera ni les organes maternels ni ses doigts. Avec les crochets tranchants mousses, le danger est bien moindre. Ces instruments ne coupent que si on leur imprime des mouvements de scie, en élevant et en abaissant alternativement le manche; mais comme outre ces mouvements il faut exercer sur eux des tractions assez énergiques pour les faire mordre, il en résulte que si on ne mesure pas exactement la force des tractions exercées, et si on ne se rend pas compte à chaque instant de l'épaisseur du cou qui reste à sectionner, on sera exposé à voir le crochet couper brusquement le cou, l'abandonner et traverser avec violence le canal utéro-vagino-vulvaire, au grand détriment et des parties molles de la mère et de la main-guide de l'opérateur.

J'ai été sur le point de me blesser avec un crochet tranchant à extrémité mousse, et cependant j'opérais dans le bassin en bronze, sous le guide des yeux, et le tranchant nouvellement affilé du crochet coupait bien les parties molles !

Nous croyons donc qu'il faut absolument et définitivement rejeter les crochets tranchants, aigus aussi bien que mousses, et que les tentatives faites par Chiara, Rull, Küstner, pour réhabiliter les crochets tranchants, resteront lettre morte.

L'instrument de Frascani est ingénieusement conçu, il a été employé avec avantage dans le fait clinique que j'ai rapporté ; l'expérience ultérieure montrera s'il n'y a aucun danger à abandonner dans l'utérus et sans protection un couteau tranchant de 8 cent. de longueur.

Les embryotomes-guillotines que j'ai décrits, sont compliqués et impossibles à désinfecter ; ils ont en outre un grand désavantage : ils sectionnent en comprimant et non en glissant. Aussi pour peu que la partie fœtale soit trop résistante, ils cessent d'agir, se faussent, ou se brisent.

Je ne sais si l'instrument de Baudelocque a été employé sur le vivant ; celui de Scanzoni l'a été une fois, mais à l'amphithéâtre il a été loin de répondre entre les mains de G. Braun (1) au panégyrique qu'en fait son inventeur. Sur dix expériences, une fois seule-

(1) G. Braun. — Wiener mediz. Woch. 1861, n° 46-49.

ment le cou fut sectionné, les autres fois le couteau refusa de monter et l'instrument se brisa bientôt.

Le décapitateur de Concato n'est applicable que sur le cou; il est d'un maniement compliqué et ne paraît pas avoir été employé au lit du malade.

J'ai expérimenté le crochet de Dubois, nouvellement réparé. Deux fois de suite il sectionna le cou sans difficulté; la section avait porté sur un disque intervertébral. La troisième et la quatrième fois, le couteau n'arriva pas au bout de sa course, la tige motrice se contenta de glisser le long du couteau sans le faire avancer. A la cinquième expérience, cette tige se brisa, mais auparavant déjà la vis était faussée.

Je ne saurais donner d'appréciation spéciale de l'instrument de Fornari. Il me paraît cependant bien plus défectueux que les autres. En effet, la force qui fait mouvoir le couteau n'est pas perdue dans l'instrument, ainsi que cela a lieu quand on emploie les autres guillotines, mais s'exerce au contraire contre les parties maternelles, comme avec un crochet tranchant ordinaire.

Il en résulte que si la force exercée est faible, le cou n'est pas sectionné, et que si elle est forte, elle devient dangereuse pour la mère.

En résumé, à part l'instrument de M. Frascani, tous les embryotomes de cette première classe me semblent devoir être abandonnés.

II. — EMBRYOTOMES-CISEAUX

Ils comprennent les embryotomes dont la partie intra-génitale est constituée par deux lames tranchantes, qui, en se rapprochant, sectionnent les tissus compris entre elles.

Dans cette classe rentrent :

L'endotome de Mattéi ;

Les ciseaux de P. Dubois;

L'embryotome de Lazarevitch.

Ce qui a été dit pour les couteaux peut s'appliquer aux ciseaux. Anciennement tous les ciseaux, quels qu'ils fussent, étaient employés pour sectionner le fœtus, il n'y a pas à y insister.

Smellie a modifié avantageusement les ciseaux en les munissant sur leur bord externe d'un bouton d'arrêt qui les empêche de pénétrer trop profondément dans les tissus; les ciseaux de Smellie ressemblent beaucoup à son perforateur. Nous avons vu que Ramsbotham conseille de s'en servir pour faire la décollation quand le crochet décapitateur ne permet pas de terminer l'opération.

— Les *ciseaux de Dubois* sont les instruments les plus commodes et les plus employés; il y en a de droits et de courbes (Fig. 24 et Fig. 25) ; les ciseaux droits sont préférables (1).

(1) Tarnier. — Cours professé à la Faculté de médecine, 1885.

Les ciseaux de Dubois sont forts ; leurs lames sont épaisses, bien tranchantes, arrondies à leur extrémité ;

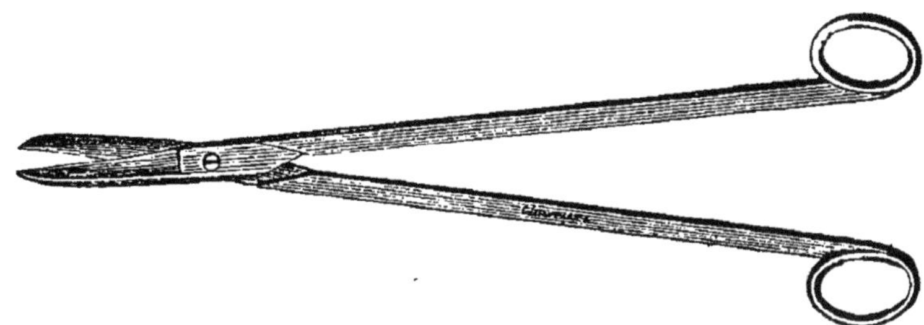

FIGURE 24. — Ciseaux de Dubois, droits.

elles sont courtes relativement aux manches, ce qui augmente la force de l'instrument. M. Pinard en a fait croiser les manches (Fig. 25), ce qui facilite leur maniement.

P. Dubois opérait la décollation aux ciseaux de la façon suivante (1) :

« P. Dubois introduit la main gauche dans les organes maternels, que la tête soit à *gauche* ou qu'elle soit à *droite*. Puis saisissant un crochet mousse de la main droite, il le glisse sur la main introduite et le fait pénétrer jusqu'au cou de l'enfant, sur lequel il tâche de le fixer. Puis alors retirant la main gauche, il saisit le crochet et le bras à deux mains et il exerce des tractions assez énergiques dans le but d'abaisser, autant que possible, le cou de l'enfant.

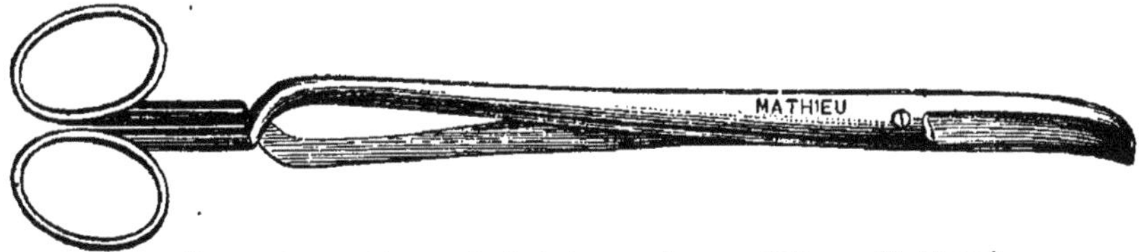

FIGURE 25. — Ciseaux de Dubois, courbes, modifiés par M. Pinard.

(1) CHAILLY-HONORÉ. — Traité pratique de l'art des accouchements, 5e édit. Paris, 1867, p. 844.

« Lorsque le cou lui paraît assez bas pour être accessible à l'instrument tranchant, il confie le manche du crochet à un aide, qui est chargé de le maintenir solidement ; puis il réintroduit la main gauche dans les parties génitales et va fixer l'extrémité des doigts sur le point où il veut opérer la section du cou.

« Cela fait, il saisit de la main droite les grands ciseaux courbes sur le plat; il les glisse sur la main gauche jusqu'aux téguments du fœtus, qu'il incise petit à petit, en écartant très peu les lames de l'instrument, précaution indispensable pour ne pas risquer de comprendre les parties molles de la mère dans les mors des ciseaux.

« C'est ainsi, dit Chailly-Honoré, que j'ai vu P. Dubois pratiquer la section du cou et non en fixant le cou de l'enfant *avec la main en forme de crochet ;* car il est tout à fait impossible d'abaisser assez le cou avec la main seule pour pouvoir en opérer la section. »

P. Dubois écrit :

« Dans cette manœuvre délicate et difficile,parce qu'elle s'exerce sur des parties très profondément situées et au milieu d'organes qui doivent être scrupuleusement garantis et respectés, la main gauche et le doigt qui entourent le cou, ne doivent pas un seul instant abandonner l'instrument ; ils doivent, au contraire, rendre le compte le plus fidèle de la marche et du progrès de la section (1). »

En 3, 4, 5 coups, on arrive sur la colonne vertébrale; on écarte alors suffisamment les ciseaux pour comprendre l'épaisseur du rachis dans l'instrument et on coupe; si on tombe sur un disque inter-vertébral, la section est facile, si au contraire on arrive sur un corps de vertèbre, celui-ci est presque impossible à sectionner, il faut alors déplacer un peu l'instrument et, après quelques tâtonnements, on parviendra à rencontrer un disque. On continue à couper jusqu'à section complète, en prêtant, vers la fin de l'opération, plus d'attention

(1) Article Embryotomie. Dict. de méd., t. XI, p. 313. 1835.

encore que tout à l'heure, s'il est possible. Il ne faut pas exécuter la variante qui consiste à couper le thorax obliquement afin de garder un bras faisant corps avec le tronçon céphalique; car d'une part cela n'est pas utile, et d'autre part cela complique beaucoup l'opération, puisqu'il faut couper les côtes et la clavicule qui opposent à la section une très grande résistance (Tarnier).

— Mattéi (1) a proposé un arsenal obstétrical se composant de cinq pièces et qui, d'après lui, est suffisant

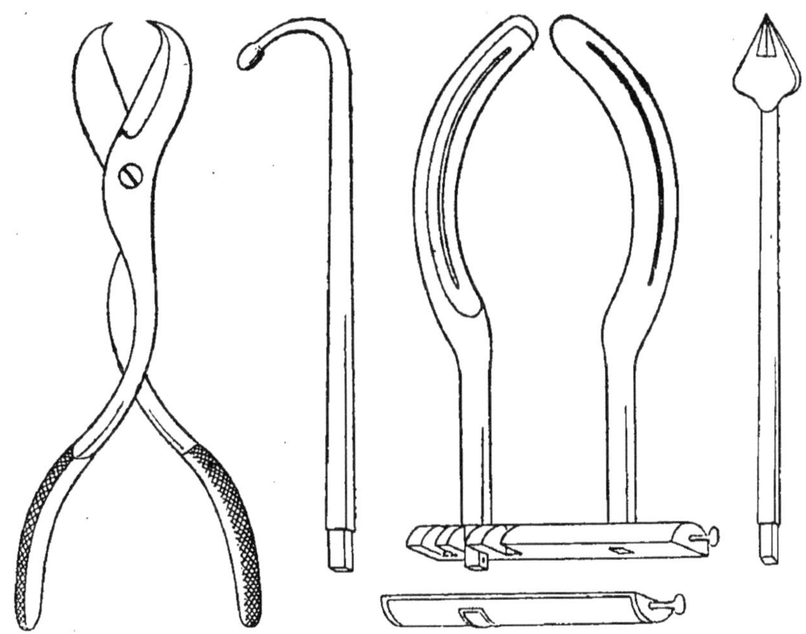

FIGURE 26. — Appareils de Mattéi pour l'embryotomie. — Endotome, crochet mousse, forceps-céphalotribe, perce-crâne.

pour mutiler le fœtus dans toutes les présentations. (Fig. 26.)

(1) MATTÉI — *Mémoire sur de nouveaux instruments pour opérer l'embryotomie.* — Bulletin de l'Acad. de médecine, 1863-64, p. 845.

De ces instruments, ceux qui sont destinés à l'embryotomie rachidienne sont :

1° *L'endotome*, pince très forte à branches articulées, croisées, servant à diviser le cou, le tronc ou les membres. L'endotome est assez long pour pouvoir être introduit à une grande profondeur.

2° Un crochet mousse pouvant se fixer dans le manche du forceps-céphalotribe, lequel peut recevoir également un perforateur destiné au crâne, mais s'appliquant aussi à l'occasion sur le tronc du fœtus.

— *L'embryotome de Lazarevitch*, ou embryotome en pince de homard, est un instrument massif (Fig. 27), de 34 centimètres de longueur, terminé par deux fortes lames, longues de 4 centimètres 1/2, recourbées en dedans en forme de bec aigu, tranchantes sur leur bord concave, épaisses sur leur bord convexe (1). Leur extrémité adhérente plonge dans une pièce carrée qui termine le manche de l'instrument. — Les lames peuvent tourner autour de leur extrémité cachée et par conséquent se rapprocher ou s'éloigner. Pour les rapprocher, il faut tourner un écrou fixe à ailes qui se trouve à l'extrémité du manche. Elles viennent alors au contact et saisissent solidement ce qu'elles enserrent; leur ensemble constitue le compresseur. Quand on veut ouvrir la pince, il faut tourner l'écrou à ailes en sens inverse ; un ressort caché dans la pièce carrée écarte alors chacune des lames. — Pour faire la décapitation, on conduit l'instrument avec la main correspondant au côté que la tête occupe. On introduit les branches du compresseur jusqu'au cou, puis on les écarte et on saisit le cou entre elles en faisant manœuvrer à fond l'écrou à ailes. Le cou est solidement embrassé. Alors, en tournant et en tirant l'instrument en bas, on déchire les parties qui ont été saisies. On ne retire pas l'embryotome, mais on l'applique une seconde fois sur la partie du cou qui n'a pas encore été déchirée et on fait la même manœuvre.

(1) LAZAREVITCH. — Traité d'accouchements. Kharkoff, 1879, en russe. (La description que je donne est empruntée à la thèse de Pierre Thomas et vérifiée sur un modèle prêté par M. Collin.

La tête se détache ordinairement du tronc à la troisième application de l'instrument.

L'embryotome de Lazarevitch sert encore à effectuer la craniotomie et à extraire, soit entière, soit morcellée, la tête qui vient d'être ouverte.

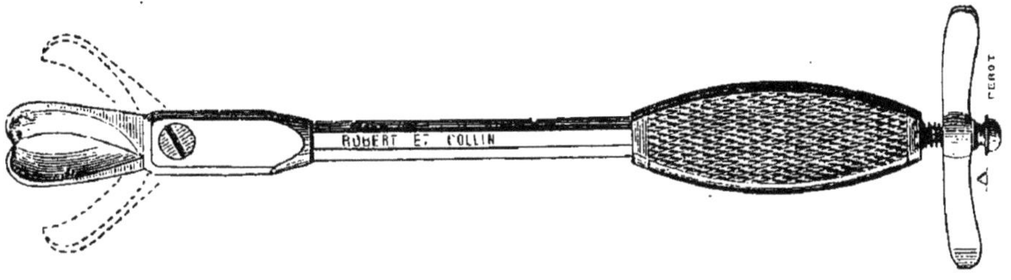

FIGURE 27. — Embryotome de Lazarevitch.

Appréciation. — Je n'insisterai pas sur l'endotome de Mattéi qui n'est en somme qu'une forte pince puissante, mais médiocrement propre à la décollation.

— J'ai essayé sur le mannequin l'embryotome de Lazarevitch et j'ai été surpris de la puissance de son action. Mais cet instrument m'a paru d'un maniement difficile, délicat et non exempt de dangers. Voici pourquoi. Quand on tourne la vis pour ouvrir la pince à l'air libre, les mors de celle-ci s'éloignent l'un de l'autre graduellement et peu à peu; mais quand on opère sur le mannequin et à plus forte raison sur le vivant, toute résistance, si faible soit-elle, suffit à arrêter ce mouvement d'abduction, et si alors, pour une cause ou pour une autre, la résistance vient à cesser son action, l'écartement des mors de la pince se fait brusquement. Il en résulte que la main qui sert de guide ne peut remplir son office à ce moment précis, et qu'en fermant l'embryotome on risque d'intéresser autre chose que des parties fœtales. En outre il est difficile, pour ne pas dire impossible, de tenir cet instrument aseptique. L'embryotome de Lazarevitch est surtout propre à opérer dans les cavités du fœtus, comme la cavité crânienne. Les écarts brusques des mors de la pince ne sont dans ce cas d'aucun inconvénient pour la mère. L'instrument introduit dans la cavité thoracique, saisit et brise bien le rachis, mais il n'est applicable, ainsi que j'ai pu m'en rendre compte sur le mannequin, que dans les positions dorso-postérieures ; la rectitude de l'instrument empêche en effet de le porter assez en haut et en avant pour atteindre la colonne vertébrale, lorsque le dos regarde en avant. On perd en outre toute sûreté et toute force en maniant l'instrument aussi mal dirigé.

— Les ciseaux de Dubois sont simples, peu coûteux, faciles à rendre aseptiques. Dans les cas faciles, ils permettent d'agir avec une grande rapidité et d'exécuter une opération fort brillante. Ils ont l'avantage de couper *in situ*, sans ébranlement imprimé à la partie fœtale. Malheureusement on ne peut pas toujours exécuter avec eux la décollation, et *spécialement dans les positions dorso-antérieures, avec de gros enfants* (Pinard).

La difficulté de la section tient encore à la hauteur du cou, à la position droite ou gauche de l'épaule, à la résistance des os à sectionner.

Quand le cou est très élevé, à peine accessible, l'emploi des ciseaux est dangereux, parce qu'il est impossible de surveiller efficacement leur action. La main, quasi paralysée dans l'utérus, ne perçoit plus que vaguement les sensations, et les doigts se laissent surprendre par le tranchant des ciseaux sans que l'accoucheur en soit même averti. J'ai pu m'en convaincre sur le mannequin de Budin et Pinard, en opérant la décollation à travers un rétrécissement du bassin; l'avant-bras comme emprisonné et la main fort gênée dans ses mouvements, les conditions étaient assez analogues à celles qu'on observe lors de tétanisation de l'utérus.

Quand on peut tenir les ciseaux de la main droite, cela va bien; mais lorsqu'on est obligé de les manœuvrer de la main gauche, il est presque impossible de terminer l'opération, à moins d'employer des ciseaux spécialement construits dans ce but.

Enfin, s'il faut couper des os à une grande profondeur, la force à déployer est très grande et parfois insurmontable. Nous avons vu comment on pouvait éviter la section des corps de vertèbres en atteignant les disques intervertébraux. Mais s'il faut faire la section du thorax, les conditions sont bien différentes. Là, en effet, on se voit forcé de couper les côtes et souvent encore la clavicule et l'omoplate. Or, il suffit d'avoir essayé d'obtenir cette section sur le mannequin, le fœtus étant à une grande hauteur, pour se rendre compte de la force à déployer; les manches de l'instrument qui sont longs et par conséquent flexibles s'adossent, sans que les lames arrêtées contre les os participent au mouvement de rapprochement.

M. Tarnier écrivait en 1870 (1) : « Les parties molles

(1) Article : Embryotomie. Dictionnaire de Jaccoud, 1870.

sont difficiles à couper, à plus forte raison les obstacles augmentent quand les ciseaux arrivent sur la colonne vertébrale. Quoiqu'on fasse, la décollation est une opération laborieuse qui demande toujours beaucoup de temps; on s'armera donc de patience et de résolution avant de l'entreprendre... On a conseillé, il est vrai, de broyer le rachis avec le céphalotribe avant de faire agir les ciseaux, mais la section n'en est guère plus facile. »

Malgré tous ces inconvénients, les ciseaux de Dubois sont de bons instruments d'embryotomie, quand l'embryotomie est facile. Ils sont souvent impuissants quand les difficultés sont trop grandes. Tous les auteurs l'ont reconnu; P. Dubois est de ce nombre, puisqu'il a imaginé le crochet à bascule. Si les ciseaux avaient suffi à parfaire la décollation dans tous les cas, on n'aurait pas imaginé, contre les présentations de l'épaule négligées, les nombreux traitements que j'ai signalés dans la première partie de ce travail, et on se serait problablement gardé de construire une si riche série d'embryotomes.

III. — EMBRYOTOMES-SCIES

Le nombre des instruments qui entrent dans cette classe est vraiment prodigieux. D'une façon générale, on peut dire qu'ils ont pour but de conduire sur le cou un appareil servant à scier le fœtus.

L'essentiel est l'agent du sciage. Ont été employés comme tels :

- La scie à chaîne;
- Les fils métalliques unis, de fer, d'acier, de laiton ;
- Les fils ou ficelles de lin, de chanvre, de soie;
- Les cordes à boyau;
- Les ficelles et fils métalliques scies (ce sont des ficelles ou des fils métalliques autour desquels est enroulé en spirale un fil de fer).

Quant aux instruments d'embryotomie qui entrent dans cette classe, on peut, pour la facilité de la description, les ranger en deux groupes :

1° Ceux qui conduisent sur le cou et y *maintiennent* les appareils de sciage ;

2° Ceux qui conduisent simplement sur le cou les agents de serscission, sans les y maintenir pendant la section.

1° Instruments qui conduisent sur le cou et y maintiennent les appareils de sciage

Ce sont :

a). L'embryotome de Jacquemier;

b). Les forceps-scies de Van Huevel et de M. Tarnier;
c). L'ancien embryotome de M. Tarnier.

a). *Embryotome de Jacquemier* (1) (Fig. 28). — Il diffère beaucoup des autres embryotomes-scies.

C'est un crochet mousse *c* creusé dans toute son étendue d'un canal à rainure, dans le sens de sa courbure. Deux tiges vissées alternativement dans le manche de l'instrument et pouvant glisser librement dans le canal du crochet complètent l'appareil.

L'une des tiges est terminée par une série de lames tranchantes *b*, convexes, articulées ensemble, glissant comme des wagonnets; dans l'autre les lames tranchantes sont remplacées par des chaînons de scie à chaîne *b'*.

Une gaine mobile *d*, qu'on peut glisser jusqu'à la naissance de la courbure du crochet, protège les parties maternelles contre l'action des lames et de la scie.

Pour faire une décollation avec cet instrument, on place sur le cou le crochet, muni de la gaine protectrice glissée jusqu'en *d'*, puis on introduit dans le canal les lames tranchantes articulées qu'on pousse jusqu'à l'extrémité du crochet. Elles sont alors en contact avec le cou, ensuite on abaisse et remonte successivement, par des mouvements rapides de va-et-vient, la tige qui supporte ces lames; celles-ci se déplacent sur les parties molles du cou qui sont sectionnées comme avec un couteau; au fur et à mesure que la section s'opère le crochet descend. Quand on se sent arrivé sur la colonne vertébrale, on retire les lames et on les remplace par la scie à chaîne, les mêmes manœuvres exécutées avec la scie divisent le rachis; cela fait, il ne reste plus qu'un lambeau de parties molles qui est coupé dans une seconde application des lames tranchantes.

Il est important, pour bien effectuer la section ou le sciage, de ne point exagérer la pression exercée avec la main qui fixe le crochet et le tient immobile sur les parties embrassées dans sa concavité.

L'instrument agit donc alternativement comme un

(1) *Bulletin de l'Acad. de médecine*, 1861-62, p. 157.

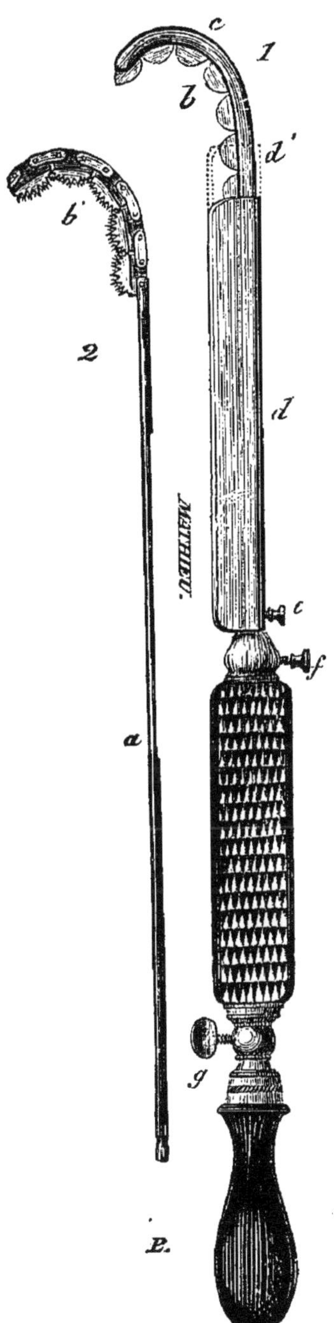

FIGURE 28. — Embryotome de Jacquemier.

couteau et comme une scie, il appartient par moitié à la classe des embryotomes-couteaux et à la classe des embyrotomes-scies.

b). *Forceps-scies.* — Le forceps-scie a été imaginé par Van Huevel, en 1842. Il est destiné principalement à agir sur la tête du fœtus. Cependant comme il a été employé quelquefois en Belgique pour opérer la section du cou ou du tronc, je suis excusable de le signaler ici. C'est essentiellement un forceps ordinaire, le long duquel, dans l'intervalle des cuillers, monte horizontalement une scie à chaîne, à laquelle on imprime à l'aide de deux poignées libres des mouvements de va-et-vient. A mesure qu'elle monte, la chaîne scie de bas en haut la partie fœtale emprisonnée dans le forceps. Je n'insiste pas davantage, l'instrument étant surtout décrit parmi les instruments destinés à la réduction de volume de la tête.

— M. Tarnier, en 1873, a fait construire un forceps-scie à deux chaînes pour éviter quelques-uns des inconvénients de l'instrument de Van Huevel. Les deux chaînes montent parallèlement, creusent deux sillons dans la partie fœtale, dont une tranche en forme de coin est ainsi détachée. M. Tarnier a également fait construire par M. Mathieu, deux forceps-scies à branches parallèles : l'un est à une chaîne (Fig. 29), l'autre à deux chaînes; ces forceps sont moins compliqués et moins massifs que les forceps-scies à branches croisées.

Après avoir essayé ces derniers instruments, M. Tarnier a été amené tout naturellement à faire construire un instrument fondé sur le même principe, mais plus simple, pour pratiquer la décollation ou la section du tronc, autrement dit un embryotome.

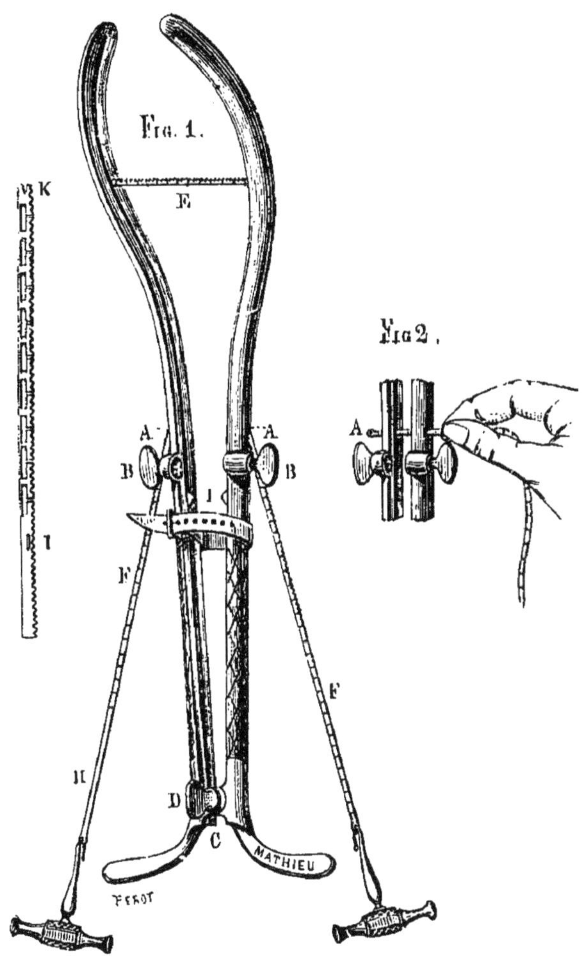

Figure 29. — Forceps-scie à branches parallèles, à une chaîne, de M. Tarnier.

c). — *Embryotome de M. Tarnier* (Fig. 30). — Cet instrument a été fabriqué en 1877 (1).

(1) *Annales de gynécologie*, 1877, T. VII, p. 233.

Il se compose : 1° de deux branches ; 2° de deux lames conductrices mues au moyen d'une clef dentée ; 3° d'une scie à chaîne. L'une des branches est dite branche postérieure, l'autre est la branche anté-

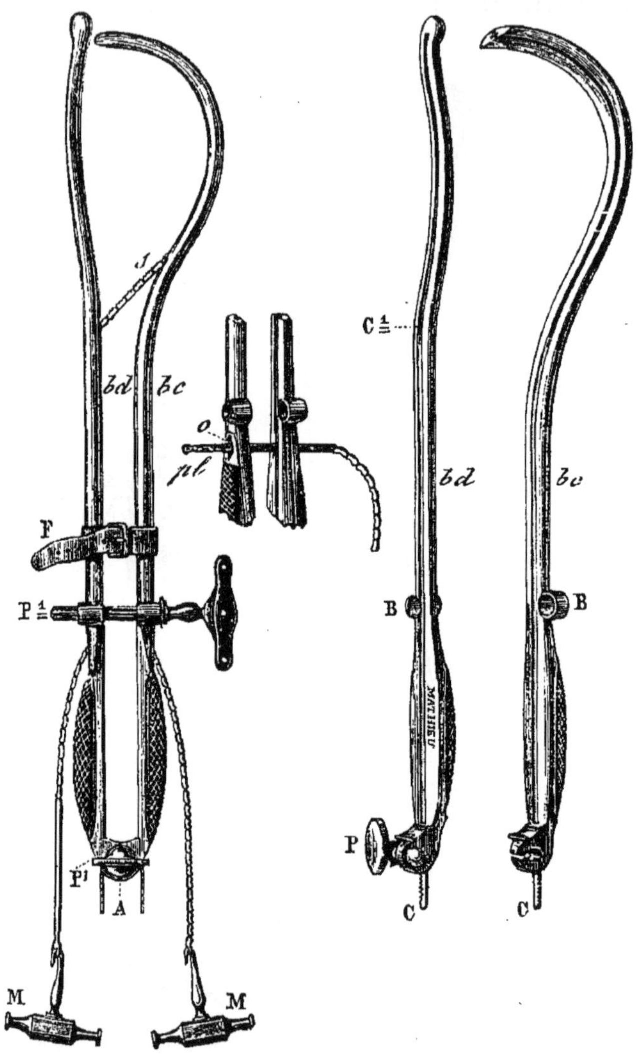

FIGURE 30. — Embryotome ancien de M. Tarnier.

rieure. Ces branches sont parcourues dans toute leur longueur par une fente étroite, communiquant avec un canal intérieur. Ce canal s'étend jusqu'aux extrémités de chacune des branches. On peut considérer à chaque branche une portion intra-utérine et une portion extra-utérine. La portion intra-utérine de la branche postérieure décrit une courbe semblable à celle de la face antérieure du sacrum : elle doit être appliquée entre cet os et l'enfant qu'elle embrasse par sa concavité. La branche antérieure est légèrement recourbée dans sa portion intra-utérine que l'on place entre le pubis et le fœtus. La portion extra-utérine des branches est droite. Lorsque les branches ont été appliquées autour du fœtus, on les articule. L'articulation est celle du forceps de Thénance : elle est placée à l'extrémité extérieure des branches ; elle se fait dans le sens vertical, la branche postérieure présente à cet effet une excavation demi-circulaire et une vis tranversale. La branche antérieure présente une saillie demi-circulaire creusée, sur son bord libre et dans son épaisseur, d'une échancrure. Cette échancrure embrasse la vis, et la saillie est reçue dans l'excavation de la branche postérieure. Après avoir serré la vis, on rapproche les branches l'une de l'autre au moyen d'une crémaillère, jusqu'à ce qu'elles se touchent par leurs extrémités profondes. Chaque branche est percée d'un chas placé à quelque distance, au-dessus de l'articulation.

Après avoir articulé, on introduit par ces chas et au moyen du porte-lacet de M. Mathieu, la scie à chaîne, jusqu'à ce qu'elle sorte de 30 centimètres environ. On engage alors les deux lames conductrices dans l'intérieur des canaux creusés dans les branches. La lame conductrice la plus longue doit être placée dans la branche postérieure. On pousse avec la main ces lames jusqu'à ce qu'elles soient engagées sous le logement d'une clef dentée transversale, qui doit les faire monter ou descendre au gré de l'opérateur. On doit pousser les lames conductrices, de telle sorte que la partie de ces lames qui n'est pas encore engagée dans les branches, soit d'une longueur égale sur l'une et l'autre lame.

On introduit alors la clef dans son logement. L'opérateur saisit avec deux poignées les extrémités de la scie à chaîne et la met rapidement en mouvement, pendant qu'un aide fait monter les deux lames conductrices, en tournant la clef dentée qui s'engrène avec le bord antérieur de ces lames. La section du fœtus se fait de bas en haut ; le tronc dans toute son épaisseur est coupé en vingt secondes.

Le mécanisme compliqué de cet embryotome ressemble à celui du forceps-scie de Van Huevel, mais une forme particulière a été donnée à l'instrument pour qu'il soit applicable aux présentations du tronc.

2° Instruments qui conduisent sur le cou les agents de serscission sans les y maintenir. — Ces instruments sont tous des crochets. Leur principe est bien facile à comprendre. Pour le mieux faire saisir, je vais décrire la décollation avec un appareil type, le crochet de Pajot pour la décollation avec laficelle de fouet (Fig. 31).

L'appareil se compose d'un long crochet porté sur un manche en bois. La tige du crochet est creusée d'un canal à rainure qui s'ouvre à son extrémité. Dans le canal passe une ficelle de fouet terminée par une balle de plomb, la balle arrête la ficelle au bout du crochet; le chef opposé de la ficelle est fixé à la tige par enroulement autour d'une petite pièce saillante. Pour faire une décollation, on dispose l'appareil comme je viens d'en donner la description, puis, après avoir embrassé

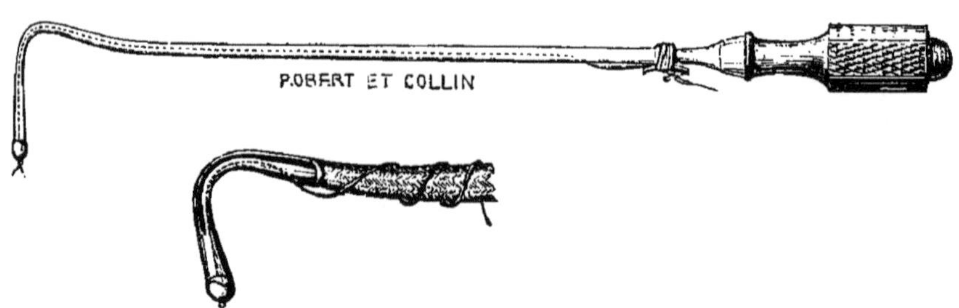

FIGURE 31. — Crochet de Pajot, pour la décollation au moyen de la ficelle de fouet.

le cou du fœtus avec l'une des mains, la gauche, par exemple, on glisse, sur le pouce de cette main, placé en avant du cou, le crochet ci-dessus et on le fait tourner de 90° pour ramener son bouton en arrière et accrocher le cou. Il s'agit maintenant de faire passer la ficelle autour du cou.

Pour cela on libère la ficelle et, théoriquement, le poids de la balle de plomb doit l'entraîner en bas. Mais comme cela n'arrive pas, quand on opère sur le vivant, M. Pajot conseille de déprimer les tissus du fœtus avec les doigts de la main gauche pour produire, au-dessous du bouton du crochet, une petite gouttière dans laquelle la balle de plomb peut tomber; si cela ne suffit pas, on saisit directement cette balle de plomb avec les doigts, et on l'amène au dehors. La balle entraîne avec elle la ficelle; on enlève alors le crochet et le cou est emprisonné dans une anse de fil. Ensuite on introduit dans le vagin un spéculum en bois, et on fait manœuvrer la ficelle comme pour scier : le cou est divisé en une minute à peine.

C'est ainsi que les choses se passent dans les cas faciles. Mais on a bien vite reconnu, aussi bien au lit de la malade qu'à l'amphithéâtre, un certain nombre d'inconvénients du procédé, les uns tenant à la méthode elle-même d'embryotomie, les autres tenant à l'imperfection de l'instrument. Je ne veux aborder ici que l'étude de ce second groupe de défectuosités et des moyens qu'on a imaginés pour y remédier. Je m'explique. Je suppose que le procédé d'embryotomie par serscission est accepté : on a inventé un instrument pour exécuter l'opération, et cet instrument étant défectueux, on le perfectionne. Ce sont simplement ces perfectionnements que je me propose de décrire dans ce chapitre. Je pourrais procéder en décrivant les uns après les autres les divers embryotomes imaginés; j'aime mieux faire autrement, pour être moins long, moins fastidieux et plus utile. Je préfère prendre chacun des temps de l'opération et à chacun rattacher les modifications de détail indiquées par l'expérience. De cette façon on se rend compte sans fatigue de l'utilité et de l'avantage de ces modifications et on peut se les rappeler. Elles frappent l'esprit, parce qu'elles sont exposées à un point de vue quasi philosophique, c'est-à-dire qu'elles sont groupées d'après les causes qui ont présidé à leur établissement.

J'aborderai donc successivement :

1° L'étude des divers agents de serscission;

2° Les modifications apportées aux crochets conducteurs;

3° Les divers modes de préhension et d'entraînement du serscisseur;

4° Les modes de protection des organes génitaux.

1° Étude des divers agents de serscission. — Le terme de *serscission*, section avec un fil de soie, est appliqué aujourd'hui, non pas seulement à la section par tout fil animal ou végétal, mais encore, par extension, à la section à l'aide d'un fil métallique. Je me suis permis d'appeler par abréviation *serscisseur*, l'agent de la serscission.

La décollation par serscission, recommandée par le

professeur Pajot, dans un mémoire publié en 1865 (1), était déjà enseignée par lui dans ses cours publics et privés depuis 1853. Hyernaux avait revendiqué la découverte de ce procédé au profit de Heyerdahl, de Bergen (Norwège), qui l'a fait connaître en 1856 (2). Mais M. Pajot, dans un mémoire ultérieur (3), a fait savoir que bien avant lui, Philippe Boyer avait appliqué à la chirurgie la section à l'aide d'un fil; c'est à Philippe Boyer que remonte même le nom de serscission; il est vrai que Boyer n'avait pas exécuté la décollation avec la ficelle. Si nous en croyons enfin Faye, de Christiania (4), c'est Münster, de Drammen, qui le premier aurait eu l'idée de la décollation à la ficelle. En 1825, en effet, cet auteur aurait indiqué comme étant possible la section avec un lien, du corps d'un fœtus ramolli.

M. Pajot se servait, dès 1853, dans ses cours d'accouchement, de la ficelle de fouet qu'on a toujours à sa disposition. Cette ficelle est très solide. Elle permet de sectionner le cou en quelques secondes. Comme on reprochait à la ficelle de se briser quand elle rencontre une vertèbre ou un autre os, M. Pajot a répondu (5) qu'il est nécessaire,

(1) PAJOT. — *De la présentation de l'épaule dans les rétrécissements extrêmes du bassin et d'un nouveau procédé d'embryotomie.* Arch. génér. de méd. 1865.

(2) CANSTATT's Jahresbericht der gesammten Medicin., 1857, Bd IV, p. 527.

(3) PAJOT. — Annales de gynécologie, 1876, t. V, p. 359.

(4) FAYE. — *Ueber Embryotomie mit Angabe einer Methode derselben mittelst einer Zangensäge nach Van Huevel's Princip.* (*De l'Embryotomie en général et d'une Méthode d'embryotomie avec un forceps-scie analogue à celui de Van Huevel*). Schmidt's Jahrbücher, 1856, p. 339.

(5) PAJOT. — *La détroncation avec le fouet.* Gazette obstétricale, nov. 1878, p. 345.

pour que la ficelle ne se brise pas, de remplir les trois conditions suivantes:

1o Il faut employer du fouet *bis* et non *blanc;* le fouet *bis* est du lin naturel, le fouet *blanc* du lin blanchi à la chaux;

2o Quand le fil arrive sur la colonne vertébrale, il faut laisser glisser l'une des extrémités de ce fil dans une main et faire arriver sur le fœtus une portion du fouet *qui n'ait pas encore servi à scier;*

3o Quand cette portion *neuve* du fil est engagée dans le sillon déjà creusé jusqu'au rachis, on doit, avant de recommencer à scier, tirer *lentement* et *fortement* en bas. On *luxe* ainsi la colonne cervicale et le fil passe alors en sciant sans aucune difficulté.

La ficelle de fouet, en raison des aspérités qu'elle présente, peut agir comme serscisseur; on conçoit qu'il n'en soit pas de même des cordes à boyau qui sont trop lisses et trop humides (1). Les fils de soie et de chanvre, très forts, peuvent également servir. En somme, de tous les fils non métalliques, c'est encore la ficelle de fouet du professeur Pajot qui est le plus commode.

Les fils métalliques lisses et unis, comme les fils de fer, d'acier, les cordes de piano, les fils de laiton, peuvent couper les os et les parties molles, mais coupent mal, en raison du poli de leur surface. Aussi ont-ils été de suite abandonnés.

La modification la plus heureuse apportée aux ser-

(1) Hohl. — *Ob Kopfabschneider und Rumpferstückeler nothwendig sind...* (Les décapitateurs et les embryotomes sont-ils nécessaires...?) Deutsche Klinik., 1857, p. 383.

scisseurs est sans contredit celle qu'a imaginée Pierre Thomas (1). Cet auteur fait enrouler en spirale un fil de fer autour d'une ficelle de fouet, d'une ficelle de soie, d'un fil métallique. Le serscisseur qu'il obtient ainsi il l'appelle ficelle-scie, ficelle de soie-scie, fil de fer-scie. Après essai de toutes les combinaisons possibles, il s'est arrêté à la *ficelle-scie*, qu'on peut construire soi-même partout où on se trouve, puisqu'il suffit d'enrouler autour d'une ficelle de fouet un mince fil de fer. Le fil de fer donne la solidité,

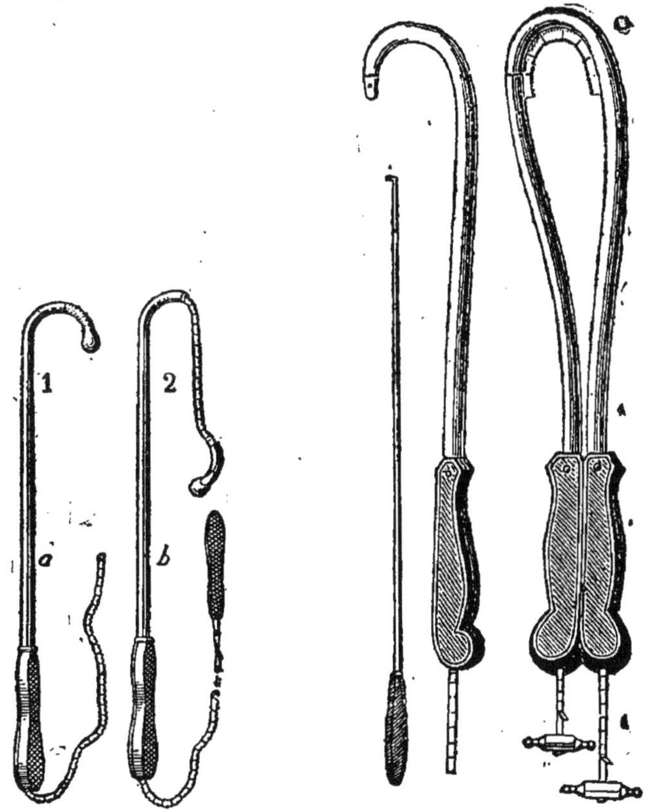

FIGURE 32. — Crochet de Kilian. FIGURE 33. — Crochet de Van der Eecken.

(1) Thèse de Paris, 1879, p. 95, *loc. cit.*

il transforme également la ficelle de fouet en scie; en effet, si on trace le long de la ficelle une ligne droite, celle-ci rencontrera de millimètre en millimètre, par exemple, le fil de fer : il y a donc autant d'arêtes métalliques ou de dents métalliques qu'il y a de tours décrits par le fil de fer.

De fait, la ficelle-scie parvient à sectionner non pas seulement les parties molles et les ligaments vertébraux, mais même les vertèbres et les os des membres avec une grande sûreté. C'est un serscisseur sur lequel on peut compter et qui ne donne pas de déceptions.

— En même temps que la ficelle on a employé pour faire la décollation la scie à chaîne, qui est d'un usage constant en chirurgie. Van der Eecken et Kilian (1) ont construit des crochets pour conduire la scie à chaîne sur le cou du fœtus (Fig. 32 et 33). Ils ont été suivis par Stanesco, etc.

2° *Modifications apportées aux crochets conducteurs.* — J'ai indiqué tout à l'heure le très simple crochet de M. Pajot. Pour simplifier davantage encore, M. Pajot a fait creuser dans le crochet même du forceps une gouttière semblable à celle de son crochet à décollation (Fig. 34). M. Tarnier a préféré faire percer un chas dans l'olive du crochet du forceps de Levret (2). Dans le chas passe la ficelle retenue par un nœud à rosette. Hubert, de Louvain, fils, a fait également creuser un chas dans le bouton terminal du crochet de Ramsbo-

(1) Kilian. — Armamentarium Lucinæ novum. Bonn. 1856.

(2) Tarnier. — Article Embryotomie, du Dict. de méd. et chir. pratiques. 1870.

tham (1); la ficelle, engagée dans ce trou et retenue par un nœud en rosace, est logée ensuite dans une gouttière ménagée à cette intention sur le bord convexe du crochet; elle est ensuite fixée près du manche à un bouton. Depuis longtemps, Peu (2) avait imaginé de creuser d'un chas le bouton terminal du crochet podalique pour pouvoir y introduire un lacs destiné à être appliqué sur l'aine du fœtus (Fig. 35).

— Plus simplement encore ont agi quelques prati-

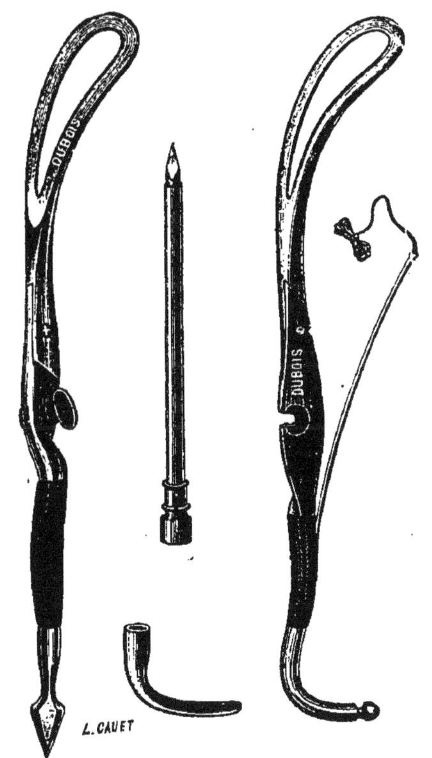

Figure 34. — Forceps de Pajot avec porte-lacs pour la décollation.

(1) Eugène Hubert. — Cours d'accouch. Louvain, 1878. T. II, p. 260.
(2) Peu. — La Pratique des accouchements. Paris, 1694, p. 454.

ciens : avec le doigt ils ont conduit directement sur le cou la ficelle formant une anse et sont allés la saisir à la partie postérieure du cou; méthode semblable à celle qu'on emploie couramment pour passer un lacs dans le pli de l'aine.

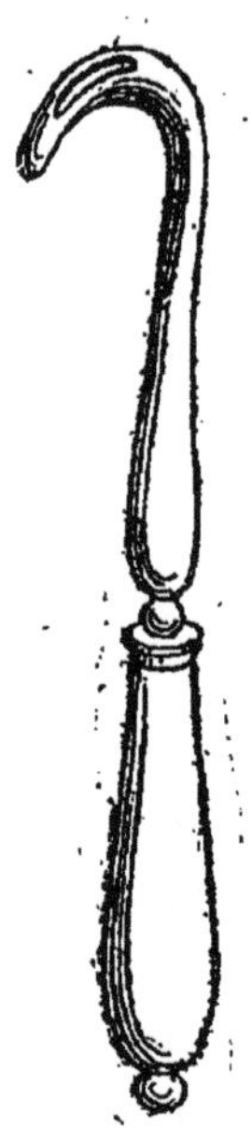

FIGURE 35. — Crochet de Peu.

M. Tarnier écrit aussi : « En admettant même qu'on soit pris au dépourvu, on pourrait faire coudre sur le crochet du forceps ordinaire une petite calotte sur laquelle on fixerait la ficelle : une fois le crochet passé sur le cou, on retirerait en arrière la ficelle et la petite calotte (1). »

(1) Je n'ai pas besoin d'insister pour faire remarquer que ces modifications s'appliquent au forceps de Levret, et qu'avec le forceps de M. Tarnier, dont l'usage se répand de plus en plus, il ne saurait en être question, puisque notre maître a supprimé dans son forceps le dangereux crochet qui terminait les anciens instruments.

Une manière très simple de passer la ficelle et qui supprime toute instrumentation particulière, même l'olive perforée du crochet du forceps, a été imaginée par Kidd, de Dublin, en 1871 (1).

« La corde peut être portée autour du cou, dit-il, avec un cathéter élastique dans lequel on introduit un mandrin solide, ou mieux encore une sonde utérine. Le cathéter doit être recourbé et décrire le quart d'un cercle de 75 millimètres de diamètre. Le crochet appliqué sur le cou, on fait glisser le cathéter pour le dégager du mandrin ou de la sonde utérine, il descend alors le long du cou, car il est obligé de suivre le chemin indiqué par la courbure du mandrin ; quand il a dépassé le cou et qu'il est devenu accessible au doigt, on le saisit et on y attache la ficelle qu'on ramène en avant en retirant le cathéter et le mandrin. »

Crochets articulés. — Les crochets fixes et courbes sont quelquefois difficiles à introduire : cela tient à leur volume et à leur courbure; les doigts au contraire, qui peuvent se fléchir ou se redresser suivant les circonstances, saisissent facilement un cou que le crochet fixe n'avait pu embrasser. De cette considération est né le *crochet articulé* ou crochet en forme de doigt que Wasseige, de Liège, a fait construire en 1864. Il a été suivi dans cette voie par Stanesco, en 1869; par Verardini, de Bologne, en 1873; par Hyernaux, de Bruxelles, en 1875, et lui-même en 1876 a construit un dernier modèle de son instrument.

Je ne décrirai pas le premier instrument de Wasseige

(1) G. Kidd. — *On decapitation as a mode of delivery in cases of shoulder presentations in wich version cannot be safely effected.* (De la décollation dans les présentations de l'épaule où il est impossible d'effectuer la version sans danger.) The Dublin quarterly Journ. 1871, t. LI, p. 383.

(Fig. 39) qui est beaucoup moins bon que son second modèle.

Le crochet de Stanesco (1)(Fig.36) se compose : 1° d'un tube extérieur terminé par vingt phalanges mobiles, creuses, articulées sur leurs

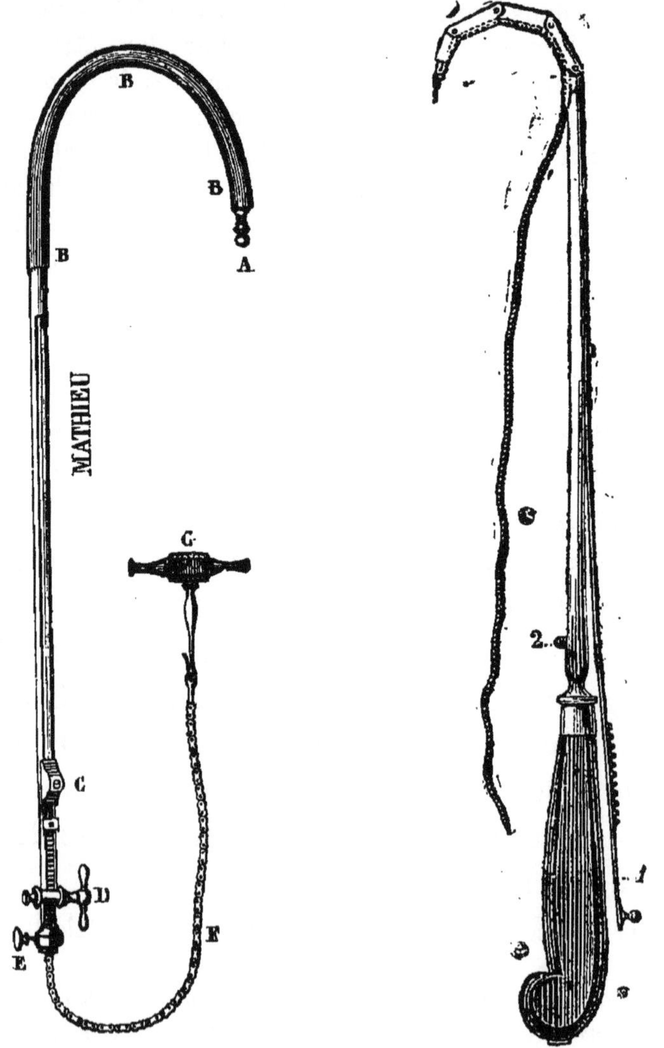

Figure 36. — Crochet de Stanesco. | Figure 37. — Crochet de Hyernaux.

1) Stanesco. — Thèse de Paris, 1869.

faces dorsales, et pouvant s'étendre ou se fléchir les unes sur les autres. Lorsqu'elles sont toutes fléchies elles forment un long crochet; 2° d'un tube intérieur également creux qui a la même longueur que le premier tube et les phalanges réunies. Il est mobile de haut en bas dans le tube extérieur et dans le canal des phalanges qu'il redresse jusqu'à la dernière au fur et à mesure qu'il monte. On peut donc dire que le tube intérieur joue le rôle de *tendon extenseur;* 3° d'une scie à chaîne contenue dans le tube intérieur. D'un côté elle est terminée par une olive qui est retenue à la dernière phalange, de l'autre elle sort du canal de l'instrument. Elle est animée par une crémaillère qui la tend; grâce à cette tension, les phalanges se fléchissent quand le tube extenseur est retiré : la scie à chaîne joue donc le rôle de *tendon fléchisseur.*

L'opérateur introduit l'instrument redressé et recouvert au niveau des phalanges par un tube de caoutchouc. (L'instrument est représenté recouvert de ce tube de caoutchouc sur la figure.) Il applique l'instrument en avant et au-dessus du cou, puis il fait descendre le tube intérieur et tend la scie à chaîne. Lorsque l'olive est accessible, on la saisit et on l'attire à soi. On retire l'instrument après l'avoir redressé.

Le *crochet décollateur de Verardini* (1) est long de 40 centimètres. Son manche présente une incurvation qui regarde du même côté que celle du crochet et permet de savoir, à tout moment, de quelle façon est dirigé le bouton de ce dernier. A la partie supérieure du manche, on voit un trou ovalaire d'où sort une ficelle de 80 centimètres qu'on peut enrouler à volonté sur le manche. Le crochet est droit, il présente toutefois, à son extrémité, une très légère courbure, pour faciliter l'introduction de l'instrument et éviter que cette extrémité ne vienne buter contre les parties molles de la mère. La dernière phalange est fenêtrée, elle peut se séparer de la phalange voisine en se dégageant du crochet.

A la partie inférieure de la poignée se trouve une vis, dont la rotation anime les phalanges et les fléchit les unes sur les autres ou les redresse; l'instrument est toujours rendu rectiligne avant

(1) VERARDINI. — Memorie dell'Accademia delle scienze dell'Instituto di Bologna. Serie IV. Tom. I. 1879. — *Di un nuovo uncino ostetrico articolato e decollatore* (Sur un nouveau crochet articulé et décollateur).

d'être introduit. On l'applique en avant du cou du fœtus, puis on fléchit les phalanges et on le confie à un aide. On cherche alors l'extrémité fenêtrée de la dernière pièce phalangienne, qu'on rencontre sans difficulté, et sous la conduite du doigt, on l'accroche avec

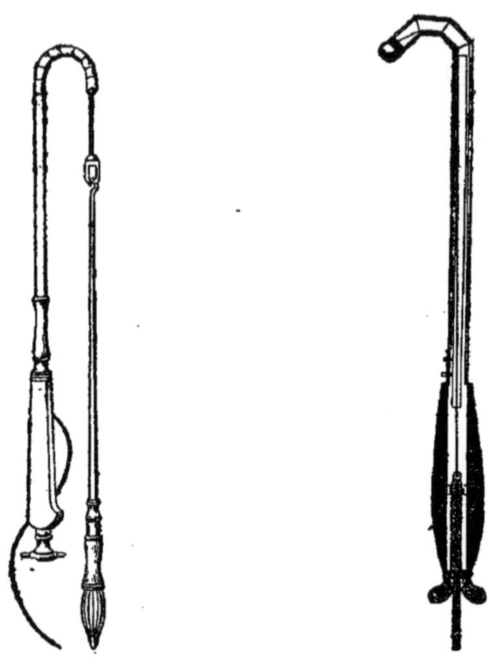

Figure 38. — Crochet décollateur de Verardini.

Figure 39. — Crochet articulé de Wasseige. 1er modèle.

un petit crochet porté au bout d'une longue tige. En tirant directement en bas, la dernière phalange, qui n'est adhérente à sa voisine que par une entaille à ressort, se détache et entraîne la ficelle. On redresse le crochet avant de le retirer.

Le crochet de Hyernaux a 45 centimètres de long. Il se compose : 1° d'une tige pleine en acier, terminée en bas par un manche et en haut par cinq phalanges métalliques; 2° d'une ficelle fixée à une olive ; 3° d'une pièce métallique jouant le rôle de tendon extenseur des phalanges.

Les phalanges s'articulent entre elles par leurs faces dorsales et latérales ; leur face palmaire est concave ; leur face dorsale creusée d'une gouttière longitudinale. Quand les phalanges sont étendues, la gouttière de chacune d'elles se continue avec les gouttières des phalanges voisines. Près de leur face palmaire, les phalanges sont creusées d'un canal dans lequel on passe une ficelle de fouet. Le canal d'une phalange se continuant avec les canaux des autres phalanges, les cinq canaux n'en forment qu'un seul dont l'orifice inférieur se voit sur la tige de l'instrument, et l'orifice supérieur à l'extrémité de la première phalange.

On introduit une ficelle de fouet dans le canal phalangien, et on fixe son extrémité supérieure à une olive qui est retenue par l'orifice de cette phalange. La ficelle joue le rôle de tendon fléchisseur. Sur la face dorsale des phalanges et de la tige du crochet, il y a une longue règle métallique verticale, se terminant en bas par un bouton, et en haut par une partie longue et effilée qui sert de tendon extenseur aux phalanges, car elle les redresse en s'insinuant dans la gouttière de leur face dorsale.

Pour se servir de cet instrument, on le rend rigide et on l'introduit redressé en avant du cou du fœtus. On abaisse alors l'extenseur en même temps qu'on tire sur la ficelle de fouet. Les phalanges se fléchissent successivement en commençant par la dernière, et forment un crochet autour du cou du fœtus. Lorsqu'on a reconnu le bouton terminal, on le saisit et on l'entraîne ; la ficelle suit ; puis après avoir redressé le crochet, on le retire et il laisse la ficelle de fouet en place sur le cou.

Ces trois derniers crochets sont plus ou moins analogues au premier modèle du crochet articulé de Wasseige. Le dernier modèle de cet instrument date de 1876, et semble préférable (1).

Il se compose (Fig. 40) d'un tube creux de métal, à section elliptique, porté sur un manche de bois également creux et terminé par quatre phalanges métalliques *A*, articulées ensemble du même côté, pouvant se fléchir ou se redresser. Dans le tube et dans le canal des phalanges passe un ruban d'acier flexible *G*, terminé à

(1) WASSEIGE. — Des opérations obstétricales. Paris, 1881.

l'extrémité qui dépasse le crochet par une petite pièce percée d'un

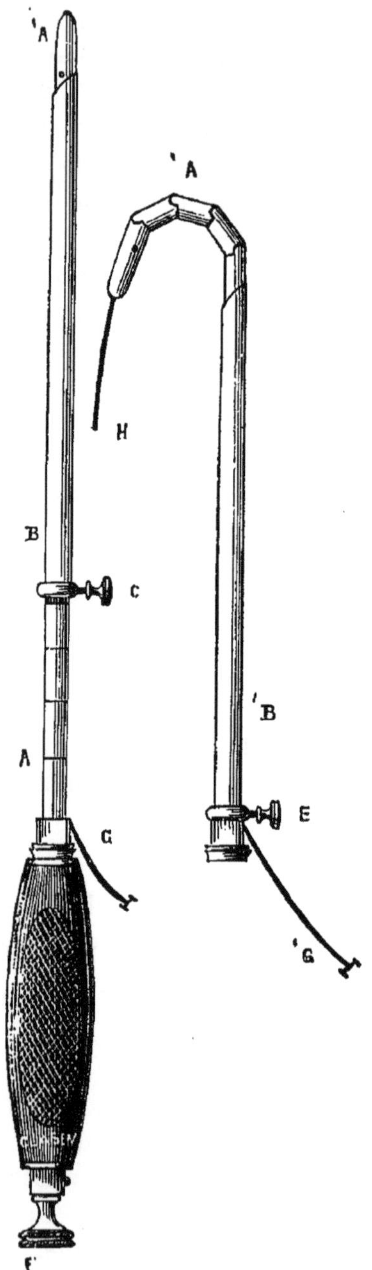

FIGURE 40. — Crochet articulé de Wasseige. Dernier modèle.

trou. La flexion des phalanges s'obtient en tournant une vis *F*, qui est au bout du manche et qui abaisse une chaîne fixée à l'intérieur de la dernière phalange. L'appareil d'extension des phalanges est constitué par un tube creux *B*, qui glisse sur les phalanges et la tige qui les supporte. Le crochet est absolument rectiligne, quand l'extenseur est jusqu'à l'extrémité de l'appareil. On peut à volonté n'avoir fléchies que une, deux ou trois phalanges, en ne remontant l'extenseur qu'à la hauteur nécessaire; une vis *C* sert à fixer l'extenseur dans la situation qu'on lui a donnée. — Si on veut se servir de cet instrument pour la décollation, on commence par introduire le long ruban d'acier dans le canal qui lui est destiné, en arrière de la chaîne. L'instrument est introduit rectiligne, puis on retire l'extenseur, en même temps que tournant la vis on fléchit les phalanges qui viennent embrasser le cou ; on pousse alors le ressort, on l'amène à la vulve, et on fixe dans le chas une ficelle, qui sert à conduire sur le cou l'agent de serscission préféré.

3° *Divers modes de préhension et d'entraînement du serscisseur.* — Ou bien ce que porte le crochet est l'agent même de la serscission, ou bien c'est un appareil destiné à entraîner après lui le serscisseur.

Dans les deux cas, il faut aller chercher directement avec les doigts l'extrémité d'une ficelle, d'un fil métallique ou d'une scie à chaîne qui est arrêtée au bout du crochet, ou bien il faut laisser tomber, en vertu de son propre poids, un agent plus ou moins lourd adapté à l'extrémité de la ficelle. Le plus simple serait évidemment de saisir un olive métallique qui termine le serscisseur. C'est ce qu'on peut faire avec plusieurs des appareils que j'ai déjà décrits.

Pour que la prise soit plus solide et que le dégagement se fasse mieux, c'est l'extrémité même du crochet qui se détache, dans le crochet de Kilian (Fig. 32) et dans celui de Chiarleoni (1)(Fig. 41).

FIGURE 41. — Crochet décollateur de Chiarleoni.

La balle de plomb de M. Pajot ne tombe pas par son propre poids; elle ne tombe d'ailleurs pas davantage quand on déprime au-dessous d'elle les parties fœtales. Nous verrons que M. Pajot a renoncé à la balle de plomb.

Ce qu'il faut, c'est que la prise soit solide et que l'objet à saisir ait une assez grande étendue. On a conseillé de faire une série de nœuds sur une certaine longueur de la ficelle, mais les nœuds ne sont pas toujours accessibles. Cependant dans un cas fort intéressant, cette petite modification a permis au docteur Feyge, qui opérait dans une campagne reculée, de saisir la ficelle qu'il avait portée simplement avec son doigt sur le cou du fœtus (2).

Hubert, de Louvain, fils, a terminé la ficelle par un nœud à rosace; les anses du nœud sont destinées à recevoir l'extrémité de l'index. Mais avec la ficelle

(1) CHIARLEONI. — *Sei casi di decollazione... e proposta di un nuovo uncino decollatore*. Extrait de : Gazetta delle Cliniche, 1876, p. 9, d'après Ancarani.

(2) FEYGE. — *Cas très grave de présentation de l'épaule avec issue du bras; mort du fœtus; décollation à l'aide d'une ficelle à nœuds*. Journal de méd. et chir. pratiques, 1871, p. 448.

ordinaire qui se mouille vite, les nœuds ne tardent pas à se fermer, et la rosette est bientôt transformée en une corde dont les anses ne se laissent pas écarter. (Tarnier.)

Quand P. Thomas eut imaginé sa ficelle-scie, il lui sembla qu'en faisant décrire une simple boucle à cette ficelle, la boucle resterait toujours ouverte, et partant, facile à accrocher. Mais une seule boucle ne suffit pas. Pierre Thomas fit alors deux boucles superposées, et pour que ces boucles soient plus pesantes et toujours ouvertes, il a adapté à la ficelle-scie qui les limite de petites olives de plomb, distantes les unes des autres de un centimètre.

Malgré ces modifications, dit M. Ribemont-Dessaignes (1), les boucles restent trop souvent hors de la portée du doigt. Saisir la boucle est donc encore une difficulté. M. Ribemont y a obvié dans la mesure du possible par une disposition des plus commodes. Le ressort de son embryotome *A* (Fig. 42 et 53) est terminé par un anneau métallique *E* assez grand pour loger le doigt; il est mobile dans tous les sens autour de la pièce qui le supporte et qui elle-même peut s'incliner à gauche et à droite. L'indépendance de cet anneau lui permet de s'insinuer facilement dans les sillons du fœtus; il ne se dérobe pas sous le doigt et dès qu'il est accessible il est facile à accrocher.

M. Lefour, professeur agrégé à Bordeaux, a imaginé de remplacer ces systèmes de préhension par une boucle de caoutchouc épaisse, assez grande pour loger le doigt

(1) Ribemont-Dessaignes. — *Sur un nouvel embryotome rachidien.* Annales de gynéc., mai 1887, p. 325.

(analogue à celles qu'on adapte aux manches de certains parapluies) (1). Cet anneau doit à sa mobilité et à sa sou-

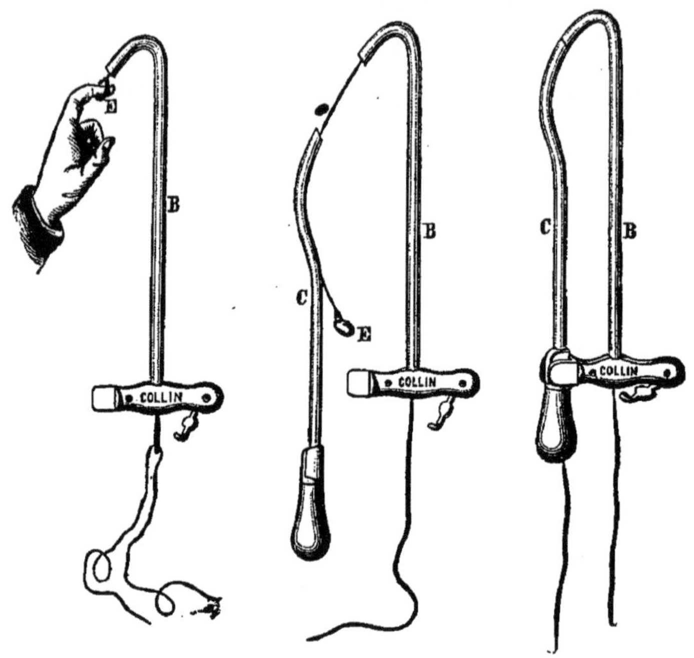

FIGURE 42. — Embryotome de M. Ribemont-Dessaignes. 1er modèle.

plesse (Fig. 57) d'être absolument inoffensif pour les tissus maternels, et à son élasticité d'offrir un orifice toujours béant au doigt chargé d'entraîner au dehors le fil constricteur.

— Souvent on arrive bien à l'extrémité du bouton ou de l'anneau qui termine la ficelle, mais on ne peut les saisir ; on pressent toutefois que si le doigt était un peu plus long, ou si on pouvait glisser deux doigts jusqu'à la rencontre du bouton, il serait possible de

(1) LEFOUR. — De la constriction métallique appliquée à la rachitomie. Paris, 1886, p. 84.

le saisir et de l'attirer. Aussi est-il tout naturel qu'on ait employé des crochets pour entraîner la boucle, ou pour saisir l'olive terminale mobile, percée d'un chas à cette intention. C'est un petit crochet de ce genre qu'on voit figuré à côté de l'embryotome de Van der Eecken, à côté du crochet de Verardini et du crochet de P. Thomas.

Enfin on peut encore employer une simple pince longue, comme l'a recommandé M. Tarnier.

Crochets à ressort. — La difficulté qu'il y a dans certains cas à saisir, par les procédés que j'ai passés en revue, l'extrémité de la ficelle, a engagé depuis longtemps les accoucheurs à employer des ressorts comme celui de la sonde de Belloc. Leur utilité et leur mode d'action se comprennent sans qu'il y ait besoin d'insister. En effet, le crochet étant appliqué sur le cou, si on vient à pousser le ressort, celui-ci, continuant à suivre la direction qui lui est imprimée par la partie recourbée du crochet, passe sur la face du cou qui regarde en arrière, et arrive de lui-même dans le vagin ou à la vulve, où on peut facilement le saisir.

Dès 1853, Vaust, de Liège, a appliqué au crochet mousse obstétrical un ressort analogue à celui de la sonde de Belloc (Fig. 43) (1). L'instrument a été imaginé par Vaust pour passer un lacs sur l'aine du fœtus, dans le cas de présentation du siège; il est tout naturel que le même instrument puisse servir pour la décollation. La ficelle serait introduite au préalable dans le chas de

(1) J. Vaust. — *Note sur le grand crochet porte-lacs.* Journal de médecine et de chirurgie de Bruxelles, 1853, p. 451.

l'olive qui termine le ressort, et après application du crochet sur le cou, on pousserait le ressort, et on couperait la ficelle pour la dégager et l'attirer au dehors.

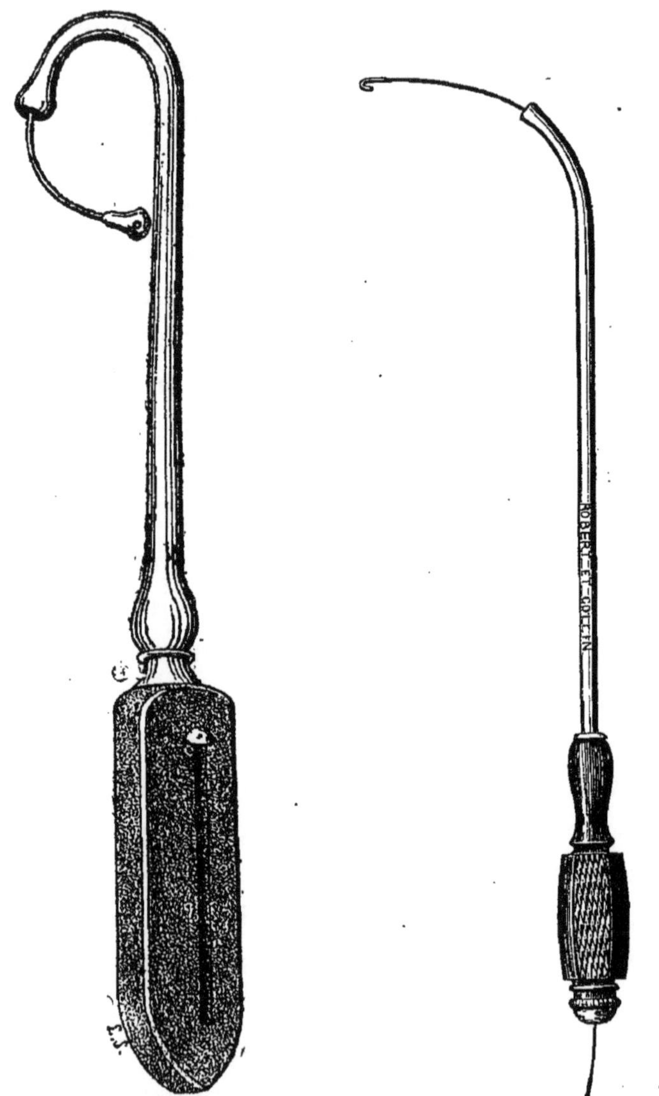

Figure 43. — Crochet de Vaust (de Liège).

Figure 44. — Crochet de M. Tarnier, pour passer une scie à chaîne.

En 1855, Heyerdahl décrivit l'instrument dont il se servait pour passer la ficelle. Cet instrument se compose d'une tige creuse fixée sur un manche qui a 35 centim. de longueur. La tige est recourbée à son extrémité supérieure et décrit environ un tiers de circonférence, sa courbure est moins grande que celle du crochet mousse ordinaire. On passe dans l'instrument un fort ressort d'acier ; ce ressort est poussé à l'aide d'un verrou qui glisse dans le manche ; il est terminé par un bouton fenêtré en laiton, qui ferme l'orifice supérieur du tube. L'instrument est employé de la façon suivante. On l'applique sur le cou du fœtus, puis en faisant glisser le verrou, on fait monter le fil métallique, et le bouton qui le termine, après avoir quitté le crochet, vient passer le long du cou. On peut alors introduire une ficelle dans le chas de ce bouton, et quand on retire l'instrument la ficelle s'applique autour du cou. Elle peut servir à son tour à entraîner, si on le préfère, une chaîne ou un fil métallique, qui serviront à sectionner le cou. Pour éviter que les parties molles de la mère ne soient lésées, les chefs de la ficelle sont croisés pendant l'opération, et, pour plus de sûreté encore, on les fait passer dans un simple tube, comme un verre de lampe ou un spéculum, qui protègent bien, mais exposent le fil à se rompre (1).

De cette citation, résulte que si Vaust a bien le premier appliqué le ressort à l'obstétrique, c'est à Heyerdahl que revient le mérite de l'avoir utilisé pour la première fois pour la décapitation.

Quand M. Tarnier assista pour la première fois aux démonstrations du procédé à la ficelle de M. Pajot, il proposa une grande sonde de Belloc pour le passage du fil et la fit construire (fig. 44). Mais il n'en fut pas satisfait, « car le crochet-ressort, écrit-il, ne fonctionne « pas toujours au gré de l'opérateur » (2).

M. Pajot, pour éviter l'emploi d'un instrument spécial,

(1) Heyerdahl. — *Verfahren zur Embryotomie.* Schmidts Jahrbücher 1856. p. 338.

(2) Article Embryotomie du dict. de Jaccoud. 1870.

a également fait adapter au forceps un ressort qu'on peut enlever à volonté, et qui peut servir à passer un lacs autour du cou (fig. 45). Un ressort métallique semblable existe dans le crochet de Wasseige et dans les embryotomes de P. Thomas (fig. 46) et de Depierris fig. 48).

Le ressort métallique a été remplacé par un *conducteur en baleine*, remplissant le même but, dans le crochet de Mathieu (fig. 50), et dans le nouveau crochet à décollation

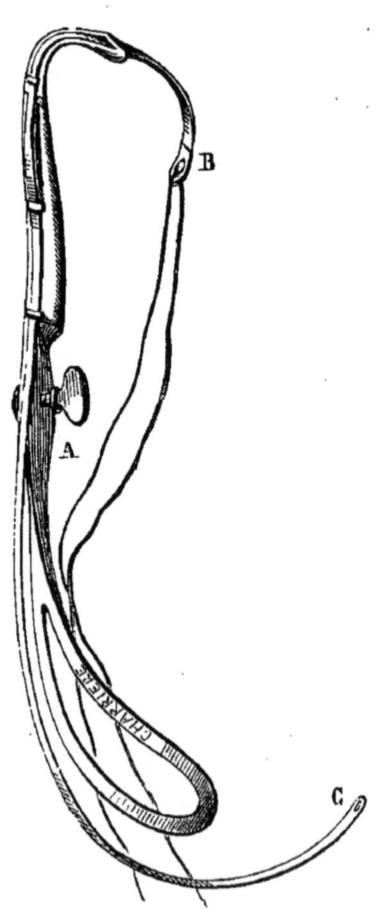

FIGURE 45. — Porte-lacs de M. Pajot.

de M. Pajot, dans lequel une olive percée d'un chas termine la baleine et la retient fixée dans l'instrument (1).

Il n'y a ni ressort métallique, ni tige en baleine dans l'appareil si simple de Kidd, mais comme son cathéter élastique remplit le même office que ces ressorts, je le rappelle ici.

— Quand on pousse le ressort, il arrive quelquefois qu'il ne trouve pas de place pour passer : il peut alors dévier de sa direction et risque de contusionner ou de perforer l'utérus.

C'est pour se mettre à l'abri de ces accidents et pour être certains du passage du ressort, que Pierre Thomas et Depierris ont imaginé deux embryotomes ingénieux. Je les décrirai maintenant, parce que leur caractéristique me paraît être essentiellement la manière d'obtenir avec facilité et sûreté le passage de la ficelle.

L'*Embryotome de Pierre Thomas* (fig. 46) (2) se compose de deux branches en fer massives, très longues et très lourdes, l'une antérieure *B* légèrement concave en arrière, l'autre postérieure *A* très concave en avant pour s'appliquer exactement sur le sacrum ; toutes deux sont creusées d'un canal à rainure qui les parcourt sur toute leur étendue. On introduit d'abord la branche postérieure, puis la branche antérieure, et, après avoir appliqué l'une contre l'autre les longues faces planes de la partie extra-génitale de l'appareil, on les fixe invariablement à l'aide d'une vis et d'un demi-anneau. Le cou ou le tronc du fœtus sont alors logés dans l'ouverture de l'instru-

(1) Doléris. — *Considérations sur les divers procédés d'embryotomie. Décollation avec la ficelle. Procédé du professeur Pajot.* (Annales de Gynécol.) 1885. T. XXIII, p. 167.

(1) Pierre Thomas. — *Des méthodes, des procédés, des appareils et des instruments employés pour pratiquer l'embryotomie dans les cas de présentation de l'épaule. Description de deux appareils nouveaux d'embryotomie.* Thèse de Paris, 1879.

ment qui mesure 9 centim. d'avant en arrière. Les canaux des deux branches se correspondent exactement, et leur ensemble forme un circuit complet autour du fœtus, circuit dans lequel il n'y a plus qu'à faire passer une ficelle, sans être obligé de compter avec la hauteur à laquelle est arrivé l'instrument. Pour cela, on conduit

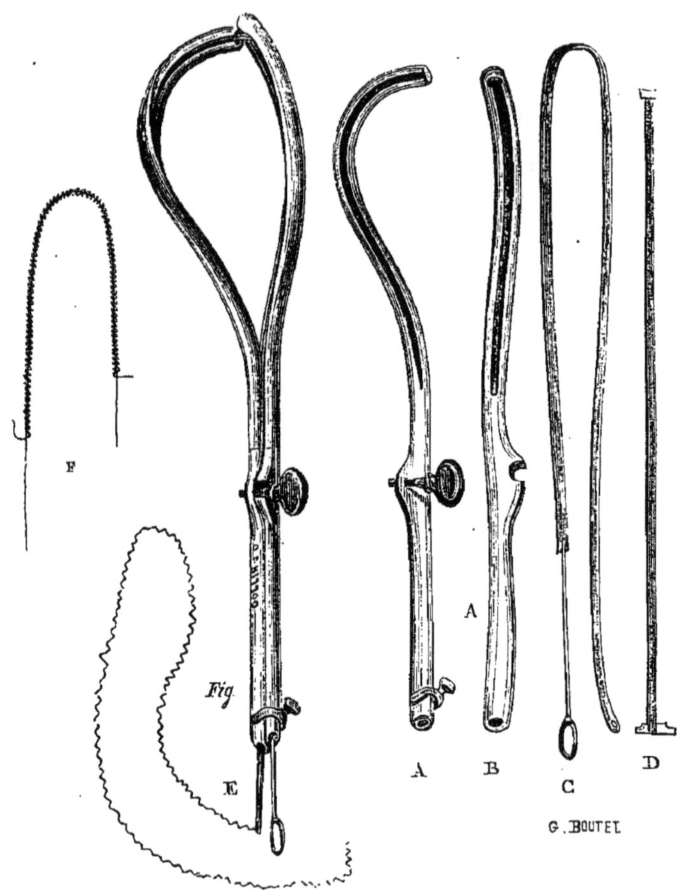

FIGURE 46. — Embryotome de Pierre Thomas.

d'abord, dans la branche postérieure, une baleine, dite baleine de sûreté, terminée par une plaque d'ivoire qui remplit l'extrémité profonde du canal, puis on introduit dans la branche antérieure une seconde baleine, dite baleine conductrice. Quand celle-ci arrive au bout de la branche antérieure, elle repousse la baleine de sûreté,

ce qui avertit qu'elle est bien passée dans la branche postérieure, on retire alors la baleine de sûreté et, repoussant de plus en plus la baleine conductrice, on la fait sortir par la branche postérieure et on attache la ficelle-scie à son extrémité libre (Fig. 46. E).
Cela fait, on tire à soi la baleine conductrice, elle entraîne à sa suite la ficelle-scie qui s'applique directement sur le fœtus. Il suffit d'imprimer à la ficelle-scie des mouvements de va-et-vient, pendant

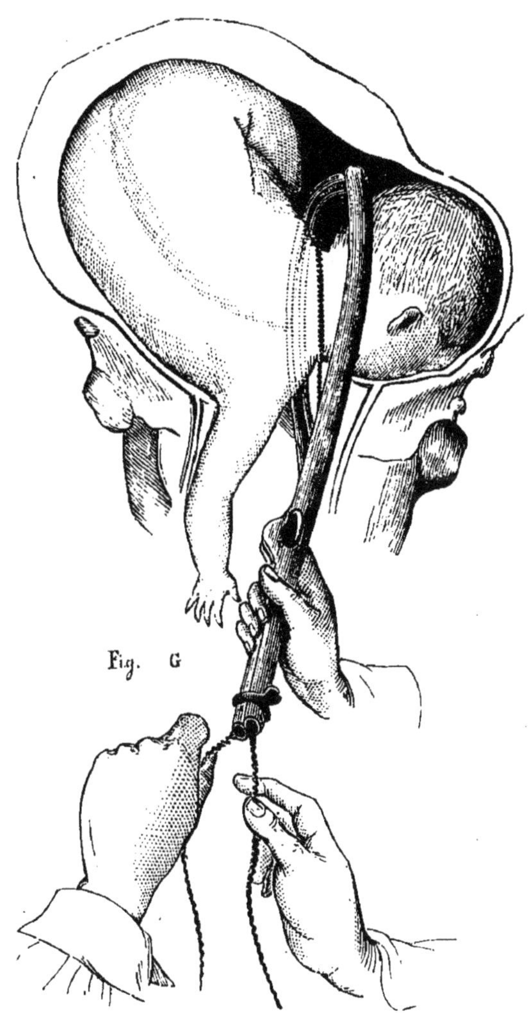

FIGURE 47. — Embryotome de Pierre Thomas, appliqué autour du cou du fœtus. L'instrument est maintenu par un aide. Manœuvre pour la section.

qu'un aide maintient l'embryotome, pour sectionner rapidement le cou ou le tronc du fœtus (fig. 47).

L'utilité de la baleine de sûreté est considérable ; en effet, si cette baleine n'est pas repoussée, au moment où un index placé sur la baleine conductrice pénètre dans le canal de la branche antérieure, c'est que cette dernière baleine s'est insinuée entre les extrémités des deux branches de l'instrument qui ne sont pas au contact. Il faut alors désarticuler l'instrument et déplacer en sens inverse les deux branches avant de les réarticuler. Quelquefois encore, il s'interpose entre elles quelques parties molles du fœtus; on s'en aperçoit à la sensation spéciale fournie aux doigts et à la difficulté ou à l'impossibilité d'articuler l'instrument. Des tâtonnements analogues aux précédents, éliminent bien vite ce petit accident, dit Pierre Thomas.

L'embryotome de Depierris (fig. 48) ressemble d'une façon générale à l'embryotome de M. Ribemont-Dessaignes (1).

Cet embryotome se compose de deux branches pourvues d'un canal central dans toute leur longueur, et terminées à leur extrémité inférieure par deux manches. Rectilignes dans leurs deux tiers inférieurs environ, ces deux branches présentent, dans leur tiers supérieur, une courbure semblable dans la concavité de laquelle une rainure, allant du point d'articulation à leur extrémité supérieure, fait communiquer leur cavité avec l'extérieur. Ces deux branches s'articulent au-dessous de leur partie moyenne à la manière du forceps. Quand elles sont articulées et qu'on éloigne leurs extrémités inférieures pour les assujettir à l'aide d'un petit crochet, leurs extrémités supérieures s'abouchent exactement, de façon que l'extrémité de l'une pénètre dans l'extrémité de l'autre de quelques millimètres, et que leurs canaux communiquent en formant un canal circulaire. Les branches mesurent alors entre elles, dans leur partie concave, une distance de 8 centim., et dans leur partie rectiligne, une distance de 4 centim. Ces dimensions sont telles qu'on peut loger dans l'instrument le tronc du fœtus. — L'une

(1) Depierris. — *Essai sur l'embryotomie dans les présentations du tronc.* Thèse de Paris, 1883.

des branches est appliquée en arrière du fœtus sur la ligne médiane, l'autre en avant de lui ; elles sont ensuite articulées et bien fixées l'une à l'autre, une sensation particulière avertit que leurs extrémités

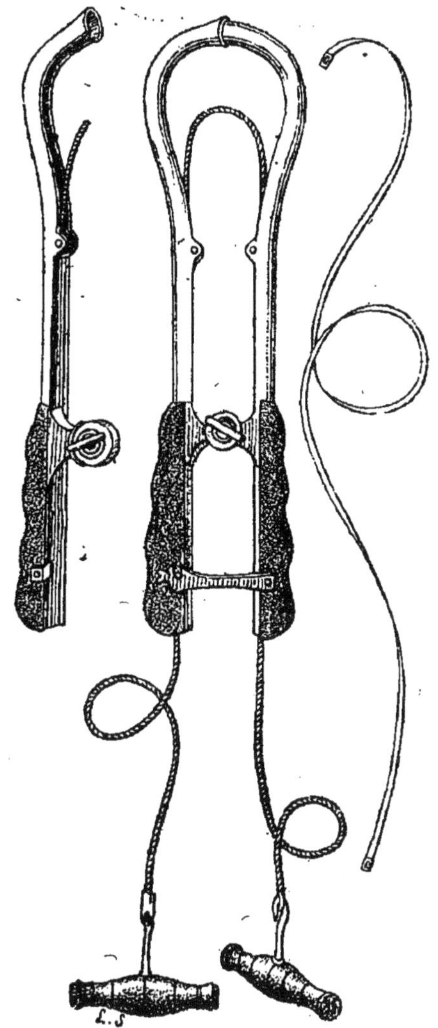

FIGURE 48. — Embryotome de Depierris.

profondes se sont rejointes. On glisse alors dans le canal un ressort métallique qui, après l'avoir traversé facilement dans toute sa longueur, se dégage par la branche postérieure ; ce ressort entraîne la ficelle-scie qu'on y a attachée et qui, s'échappant par les rainures situées dans les concavités des branches, vient s'appliquer exactement sur le cou ou le tronc du fœtus. La section est facilement effectuée.

— J'en aurai fini avec ce chapitre, quand j'aurai dit que pour faciliter la besogne, on doit toujours faire abaisser, autant que possible, le cou du fœtus par des tractions exercées sur le bras procident. Cette manœuvre rend plus facile l'application du crochet.

Cette remarque me mène à dire que Pierre Thomas avait imaginé, avant de construire l'embryotome que j'ai décrit plus haut, un procédé d'embryotomie qu'il appelait *procédé mixte d'embryotomie*, au moyen du crochet de Braun et de la ficelle-scie.

Le crochet de Braun A (fig. 49), dont il se sert, est fendu au niveau du bouton terminal; sur son bord convexe court une gouttière dans laquelle passe la ficelle-scie; cette ficelle est arrêtée par un nœud du côté du bouton, et du côté du manche fixée à une petite pièce métallique. Ainsi disposé, le crochet sera appliqué sur le cou du fœtus comme celui de Braun. La main libre sera engagée en arrière du cou et ira à la recherche du bouton et de la boucle. Alors, deux cas peuvent se présenter : 1° on atteindra d'emblée la boucle; il suffira de l'accrocher et de tirer sur elle pour rendre libre la ficelle qui viendra entourer le cou; 2° on n'atteindra pas la boucle; dans ce cas, on imprimera au crochet des mouvements de rotation pour luxer la colonne cervicale; alors l'instrument pourra être abaissé de toute l'épaisseur d'une vertèbre et la boucle deviendra accessible. Les deux chefs de la ficelle seront introduits dans le protecteur bi-canaliculé B, et on manœuvrera la ficelle à l'abri des parties molles de la mère.

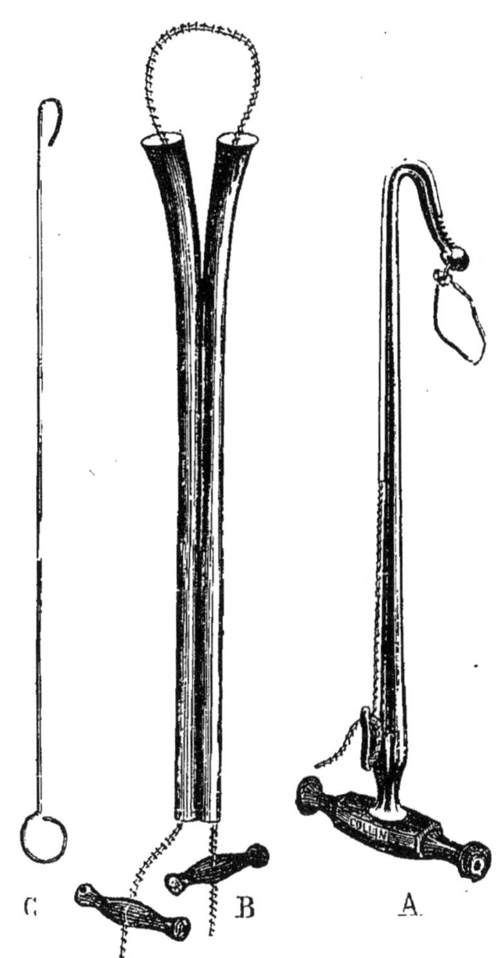

Figure 49. — Appareil de P. Thomas, pour le procédé mixte d'embryotomie.

4° *Modes de protection des organes génitaux.* — Quand le serscisseur est appliqué sur le cou, on lui imprime des mouvements rapides de va-et-vient, et en quelques secondes, quand il s'agit du cou, en quatre ou cinq minutes, quand il s'agit du tronc, le fœtus est sectionné. C'est une opération brillante par sa rapidité et sa simplicité; elle est néanmoins effrayante et barbare pour une assistance qui n'est pas habituée aux opérations obstétricales. Mais je passe.

Si on s'en tenait là, on verrait les deux chefs de la ficelle, qui s'écartent forcément pendant la manœuvre du serscisseur, pénétrer de dedans en dehors dans les parties maternelles, et s'y creuser des sillons comme ils en creusent de dehors en dedans dans le fœtus.

Heyerdahl l'avait bien compris, aussi croisait-il les deux chefs de son fil métallique. M. Tarnier recommande aussi ce croisement.

Mais cela ne suffit pas. M. Pajot le reconnaît lui-même. Il dit en effet qu'il faut introduire les deux chefs de la ficelle dans un speculum en bois ordinaire qui est appliqué dans le vagin aussi profondément que possible. A défaut d'un speculum, on peut employer un verre de lampe, voire même deux cuillers à soupe, placées l'une en avant, l'autre en arrière.

Il est assez évident que les cuillers n'ont qu'une influence protectrice bien minime. Quant au speculum et au verre de lampe, ils ne peuvent pas toujours parvenir jusqu'au fœtus, de sorte qu'une grande portion du fil est hors de leur portée et n'est pas isolée des parties génitales. Admettons un instant que le speculum ou le verre de lampe soient portés très loin, alors les deux chefs de la ficelle se trouvent presque au contact aussitôt après avoir quitté le fœtus, et les mouvements de va-et-vient s'y transmettant difficilement, la ficelle ne se meut presque plus et par conséquent ne coupe pas. (C'est ce qui arrive d'ailleurs avec le crochet de Mathieu que je décrirai tout à l'heure). Il fallait trouver mieux et obtenir un protecteur qui maintînt à une certaine distance les deux chefs du serscisseur.

Van der Eecken, qui a construit le premier crochet à décollation (fig. 33), se mettait à l'abri du grave danger des lésions de la mère, en maintenant en place le crochet conducteur et en introduisant, du côté opposé du fœtus, un tube protecteur, dans lequel il faisait passer la scie à chaîne : dans le circuit complet, formé par le crochet et le protecteur, manœuvrait la scie à chaîne, les parties maternelles étant hors de son atteinte.

Deux accoucheurs italiens, Belluzzi et Calderini ont imaginé un mode de protection très simple.

Le crochet de Belluzzi, de Bologne, imaginé en 1867, a été modifié par lui en 1866 (fig. 51) (1). Il est constitué par un tube métallique recourbé, porté sur un manche qu'on peut retirer à volonté. Le tube a 25 centim. de long et offre sur toute sa longueur une rainure de 5 millim. de largeur. Un ressort d'acier, qui a 15 centim. de longueur de plus que l'appareil, glisse dans le tube. L'instrument étant appliqué sur le cou, on pousse le ressort qui vient apparaître à la vulve. On glisse sur lui une sonde en gomme qu'on pousse jusqu'au contact du crochet, et on enlève complètement le ressort qui est remplacé par une ficelle. La serscission est opérée à la manière ordinaire. La sonde est sectionnée à la partie supérieure avant que la ficelle n'atteigne le cou. Cet appareil très simple a été employé deux fois avec succès.

Calderini, en 1881 (2), a proposé également de pratiquer la décol-

(1) Belluzzi. — *Ultime modificazioni indotte al suo decollatore ostetrico.* Memorie della Accademia di Scienze di Bologna, 1866, Série IV, T. VII.

(2) *Annali di ostetricia et ginecologia*, 1882, p. 212.

lation avec une ficelle introduite dans un tube de gomme, et portée sur le cou avec un crochet de Braun, cannelé sur sa convexité,

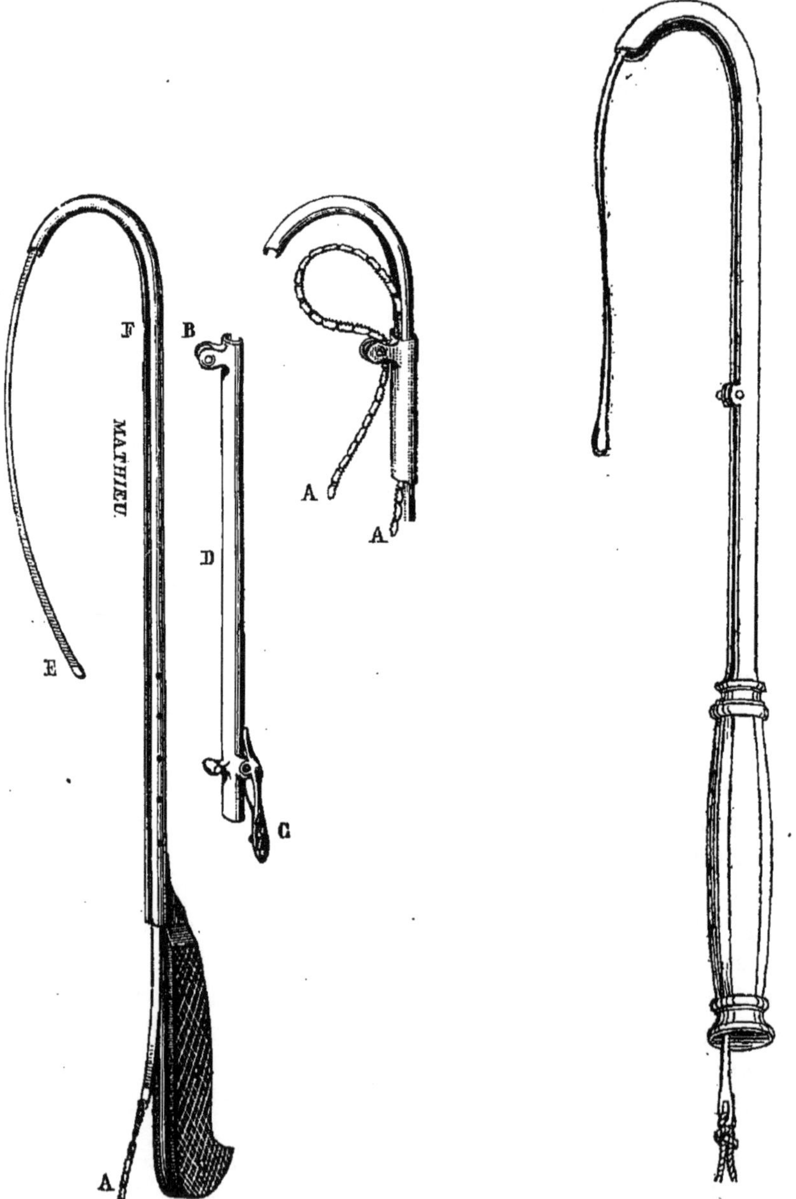

Figure 50. — Crochet de Mathieu.

Figure 51. — Crochet de Belluzzi.

à partir du bouton (fig. 52). Dans les mouvements de scie, le tube est sectionné avant le cou et la partie du tube qui reste intacte sert de protecteur. Mais Calderini, dans une lettre écrite à Belluzzi, dit qu'il n'ose pas recommander chaudement son instrument, parce qu'il ne l'a pas encore employé chez la femme vivante.

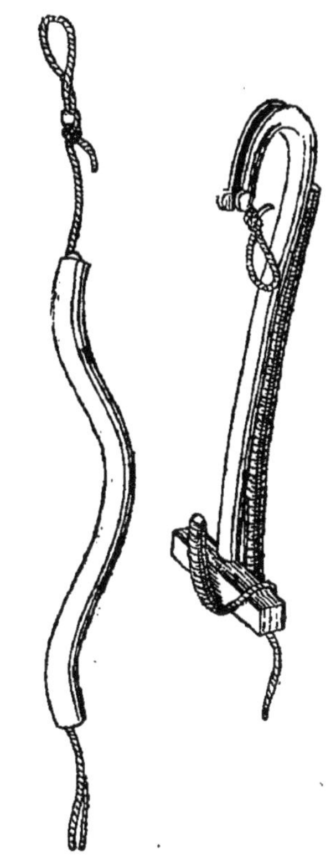

FIGURE 52. — Appareil de Calderini.

Dans ces dernières années, c'est le protecteur métallique et faisant partie intégrante de l'embryotome qui a été surtout imité. J'en ai déjà signalé l'existence dans les embryotomes de Pierre Thomas et de Depierris; je vais décrire maintenant le crochet de Mathieu et le dernier embryotome de M. Ribemont-Dessaignes qui, à ce point de vue, peut être considéré comme le plus parfait.

Le crochet de M. Mathieu se distingue surtout par la manière dont les tissus maternels sont protégés (fig. 50).

C'est un tube creux, recourbé à son extrémité supérieure, où il a une ouverture de 6 centim., et fixé en bas à un manche. Le tube est fendu dans toute sa longueur. Lorsque le crochet a été passé autour du cou de l'enfant, l'opérateur pousse dans l'instrument une baleine *EA*. Quand celle-ci est devenue accessible, on y fixe une scie à chaîne et on la retire : la scie à chaîne sort par la fente de l'instrument et s'applique sur le cou du fœtus. On fait alors glisser sur le tube et le plus profondément possible, une gaine protectrice *D*, qui peut être fixée à la hauteur convenable par un levier *C*. Cette gaine présente à son extrémité supérieure un bouton *B* dont la base est fendue. On introduit dans cette fente l'une des extrémités de la scie à chaîne ; l'autre extrémité de celle-ci est contenue dans le tube et sort près du manche de l'instrument. On fait alors maintenir le crochet par un aide, et l'on fait exécuter à la scie à chaîne des mouvements de va-et-vient.

Il est certain que la protection n'est suffisante, ni en haut, puisqu'une partie seulement de la boucle de la chaîne est recouverte par l'instrument, ni en bas où un chef de la scie à chaîne est libre.

L'embryotome de M. Ribemont-Dessaignes (1) offre comme avantages :

1° Un anneau métallique facile à saisir;

2° Un protecteur spécial s'articulant avec le crochet.

Il comprend quatre pièces distinctes : « 1° Un crochet métallique destiné à porter la ficelle-scie autour du cou de l'enfant, et à

(1) Ribemont-Dessaignes. — *Sur un nouvel embryotome rachidien*. Annales de gynécologie. Mai 1887, p. 321.

protéger en partie les organes maternels contre l'action de cette scie ;

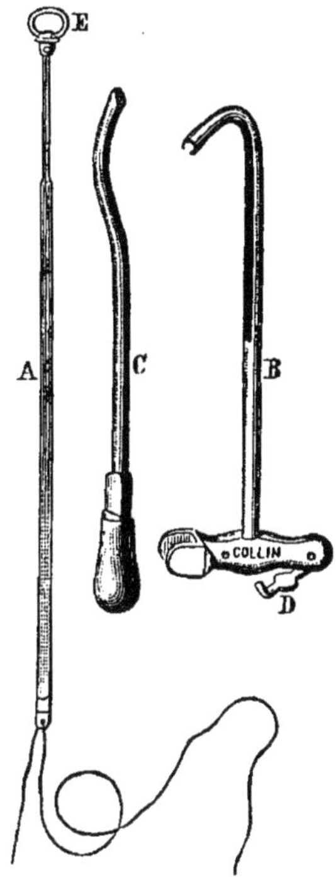

Figure 53. — Embryotome de M. Ribemont-Dessaignes. 1er modèle. Les pièces sont séparées.

2° Un tube destiné à compléter l'appareil protecteur des organes maternels et qui s'articule avec le crochet ;

3° Un ressort d'acier muni, à l'une de ses extrémités, d'une petite pièce à laquelle on attachera la ficelle-scie et portant à l'autre un anneau métallique mobile ;

4° Une ficelle-scie.

Le *crochet* est un tube d'acier *A* (fig. 54), fermé dans ses deux tiers inférieurs et fenêtré dans son tiers supérieur. La portion fermée est rectiligne et supporte une poignée de bois qui offre une mortaise *M* et une vis *V* dont la tige pénètre jusque dans le tube. La portion fenêtrée *F* est recourbée en crochet. Son extrémité *B* est coupée en biseau. La fenêtre est pratiquée sur la face concave du crochet. Le crochet mesure 39 centim. de longueur. Le tube qui le constitue a 12 millim. de largeur et 9 millim. d'épaisseur; la fenêtre a 4 millim. de largeur. La poignée est longue de 9 centim.

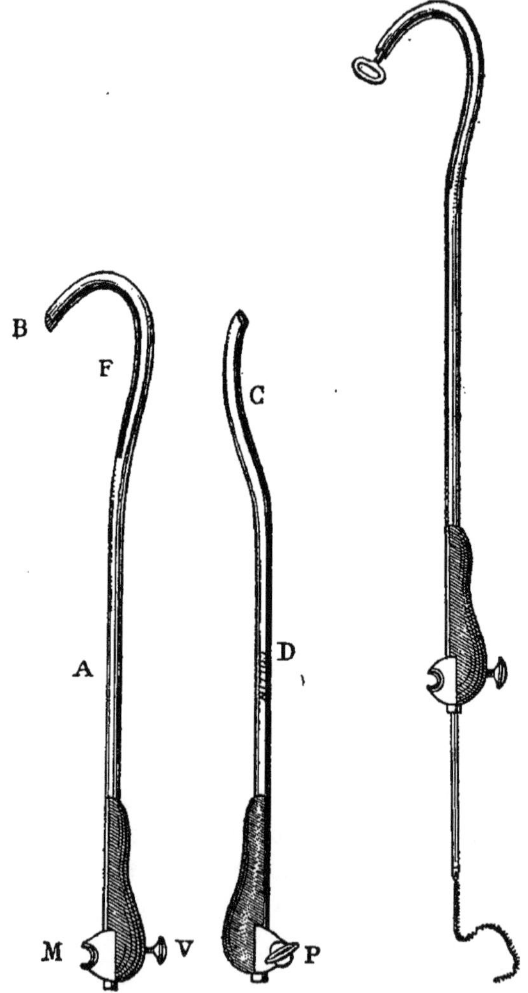

Figure 54. — Embryotome de M. Ribemont-Dessaignes. Dernier modèle. (Appareil démonté.)

Le *tube protecteur* (Fig. 54.) est formé d'un tube *D* analogue à celui dont est fait le crochet. Comme ce dernier, il présente une partie droite munie d'une poignée qui porte un pivot *P* destiné à s'articuler avec la mortaise *M* du crochet, et une partie courbée *C*, dont l'extrémité libre taillée obliquement, s'applique sur le bec du crochet, quand les deux branches de l'instrument sont articulées et que leurs portions rectilignes sont parallèles (Fig. 55). Le tube protecteur et sa poignée sont fenêtrés dans toute leur étendue. Il a 36 centim. de longueur. La fenêtre a 5 millim. de largeur.

Le *ressort* est constitué par deux lames d'acier, minces et superposées et longues de 63 centim. (A, Fig. 53). Réunies à l'une de leurs extrémités par une petite pièce d'acier perforée en son centre, ces deux lames s'articulent avec une pièce d'acier qui

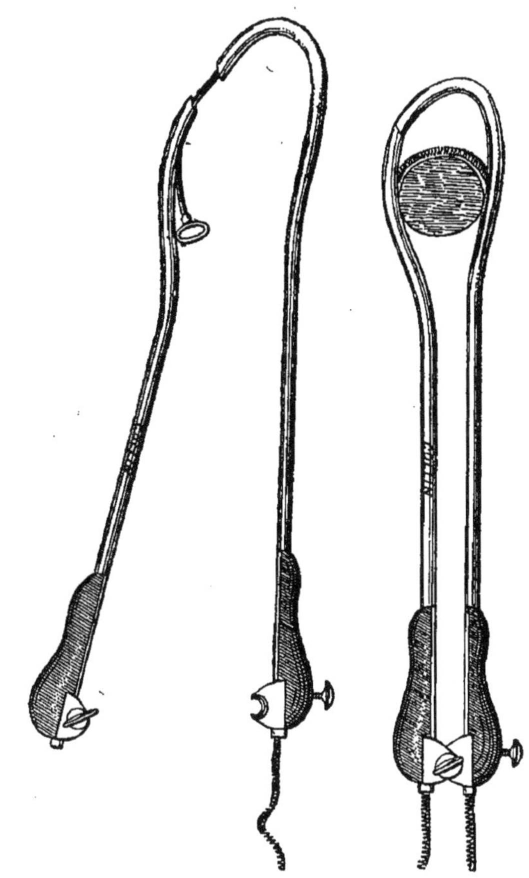

FIGURE 55. — Embryotome de M. Ribemont-Dessaignes. — Dernier modèle : 1° Position du protecteur pendant son introduction. — 2° Instrument articulé et ficelle-scie appliquée sur le cou du fœtus.

sert de support à un anneau métallique *E*, et qui, lorsque l'instrument est armé, se loge entièrement dans le bec du crochet. Ce ressort n'a pas partout les mêmes dimensions. Dans les 10 centimètres qui avoisinent l'anneau *E*, il n'a que 4 millim. de largeur; partout ailleurs 8 millim. L'anneau *E* tourne autour de la pièce qui le supporte et qui elle-même peut s'incliner à gauche et à droite du ressort. »

Avant d'appliquer l'instrument, il faut armer le crochet du ressort et y fixer la ficelle-scie, comme cela est représenté fig. 54. Le crochet sera appliqué en avant du cou du fœtus, on ira ensuite accrocher avec l'index l'anneau métallique pour l'attirer en bas, après avoir desserré la vis *V* qui fixait le ressort. « Lorsque l'anneau et la partie étroite du ressort sont au dehors, l'opérateur confie le crochet à un aide. Il saisit alors le tube protecteur et engage dans son extrémité la partie étroite du ressort. En tirant sur l'anneau, il fait s'engager à son tour la partie large du ressort dans le tube (Fig. 55). L'anneau est dès lors simplement maintenu fixe et le tube poussé doucement dans l'intérieur des organes. Il glisse ainsi sur le ressort qui lui sert de conducteur et arrive à toucher le bec du crochet. Quand l'anneau a dépassé l'extrémité inférieure de la poignée du protecteur, le pivot est engagé dans la mortaise, les parties rectilignes du crochet et du tube rapprochées jusqu'au parallélisme, et le pivot serré à fond. On achève de dégager entièrement le ressort et un coup de ciseaux le sépare de la ficelle-scie (Fig. 55). L'instrument étant maintenu par un aide, l'accoucheur saisit chacun des chefs de la ficelle-scie d'une main et lui imprime de rapides mouvements de va-et-vient. En quelques secondes, la section du cou est terminée. On retire l'instrument sans le désarticuler. »

M. Ribemont a fait quatre décollations avec son instrument; trois fois l'opération a été achevée en quelques minutes. Une seule fois il eut beaucoup de peine à introduire le crochet et dut le porter à la partie postérieure du fœtus; il parvint cependant à terminer l'opération avec son embryotome.

Appréciation. — Il serait trop long de passer en revue chacun des instruments précédents et d'en montrer les avantages et les défauts. Je n'ai d'ailleurs eu l'occasion de me servir à l'amphithéâtre que d'un petit nombre d'entre eux; ce sont l'embryotome de Jacquemier, l'embryotome de M. Tarnier, l'embryotome de Pierre Thomas, le crochet de Mathieu, le crochet articulé de Wasseige et l'embryotome de M. Ribemont-Dessaignes.

Un mot seulement pour rejeter le crochet de Jacquemier qui est trop compliqué, impossible à nettoyer, applicable seulement dans les cas faciles. Les couteaux de cet embryotome divisent très bien les parties molles, mais on ne saurait en dire autant de la scie à chaîne qui s'accroche aux os à tout moment, et dont il est difficile de la libérer.

L'ancien embryotome de M. Tarnier ne peut être appliqué au-dessus du détroit supérieur.

L'embryotome de P. Thomas n'est pas davantage applicable au-dessus du détroit supérieur ; il est d'ailleurs impossible à nettoyer. Le mérite de P. Thomas est d'avoir imaginé la ficelle-scie qui est, à coup sûr, le plus parfait de tous les serscisseurs et avec lequel on peut être certain de terminer une embryotomie, quand une fois la ficelle-scie est parvenue à contourner le cou ou le tronc.

L'appareil le plus commode pour obtenir cette application de la ficelle-scie est celui de M. Ribemont-Dessaignes. Il a d'ailleurs la sanction de l'expérience. Je l'ai employé plusieurs fois à l'amphithéâtre, et j'ai pu m'assurer de ses avantages. Il faut, quand on l'emploie, le faire maintenir solidement par un aide et, soi-même, en imprimant à la ficelle-scie les mouvements de va-et-vient, faire grande attention à ce que la ficelle ne quitte à aucun moment le sillon du protecteur. Dans le cas contraire, la ficelle viendrait léser le vagin et l'utérus. Comme la plupart des instruments qui rentrent dans ce groupe, l'embryotome de M. Ribemont ne peut être facilement appliqué sur le tronc à cause du défaut d'écartement de ses deux branches.

Les crochets articulés me semblent trop compliqués, trop fragiles et trop difficiles à nettoyer. J'ai expérimenté le crochet de Wasseige sur le mannequin, il est toujours parvenu à contourner le cou; mais il est à craindre que l'extrémité de ce crochet, non guidée par les doigts, ne vienne rencontrer et léser l'utérus. Ces instruments se faussent avec une trop grande facilité pour qu'on puisse compter sur leur emploi.

En résumé, nous retiendrons que de tous les serscisseurs, le meilleur est la ficelle-scie, et que de tous les instruments qui servent à guider la ficelle-scie sur le cou, le meilleur est l'embryotome de M. Ribemont-Dessaignes.

4° EMBRYOTOMES AGISSANT PAR CONSTRICTION

Que la constriction avec le serre-nœud ou avec l'écraseur linéaire ait été appliquée à la section du fœtus, cela ne saurait étonner. Le cou du fœtus n'a pas de raison pour se comporter, en présence du fil métallique ou de la chaîne de l'écraseur, autrement qu'une tumeur quelconque.

Mais pour appliquer la constriction à la division du fœtus, il fallait commencer par passer le fil métallique ou la chaîne autour du fœtus, et comme là était la difficulté, il en est résulté qu'en somme cette méthode a été peu appliquée. Si on songe cependant qu'il est tout à fait inoffensif pour la mère de serrer un fil métallique ou une chaîne autour du cou du fœtus, qu'on ne s'expose pas en opérant ainsi à blesser les parties maternelles par les mouvements de scie imprimés à la ficelle, qu'il n'y a pas de tractions exercées sur le fœtus, et que la division est opérée au point même où est le cou, sans qu'il soit le moins du monde déplacé, que d'ailleurs le mode d'application des agents constricteurs est le même que celui des serscisseurs, on s'étonnera que les accoucheurs, partisans de la ficelle, n'aient pas fait tous leurs efforts pour substituer la constriction à la serscission, ce qui eût remplacé une méthode de force par une méthode de douceur.

On peut s'expliquer cette réserve en considérant :

1° que la constriction nécessite l'emploi d'un serre-nœud ou d'un écraseur, instruments qu'on n'a pas sous la main, quand on est pris à l'improviste; 2° que la constriction nécessite de la part du *constricteur* (agent de la constriction) une résistance considérable qu'il est bien difficile d'obtenir.

Constriction avec la chaîne de l'écraseur. — Je n'insiste pas sur la manière d'appliquer la chaîne d'écraseur autour du cou; on peut se servir à cet effet de l'un quelconque des embryotomes décrits dans le précédent chapitre.

Dès 1852, Simon, de Liège (1), avait fait construire un fort écraseur courbe sur le plat pour faire la décollation. Hubert, de Louvain, père, a aussi employé l'écraseur linéaire, il croit même être le premier à s'en être servi (2). Stiebel, de Francfort, a aussi employé l'écraseur linéaire avec succès, son observation se trouve dans un mémoire de Küneke (3).

En 1862, Joulin imagine son diviseur céphalique (4). Il est destiné à passer une chaîne d'écraseur sur la tête du fœtus (Fig. 56) et à couper celle-ci en serrant l'anse de la chaîne avec un serre-nœud, muni d'un bec d'écraseur assez long pour arriver au détroit supérieur. Dans un cas, Joulin put diviser la tête avec facilité, mais la femme mourut et, à l'autopsie, il trouva une perforation de l'utérus produite par l'extrémité du porte-fil. Aussi n'a-

(1) Wasseige. — Des opérations obstétricales, *loc. cit.*, p. 357.

(2) Hubert, de Louvain, père. — Cours d'accouchement. Louvain, 1869, t. II, p. 203.

(3) Kuneke. — *Zur Decapitation des Fœtus*. Monastch. f. Geburts. 1866 t. XXVIII, p. 68.

(4) Joulin. — Traité complet d'accouchement. Paris, 1867.

t-il plus employé son diviseur céphalique. Il n'en parle d'ailleurs, ni à propos de la section du cou, ni à propos de celle du tronc qu'il exécute avec les ciseaux de

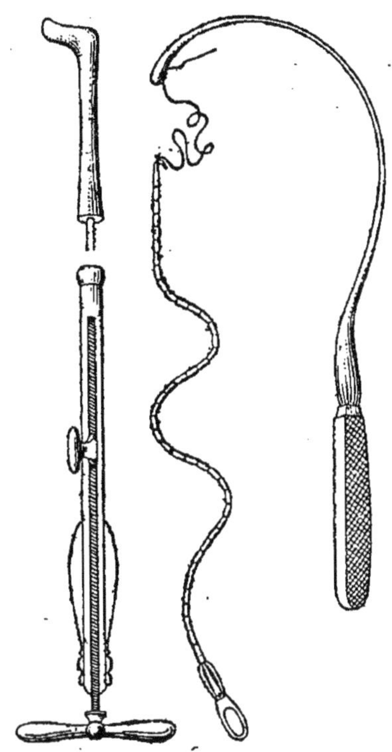

FIGURE 56. — Appareil de Joulin pour la division du fœtus avec la chaîne d'écraseur.

Dubois. (J'ai fait représenter ici le diviseur céphalique, parce qu'il montre une manière simple de faire passer à l'occasion une chaîne d'écraseur autour du cou).

Depuis cette époque, nombre d'auteurs ont recommandé la chaîne d'écraseur; parmi eux je citerai M. Tarnier (1), Kidd (2), Wasseige, Zweifel (3).

(1) TARNIER. — Article Embryotomie. Dictionnaire de Jaccoud. Paris 1870.

(2) Dublin quarterly Journal, 1871, t. LI, p. 383.

(3) ZWEIFEL. — Lehrbuch der Operativen Gebursthülfe. Stuttgart, 1881, p. 264.

Tout le monde peut avoir sous la main une chaîne d'écraseur, mais il est nécessaire qu'elle soit plus grande que celles des écraseurs ordinaires qui se trouvent dans le commerce : l'anse limitée par ces derniers n'étant pas suffisamment grande pour embrasser le tronc. Il faut donc en faire construire une spéciale. Je ne ferai qu'une objection à l'emploi de la chaîne d'écraseur, c'est qu'en raison de sa complication, il est difficile de la rendre aseptique, surtout quand elle a servi à détronquer un fœtus putréfié.

Constriction avec la ficelle. — Elle a donné un résultat favorable dans les opérations suivantes (1) :

« Il n'est pas nécessaire, pour pratiquer la décollation, d'avoir des instruments spéciaux. Moins on compliquera l'arsenal chirurgical et plus on vulgarisera la chirurgie. Le crochet mousse du forceps et une forte ficelle suffisent à la besogne.....

Le placement de la ficelle est le temps délicat de l'opération... Pour moi, j'ai toujours pu la placer, en la poussant au-devant des doigts, après avoir fait un nœud terminal que je saisissais avec l'autre main, lorsqu'il avait dépassé le point culminant de la courbe..... La ficelle que j'emploie est une ficelle forte, bien tendue, de la grosseur d'une plume d'oie... J'en réunis les deux bouts par un nœud solide, à peu de distance de l'orifice vulvaire, je passe dans cette anse un morceau de bois ou de fer court et résistant et je m'en sers comme d'un *tourniquet*, pour imprimer aux deux chefs réunis de la ficelle une torsion qui, au bout de quelques instants, étrangle complètement le cou de l'enfant et le sectionne. Il faut avoir soin de joindre à ces mouvements de torsion une traction continue pour empêcher la ficelle de se recoquiller sur elle-même. J'ai employé deux fois ce procédé et je n'ai eu qu'à m'en louer. »

(1) *Cas d'impossibilité de la version, évolution artificielle ; détroncation par le procédé de M. Pajot simplifié.* Archives de tocologie, 1881, p. 121.

Mais dans les deux cas, les fœtus étaient morts nombre d'heures avant l'opération et les membranes rompues depuis deux et trois jours. Cela explique sans aucun doute la réussite de l'opération.

Constriction avec le fil métallique. — Elle a été proposée pour la première fois en obstétrique par Robert Barnes (1). Il décrit longuement la manière de procéder pour diviser la tête avec un fil d'acier qu'on serre avec un fort serre-nœud. Il ajoute : « J'ai imaginé une méthode pour amputer facilement les bras; un tube recourbé, de la forme du crochet de Ramsbotham, peut porter un fil métallique solide sous l'aisselle, l'extrémité étant ramenée au dehors et le tube enlevé, le fil est attaché à l'écraseur qui coupe facilement le membre. *On peut décapiter de la même façon.* » Il dit cependant plus haut (p. 204) : « Pour faire la décollation, je me sers toujours du crochet tranchant de Ramsbotham ; mais je suis disposé à croire celui de Braun meilleur, » ce qui indique qu'il ne semble pas attacher grande importance à sa proposition.

En 1882, Cordes, de Genève, a fait la section du cou (2), en serrant, avec le serre-nœud à vis de Luër, une corde de piano de 1 millim. de diamètre. Il recommande ce procédé, parce qu'il n'expose pas à blesser la mère, comme cela peut se produire dans le procédé dit à la ficelle, pendant les mouvements de va-et-vient imprimés à celle-ci.

(1) R. Barnes. — Leçons sur les opérations obstétricales, traduites par Cordes. Paris, 1873, p. 291.

(2) Cordes. — *Un cas de décollation avec le crochet mousse armé de la ficelle.* Annales de gynécol., 1885, t. XXIII, p. 279.

Ce qui a empêché, ai-je dit plus haut, la constriction à l'aide du fil métallique de se vulgariser, c'est l'impossibilité, ou la difficulté si on aime mieux, d'avoir un fil solide, ne se rompant pas sous la pression nécessaire pour diviser le cou. Après des essais multiples, M. Lefour, de Bordeaux, semble avoir résolu le problème en s'arrêtant au *fil d'acier étiré* (simple corde de piano) de 7 à 8 dixièmes de millimètres de diamètre, qu'on peut facilement se procurer. Avec ce fil, dans les expériences cadavériques, il est toujours parvenu à sectionner le cou du fœtus, même quand ce dernier pesait 6 kilos. Jamais le fil ne s'est rompu dans les essais de division du tronc; cependant, malgré la force déployée, la division n'a pu être obtenue, la vis du serre-nœud refusant de fonctionner vers la fin de l'opération (1).

L'instrument de M. Lefour se compose de deux parties bien distinctes : l'une *A* (Fig. 57 et 58) destinée à loger le fil constricteur ; l'autre *B* renfermant le mécanisme du serre-nœud ; ces deux parties sont solidement unies l'une à l'autre par un ajutage *K*.

La longueur totale de l'instrument est de 48 centimètres.

La partie *A*, recourbée en forme de *crochet* à la partie supérieure, consiste en une tige d'acier aplatie et creusée, sur sa face antérieure, d'une cannelure profonde *C*, le long de laquelle peut s'insinuer une feuille de ressort *R*. Cette feuille de ressort, glissant d'une extrémité *E* à l'autre extrémité *E'* de l'instrument, permet de transformer en un véritable tube la gouttière métallique *A*.

Cette portion *A* de l'instrument, longue de 22 centimètres, est rectiligne dans une étendue de 17 centimètres; au-delà elle s'infléchit légèrement en arrière, pour se porter ensuite fortement en

(1) R. Lefour. — De la constriction métallique appliquée à la rachitomie. Paris, 1886.

avant et se recourber en forme de crochet. L'ouverture de la portion recourbée en crochet est de 3 cent. 1/2, sa hauteur est de 3 cent. 8.

A la partie postérieure et inférieure de la tige *A*, il existe, sur une longueur de 6 cent. 5 à partir de l'ajutage *K*, une mortaise *mm* comprenant toute la largeur de l'instrument, de sorte que celui-ci est ouvert de part en part quand la feuille de ressort est enlevée.

La portion *B* de l'instrument, longue de 21 centimètres, à partir de l'ajutage *K*, est un tube d'acier recouvert en bois dans une étendue de 16 centimètres ; elle sert de *manche* à l'instrument. Ce tube renferme une vis *V*, commandée par deux ailettes *aa'*, et qui fait monter ou descendre dans une coulisse située en arrière, un étau *P* destiné à retenir entre ses deux mors, les deux chefs *fm*, *fm'* du fil constricteur. A la partie antérieure du manche, il existe une coulisse semblable à la première, dans laquelle monte ou descend une tige rectangulaire *T*, surmontée par un anneau mousse *i* qui embrasse la portion *A* du crochet. Cette tige rectangulaire présente dans sa moitié inférieure une crémaillère *Cr*, dont les dents arrêtées par un linguet *l* s'opposent à son mouvement de descente.

Le *fil constricteur fm* se loge dans la portion *A* de l'instrument transformée en canal par la feuille de ressort. Le bout inférieur du fil sort du tube en arrière, vient passer dans l'étau et pend librement du côté du manche de l'appareil. Son bout supérieur, transformé en anse, reçoit un anneau de caoutchouc *O*, dont l'orifice est assez grand pour permettre l'introduction du doigt.

L'opération comprend :

1° L'application du crochet sur le cou du fœtus ; 2° la fixation des deux chefs du fil constricteur entre les deux mors de l'étau ; 3° la réduction de l'anse métallique ; 4° l'extraction successive des deux moitiés du fœtus.

Le crochet étant appliqué en avant du cou, on accroche l'anneau de caoutchouc, on attire au dehors le fil d'acier, et on le fait passer à travers la mortaise de la tige *A* pour l'introduire dans l'étau qui est serré à fond. Les deux chefs du fil métallique sont alors solidement retenus. Pour ouvrir la mortaise de *A*, il a fallu abaisser la feuille de ressort, cet abaissement a rendu libre l'anse métallique qui entoure le cou et qui, maintenant, peut descendre sur le cou et l'enserrer de plus en plus jusqu'à division complète, comme avec

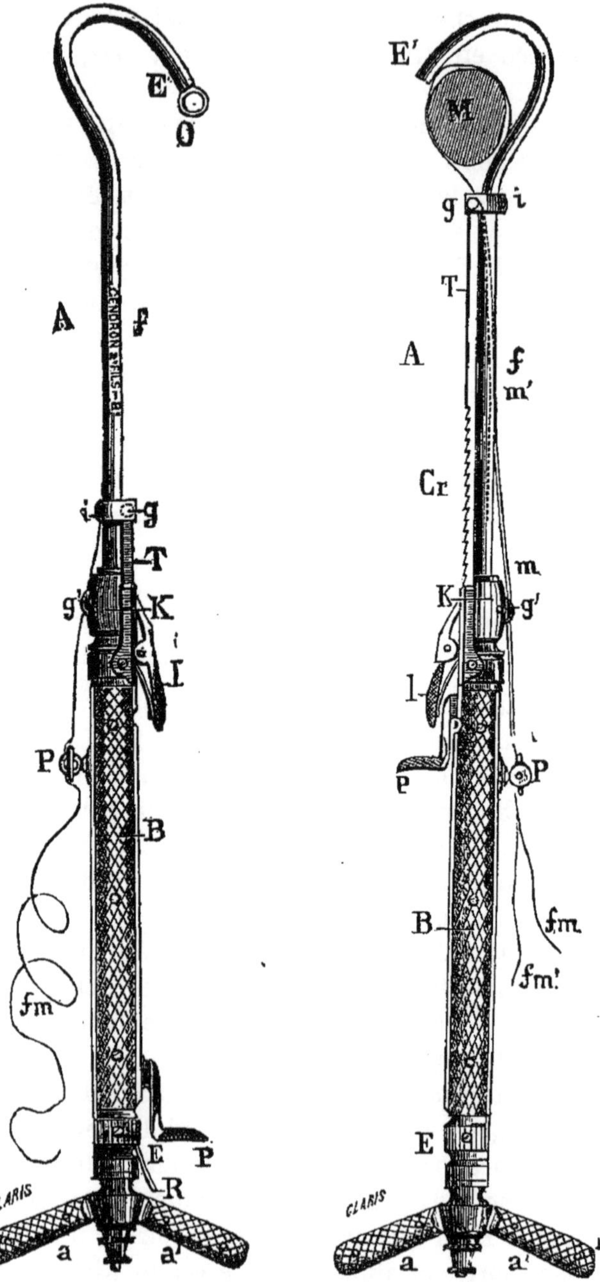

Figure. 57. — Embryotome de M. Lefour.

Figure. 58. — Embryotome de M. Lefour. Le fil métallique serre le cou du fœtus.

un serre-nœud ordinaire; au préalable, on a soulevé, aussi haut que possible, la tige qui porte l'anneau *i* et la crémaillère la maintient fixe.

M. Lefour termine son mémoire par la relation de quatre faits cliniques dans lesquels son instrument a parfaitement réussi à sectionner le cou; depuis cette époque, il a appliqué encore trois autres fois l'instrument au lit de la malade et avec le même succès (Communication écrite).

Appréciation. — N'était la difficulté de passer le constricteur autour du cou, difficulté que nous avons déjà rencontrée dans les embryotomes de la classe précédente, nous dirions que cette méthode de décollation est très bonne. En effet, le fœtus n'est soumis à aucun déplacement, à aucune traction; la section se fait *in situ*, le cou à sectionner est la seule partie qui supporte la compression. Sans parler de la constriction à la ficelle qui est inefficace, je dirai qu'on doit remplacer par la corde de piano la chaîne d'écraseur, non pas à cause du défaut de résistance de celle-ci (j'ai pu sectionner des cous et des troncs de fœtus très facilement avec elle), mais parce qu'elle est difficile à rendre aseptique. J'ajouterai qu'elle risque de se briser à l'anneau qui la fixe à l'écraseur; cela m'est arrivé une fois. Il est vrai que le même accident peut survenir avec la corde de piano.

Un serre-nœud ordinaire serait très suffisant pour effectuer la décollation. J'aime mieux le serre-nœud écraseur, comme celui de la figure 56, que l'écraseur linéaire à bascule. Je me suis servi de l'un et de l'autre à l'amphithéâtre, et j'ai eu l'occasion de constater que ce dernier instrument est très difficile à manier, quand la chaîne embrasse une région aussi volumineuse que le cou et surtout le tronc du fœtus. Les tiges d'acier qui retiennent la chaîne d'écraseur semblent à tout moment près de se rompre. Si cet accident survenait, la main de l'accoucheur serait traversée par la tige.

L'embryotome de M. Lefour est bien imaginé, mais bien compliqué ; il est vrai qu'il renferme à la fois le crochet et le serre-nœud.

Cet instrument n'est pas d'un usage général; il est bon pour sectionner le cou, mais il est insuffisant pour diviser le tronc, ainsi que le démontrent les expériences cadavériques rapportées par l'auteur.

5° EMBRYOTOMES AGISSANT PAR DILACÉRATION

On attribue généralement et avec justice au professeur Carl Braun, de Vienne, l'invention de cette méthode de décollation.

Cependant, dès le siècle dernier, Garthshore, de Londres, avait employé le crochet mousse pour effectuer la division du cou par traction et torsion combinées.

Je traduis en effet dans Davis (1). « Dans le travail, de Sims (2), on lit que le docteur Garthshore avait, plusieurs années avant la publication de ce travail, représenté le crochet mousse comme un instrument avec lequel il avait aisément exécuté lui-même l'opération en question (la décollation).

« Quelque temps après, cependant, l'occasion se présenta au docteur Sims de se servir du crochet mousse dans un cas de ce genre, qu'il considéra comme favorable, pour mettre en pratique l'opération recommandée par le docteur Garthshore et, en conséquence », il passa « *un crochet mousse autour du cou de l'enfant,* qui était assez bas pour être aisément saisi, et dans le but de séparer la tête du corps, *tira sur lui avec force en même*

(1) David D. Davis. — Elements of operative Midwifery. (Éléments d'obstétrique opératoire). London, 1825, in-4, avec planches, p. 328.

(2) John Sims. — London medical and surgical Journal. Vol. VII, p. 481, 1802, d'après Ramsbotham fils. (Je n'ai pu me procurer ce numéro du journal.)

temps qu'il le tordit ; mais quoique l'enfant fût très putréfié, le cou résista avec une force considérable, et les efforts qu'il fallut exercer furent suffisants pour amener au dehors le fœtus plié en double; la tête et le thorax se dégagèrent en même temps. » Il faut avouer que la tentative de Garthshore resta isolée et qu'il n'eut pas d'imitateur. L'opération ne réussit probablement pas entre les mains de Sims, parce que son crochet avait une ouverture trop grande.

Quoiqu'il en soit, voici de quelle façon C. Braun fut amené à imaginer son procédé, d'après ce que raconte son élève Pawlik (1). Braun était assistant de Klein, à Vienne, et comme tel tenait et tirait le crochet de Smellie appliqué sur le cou pour l'abaisser, pendant que son maître faisait la section aux ciseaux. Or, Braun s'aperçut que quand il tirait très fort, la colonne vertébrale se brisait et que la décollation en était facilitée, puisqu'il suffisait à Klein de sectionner des parties molles. Braun chercha à obtenir les mêmes résultats à l'amphithéâtre, et constata alors qu'il ne suffisait pas de tirer, mais qu'il fallait encore tourner. Le crochet et la méthode de Braun sont décrits pour la première fois en 1852 (2), en même temps qu'est donnée la relation de trois décollations faites avec cet instrument par Braun, Spaeth et Chiari. En 1856, le crochet de Braun est reproduit dans l'*Armamenta-*

(1) Pawlik. — *Die Decapitation mit dem Braun'schen Schlüsselhaken* (La décapitation avec le crochet claviforme de Braun). Arch. für Gynœk, 1880, t. XVI, p. 452.

(2) Chiari, Braun und Spaeth. — Klinik für Geburtshilfe und Gynœcologie, 1852, t. I, p. 67, d'après Gust. Braun.

rium Lucinæ novum, de Kilian, et en 1861 seulement, l'instrument et la méthode sont connus en France, par les articles du frère de Carl Braun, Gustave Braun (1).

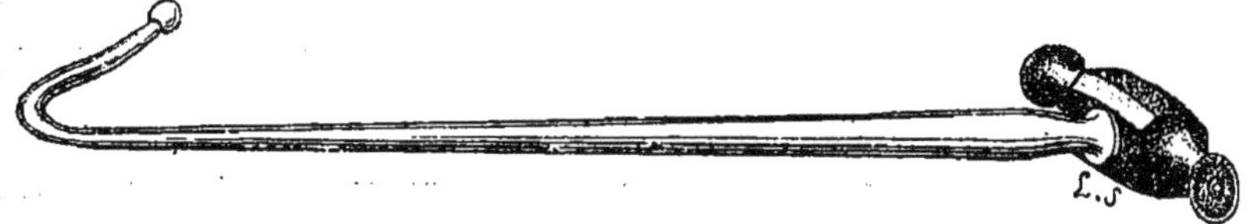

FIGURE 59. — Crochet de Braun.

Depuis lors, un grand nombre de travaux ont paru en Allemagne sur ce sujet.

L'instrument de C. Braun, ou *crochet claviforme* (Fig. 59) est constitué par une tige d'acier arrondie de 15 millim. d'épaisseur, de 32 centimètres de longueur, qui se recourbe en crochet à sa partie supérieure. La partie recourbée a la forme de la portion correspondante du crochet aigu de Smellie; toutefois elle se termine par un bouton de la grosseur d'un pois. Elle est aplatie de haut en bas, un peu concave, suivant sa grande dimension ; ses bords sont émoussés; sa longueur est de 3 centimètres, et la distance qui sépare le bouton du crochet de la tige de l'instrument, autrement dit l'ouverture du crochet, est de 27 millimètres. La tige est solidement fixée dans un manche en corne, long de 11 centimètres, large de 1 centimètre, muni d'une petite plaque en ivoire sur la face qui est tournée du même côté que le crochet. La décol-

(1) G. BRAUN. — *Ueber das technische Verfahren bei vernachlässigten Querlagen und über Decapitations Instrumente.* (De la conduite à tenir dans les présentations de l'épaule négligées et des instruments de décapitation.) Wiener mediz. Wochenschr, 1860, nos 46, 47, 48 et 49.

lation s'opère avec ce crochet de la façon suivante. (Je décrirai le manuel opératoire en le traduisant textuellement dans le traité de Schauta de Prague (1).

« La femme étant endormie, on applique d'abord sur le cou la main qui correspond au côté de la mère où est située la tête, c'est-à-dire la main droite dans les positions gauches de l'épaule, et la main gauche dans les positions droites. La main introduite dans le segment inférieur de l'utérus est placée de telle façon que le pouce corresponde en avant, à la symphyse des pubis, et les autres doigts en arrière, au sacrum. Les doigts enserrent le cou du fœtus et aussi exactement et énergiquement qu'il est nécessaire pour que l'extrémité du pouce arrive au contact d'un des doigts postérieurs, l'index ou le médius. Cela fait, l'autre main saisit la poignée du crochet ; le bouton de celui-ci est appliqué sur le bord radial de l'avant-bras et le crochet est poussé dans la profondeur, sa pointe cheminant le long du bord radial du poignet et du pouce jusqu'à l'extrémité de celui-ci. Alors le bouton passe du pouce sur la dernière phalange du doigt opposé, de l'index, par exemple, et ce doigt est pour un instant tout juste assez éloigné du cou pour permettre le glissement du crochet le long de sa face palmaire et son application sur la partie postérieure de la circonférence du cou ; ce mouvement est exécuté en même temps qu'on porte en haut la poignée de l'instrument et qu'on tourne celui-ci sur son axe, pour faire regarder en arrière le bouton du crochet. Les extrémités des deux doigts sont de nouveau mises au contact du cou, et alors l'opérateur exerce avec la poignée une légère traction, afin que le bouton du crochet s'enfonce dans les tissus du fœtus. Pendant ce temps, la main qui embrasse solidement le cou neutralise l'effet des tractions trop énergiques. On commence alors à imprimer au crochet des mouvements de rotation, sans cesser d'exercer sur lui une légère traction (2). Pendant que s'exécutent ces mouvements de rotation,

(1) F. Schauta. — Grundriss der operativen Geburtshilfe, in-8, Wien und Leipzig, 1885, p. 191.

(2) Ces mouvements sont analogues à ceux qu'on imprime à un tire-bouchon pour l'enfoncer dans le bouchon d'une bouteille.

la main appliquée sur le cou a l'important office de le maintenir solidement, pour s'opposer à l'impulsion en avant imprimée à la tête, de telle façon que la tête reste absolument immobile. La partie fœtale saisie par le crochet ayant été déchirée, on procède à la déchirure d'une autre portion située immédiatement derrière la

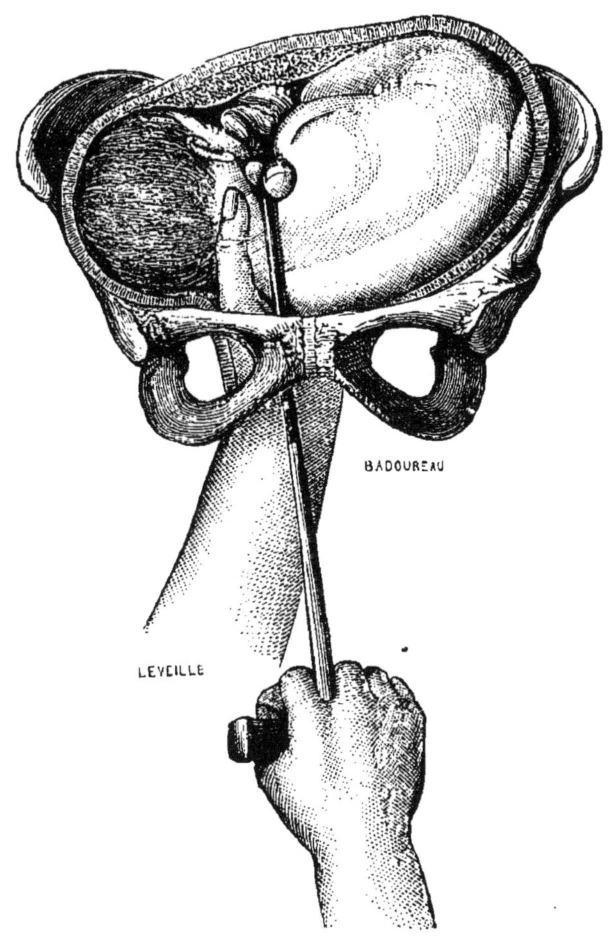

FIGURE 60. — Application du crochet de BRAUN.

première, en se conformant exactement aux mêmes règles, et de la sorte, en trois ou quatre sections successives, nombre auquel on n'arrive d'ailleurs pas, le cou est entièrement divisé. »

[Je dois faire remarquer que Schauta a diminué l'écartement du bouton du crochet qui n'est, dans son instrument, que de 2 cent. au lieu d'atteindre près de 3 cent. comme dans le crochet primitif de Braun. Il attache à cette modification une grande importance (1). En effet, dit-il, le crochet ainsi modifié ne peut pas saisir le cou tout entier, mais seulement une partie de l'épaisseur de cet organe; la force imprimée à l'instrument est alors beaucoup plus faible dans chaque mouvement de rotation que quand le cou est saisi en entier ou presque en entier. La décapitation est donc plus facile pour l'opérateur, puisqu'elle peut s'exécuter avec un beaucoup moindre déploiement de force, et elle est moins dangereuse pour la mère, puisque la main qui saisit le cou peut plus facilement annuler l'effet nuisible de la force employée.]

Il résulte de cette description, ajoute Schauta, que la main, qui est introduite dans les organes génitaux, n'a pas seulement pour but de conduire le crochet sur le cou, mais qu'elle a encore d'autres devoirs au moins aussi importants à remplir, à savoir :

1° Protéger les parties molles de la mère contre les déplacements du crochet; pour ce faire, elle doit embrasser le cou du commencement de l'opération jusqu'à la fin ;

2° Fixer assez efficacement le cou pendant les mouvements de rotation du crochet, pour que la force de rotation se porte simplement sur le cou et en aucune façon sur la tête ;

3° Rendre compte de la quantité d'épaisseur du cou divisée, et faire passer dans le crochet les parties du cou qui restent à déchirer.

Le cou divisé, on extrait séparément, en commençant par le tronc, les deux moitiés du fœtus. »

On voit, à la lecture de ce qui précède, qu'il n'est pas question aujourd'hui, quand on se sert du crochet de Braun: « d'exercer une traction énergique dans le sens horizontal; puis aussitôt qu'on a entendu un craquement qui indique la déchirure des ligaments de la colonne vertébrale, de tourner la poignée en continuant de la tirer... »,

(1) SCHAUTA. — *Zur Lehre von der Dekapitation* (Contribution à l'étude de la décapitation.) Wiener Mediz. Wochens, 1881, p. 891.

ainsi qu'on le lisait autrefois dans les traités de C. et G. Braun (1). Il est probable que les critiques qui ont été adressées à l'instrument et à la méthode, sont pour quelque chose dans la modification du manuel opératoire.

Ce n'est pas la traction en bas qui, dans la méthode de Braun, divise les tissus, pas plus qu'elle ne luxe la colonne vertébrale, c'est bien plutôt le mouvement de rotation qui fait agir l'instrument comme une clef, écrit-on à l'heure actuelle. Pawlik (2) dit en effet expressément : « Il n'est pas utile que le crochet saisisse le cou dans son entier; il doit simplement saisir assez de colonne vertébrale pour avoir un point d'appui solide, de sorte qu'avec une puissante traction en bas, on puisse à ce point *étendre* les disques inter-vertébraux, qu'une demi-rotation du crochet suffise à les déchirer. Par cette traction en bas, le bouton pénètre à travers les parties molles jusqu'à la face antérieure de la colonne vertébrale et, dans le premier mouvement de rotation, la colonne vertébrale seule est luxée, les parties molles restant intactes. Il faut prendre garde à ne pas effectuer le mouvement de rotation sans exercer en même temps une traction sur le crochet, sans quoi il glisserait sur le cou et pénétrerait dans le thorax, ce qui compliquerait et prolongerait outre mesure l'opération. »

Bidder, de Saint-Pétersbourg, insiste également sur la

(1) Carl Braun. — Lehrbuch der Geburtshülfe. Wien. 1857. 888. Et Gustave Braun. — Compendium der Geburtshülfe. 2e édit., Wien. 1875, p. 510.

(2) Pawlik. — Die Decapitation mit dem Braun'schen Schlüsselhaken. *Loc. cit.*

nécessité de tirer pendant qu'on fait tourner le crochet (1), ainsi que depuis longtemps l'enseignait l'école de Vienne. Il cite le cas d'un médecin qui ne put jamais terminer une décollation avec le crochet des Braun, quoiqu'il l'ait essayée trois fois sur le vivant, parce qu'il ne voulait pas se résoudre à exercer des tractions en bas sur son crochet, pendant qu'il faisait tourner l'instrument : le crochet quittait le cou au commencement des manœuvres et se perdait dans la profondeur.

Bidder dit encore : « Celui qui fait des décapitations avec le crochet de Braun sur le vivant, et non pas seulement sur le fantôme, est étonné du faible degré de force qu'il faut exercer pour sectionner le cou, et se rend compte que la pression exercée par le fœtus sur l'utérus, pression qui se perd d'ailleurs en partie au niveau de la main appliquée autour du cou, ne peut pas blesser l'utérus. » C'est ce que j'avais entendu dire également à Ehrendorfer, alors assistant à Vienne, pendant un cours d'obstétrique opératoire que j'ai suivi il y a trois ans.

Mais j'ajouterai qu'aujourd'hui seulement on est à la rigueur autorisé à le dire; aujourd'hui, qu'on ne parle plus de luxer la colonne vertébrale par les tractions et qu'on accorde au mouvement de clef le maximum d'importance.

« Ainsi, conclut Bidder, l'opinion que la décollation avec le crochet de Braun est une opération sauvage manque de fondement. »

(1) Bidder. — *Die mechanische Behandlung verschleppter Querlagen* (Le traitement mécanique des présentations de l'épaule négligées). Zeitsch. für Geb. und Gynäk, 1881, t. VI, p. 333.

Déjà Scanzoni (1), dans l'article qu'il consacre à la description de son décollateur, avait objecté qu'avec l'emploi du crochet de Braun on exerce, sur le segment inférieur de l'utérus, des pressions dangereuses qui peuvent occasionner des ruptures de l'utérus. Ces pressions sont de deux sortes : les premières sont dues aux tractions exercées sur le cou; les secondes à la projection en avant du tronc ou de la tête consécutive aux mouvements de rotation du crochet.

L'objection de Scanzoni, reproduite par Kleinwächter et par Küstner, en Allemagne, formulée également en France, est très justifiée. Je sais bien que la main qui embrasse le cou est destinée à annuler l'effet nuisible des tractions sur le segment inférieur de l'utérus; mais si les tractions qu'on est forcé d'exercer sont trop énergiques, et c'est le cas quand l'enfant est à terme et qu'il vient seulement de succomber, il est facile de comprendre que la main-guide, obligée d'une part de retenir le cou, d'autre part de guider à chaque instant le crochet, ne sera plus forcément à la hauteur de sa double tâche et que les accidents énoncés plus haut auront chance de se produire. Pawlik répond par la statistique. En ajoutant aux faits de cet auteur ceux de Bidder, d'Aubenas, de Schmeltz (2), de Chiara (3), on trouve un chiffre de 100 décollations avec 19 morts ; et dans toutes les observations, la rupture de l'utérus, quand elle

(1) Scanzoni. — Würzburger med. Zeitsch, 1860, *loc. cit.*

(2) Schmeltz. — Des avantages en obstétrique du crochet et du cranioclaste de Braun. Thèse de Paris, 1879, p. 8 et 14.

(3) Mangiagalli. — Il quinquennio 1875-79, *loc. cit.*, p. 440.

existait, était, d'après Pawlik, antérieure à l'opération. Je veux bien le croire et admettre l'éloquence de ces chiffres; j'admets aussi que les leçons données par la clinique doivent passer avant les considérations théoriques. Mais malgré tout, le fœtus étant gros et mort depuis peu temps, il faut un effort considérable pour sectionner le cou, et entre des mains inexpérimentées l'opération peut n'être pas sans danger.

J'ai fait de nombreuses expériences sur le mannequin avec le crochet de Braun, et si j'ai pu constater que des fœtus de 2000 grammes et au-dessous se laissaient décapiter sans grand effort, j'ai éprouvé par contre, très souvent, de grandes difficultés à décapiter des fœtus à terme. La difficulté est d'ailleurs au maximum quand on est obligé de manœuvrer le crochet de la main gauche.

— Le crochet de Braun a été légèrement modifié par Lazzati (1) qui a simplement incurvé la tige de l'instrument. On pensera peut-être que cette modification justifie insuffisamment le nom de crochet de Lazzati donné au nouvel instrument. (Fig. 61.)

Il s'applique d'ailleurs comme celui de Braun.

— Tibone, de Turin, et Cuzzi, de Pavie, ont imaginé un crochet qui porte le nom de crochet de Cuzzi-Tibone (Fig. 62). Le manche et la tige présentent l'incurvation du crochet de Lazzati. Le crochet proprement dit ne dessine pas un angle aigu, il est au contraire curviligne à son sommet. Sa partie concave est coupante, et elle

(1) Lazzati. — *Del parto per la spalla*. Annali univers. di medic. 1867. T. CCII, p. 1-80.

est interrompue par des dents qui transforment son bord tranchant en scie. Le crochet est terminé par un bouton. Les dimensions de l'instrument sont les mêmes

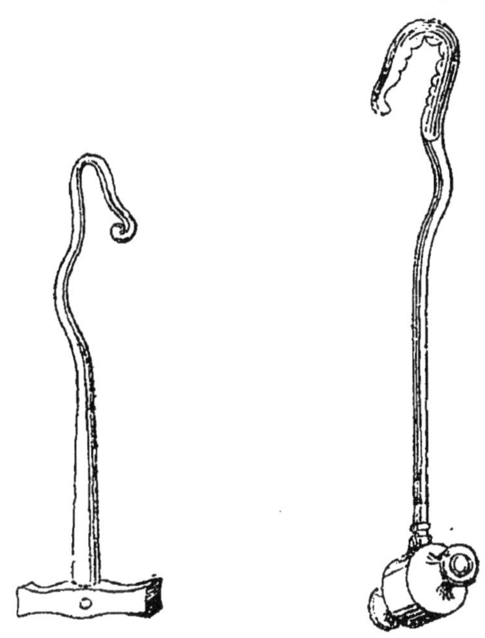

FIGURE 61. — Crochet de Lazzati. FIGURE 62. — Crochet de Cuzzi-Tibone.

que celles du crochet de Braun. La tige a 30 cent.; le crochet 3 cent. 1/2, et l'ouverture du crochet est de 25 millimètres. On s'en sert comme du crochet de Braun.

Chiara, Mangiagalli, Chiarleoni en recommandent l'emploi. Ancarani rapporte deux faits cliniques où il a été employé avec avantage (1).

Appréciation. — J'ai peu de chose à ajouter à tout ce que j'ai dit du crochet de Braun.

(1) ANCARANI. — *Embriotomia nelle presentazoni di spalla.* Extrait des Rassegna di Scienze mediche. 1887. T, II, n° 2-6, p. 35 à 39.

C'est un instrument simple, solide, peu coûteux, facile à rendre aseptique, mais qui nécessite souvent des tractions trop énergiques pour qu'on puisse en généraliser l'emploi. Quand le cou n'est pas accessible, le crochet de Braun ne peut être employé ; il ne l'est pas non plus quand on ne parvient pas à entourer complètement la région cervicale avec les doigts; il n'est donc pas d'un usage général. Il est vrai que Pawlik conseille, pour rendre le cou accessible, d'ouvrir le thorax et de faire l'éviscération, mais alors l'opération devient très compliquée et très difficile.

Enfin l'ébranlement, forcément imprimé au fœtus pendant les mouvements de rotation, rend dangereux l'emploi de cet instrument. M. Pinard, après avoir appliqué le crochet claviforme sur le cou, avec l'intention de terminer l'opération avec cet instrument, a reculé plusieurs fois devant la force qu'il était obligé de déployer, et s'est vu contraint de recourir aux ciseaux de Dubois.

— La modification de Lazzati me paraît compliquer inutilement le crochet de Braun.

— Quant au crochet tranchant de Cuzzi-Tibone, je n'en ai pas d'expérience personnelle, et quoiqu'il semble devoir nécessiter des tractions moins énergiques que le crochet de Braun, je ne saurais en recommander l'emploi à cause du danger de porter un crochet tranchant dans les parties génitales.

VI. – EMBRYOTOMES-TRANSFORATEURS

Ces instruments sont destinés à traverser la colonne vertébrale pour la diviser complètement ou partiellement. Leur principe est analogue à celui du transforateur de Hubert.

Je rangerai dans cette classe le vertébrotome de Massarenti, le vertébrotome de Golinelli et le terebellum de M. Lucas-Championnière.

Vertébrotome de Massarenti. — Massarenti, de Bologne, après avoir fait remarquer, en 1861 (1), que si le cou du fœtus pouvait s'allonger d'une quantité suffisante sans nécessiter de trop grands efforts de la part de l'organisme maternel, l'évolution spontanée s'exécuterait aisément, et que l'accouchement par l'épaule pourrait être compté parmi les accouchements normaux. Pour donner au cou une grande extensibilité, il suffit de détruire la continuité de la colonne cervicale, et Massarenti, dans un cas clinique, a luxé le rachis en se servant du crochet mousse du forceps appliqué sur la nuque et manœuvré d'après les préceptes de Braun : le fœtus fut expulsé aussitôt. Frappé de ce fait, Massarenti conçut l'idée de construire un vertébrotome qu'il ne décrivit que beaucoup plus tard, en 1881.

(1) Massarenti. — *Nuovo processo operatorio per applicare gli uncini...* (*Nouveau procédé d'appliquer les crochets, quand le fœtus est engagé profondément et que l'épaule fait saillie hors des organes génitaux externes, la version étant d'ailleurs impossible*). Bulletino delle Scienze mediche di Bologna, 1861. Sér. IV. Vol. 16. p. 283; d'après Ancarani.

Cet instrument (1) est destiné à pratiquer ce qu'il appelle la *vertébrotomie cervicale*, c'est-à-dire la division sous-cutanée de la colonne vertébrale. Massarenti n'en donne pas la figure.

Son vertébrotome se compose d'un crochet mousse dans lequel monte une tige trépanatrice (asta trapanatrice), qui vient se loger dans l'angle du crochet après avoir traversé la colonne vertébrale du fœtus. Cela fait, le cou a perdu sa résistance, et se laisse allonger facilement sans que la tête se sépare du tronc.

Vertébrotome de Golinelli. — Cet instrument, décrit avant celui de Massarenti, est fondé sur les mêmes principes (2). Je n'ai pu me procurer le numéro du journal dans lequel il est décrit par l'auteur. C'est un crochet de 50 cent. de longueur dont la tige creuse renferme un mandrin animé par une vis. Ce mandrin est terminé par une pièce (esfogliatore) qui se creuse dans le cou un trajet circulaire; une gaine court le long de la tige et sert à protéger les parties maternelles. Golinelli, après avoir décrit son instrument, ajoute qu'il ne peut donner aucun renseignement circonstancié sur

(1) Massarenti. — *Considerazioni intorno l'evoluzione pelvica et modo di praticarla artificialmente...* (*Considérations sur l'évolution spontanée et moyen de la pratiquer artificiellement dans les cas d'engagement profond de l'épaule en évitant l'éviscération et la décollation*). Rivista clinica. Bologna, 1881, p. 641.

(2) Golinelli. — *Alcuni casi relativi alla presentazione della spalla...* (*Quelques cas de présentation de l'épaule suivis de remarques. — Considérations sur l'emploi des crochets aigus et description d'une opération destinée à remplacer la décollation, et exécutée avec un instrument appelé vertébrotome.*) Bulletino delle Scienze med. di Bologna. 1868. Série V, vol. 5, p. 36; d'après Ancarani.

son emploi, ne s'en étant jamais servi, pas même sur le cadavre.

Terebellum de M. Lucas-Championnière. — Il est moins spécial que les instruments précédents et ne remplit pas exactement le même but. Massarenti et Golinelli se proposent de sectionner la colonne vertébrale sans procéder ni à l'éviscération ni à la décollation. M. Championnière, au contraire, fait d'abord l'éviscération, puis il va attaquer la colonne vertébrale, généralement au niveau du thorax, pour la saper, la miner, et en détruire la résistance.

L'instrument de M. Lucas-Championnière (Fig. 63) est une sorte de fraise ressemblant beaucoup au tire-fond dont on se sert pour l'opération du trépan (1). Il est porté au bout d'une longue tige. La partie active est ovalaire et parcourue par un double pas de vis;

FIGURE 63. — Terebellum de M. Lucas-Championnière.

deux dents horizontales, qui forment les extrémités du pas de vis, la terminent. Il ne pique pas si on le pousse directement, mais il pénètre facilement si on imprime à son manche un mouvement de rotation. En somme, cet instrument ressemble au transforateur de Hubert, de Louvain, mais il n'a pas de pointe terminale. L'instrument de M. Championnière est destiné à pénétrer

(1) LUCAS-CHAMPIONNIÈRE. — *Instrument et procédé nouveau pour l'embryotomie. Perforation de la colonne vertébrale.* Journal de méd. et chir. prat., 1879, p. 489.

dans la colonne vertébrale et à la dissocier. Quand il a été enfoncé dans deux ou trois points voisins du rachis, la colonne vertébrale est presque complètement coupée. En recommençant la même manœuvre à différentes hauteurs, la colonne vertébrale a perdu toute sa solidité et le fœtus se laisse aplatir pour être extrait facilement par version ou par évolution forcée.

Le procédé de M. Championnière a été employé quelquefois sur le vivant (1).

Appréciation. — Les vertébrotomes n'ont pas été employés sur le vivant ; nous n'en dirons donc rien.

Quand au procédé de M. Championnière, il est trop compliqué et trop long à exécuter pour entrer dans la pratique. Il est d'ailleurs abandonné.

(1) GRENIER. — Thèse de Paris, 1881 et GUICHARD (d'Angers). — *Embryotomie d'après le procédé de Lucas-Championnière.* Annales de gyn., 1882, t. XVII, p. 419.

CONCLUSIONS

Nous avons dit, en terminant la première partie de ce travail, que la section de la tige fœtale devait dorénavant remplacer toutes les autres méthodes de traitement des présentations de l'épaule négligées. Cela admis, nous ne nous occuperons ici que des instruments qui permettent d'effectuer cette opération.

Les conclusions qui terminent la description de chaque groupe d'instruments facilitent beaucoup notre besogne, car elles nous permettent d'éliminer une foule d'instruments sans valeur ou dangereux. Nous ne parlerons donc ni des embryotomes-couteaux, ni des embryotomes agissant par dilacération, ni des embryotomes-transforateurs, et nous nous contenterons de choisir, dans chacun des autres groupes, le meilleur représentant, et d'en montrer les avantages et les inconvénients. C'est ainsi que, tous les autres instruments écartés, nous n'avons plus le choix qu'entre :

Les ciseaux de Dubois;
L'embryotome de M. Ribemont-Dessaignes.

— Le procès des ciseaux de Dubois a déjà été fait. Il n'en est pas moins vrai que ce sont des instruments simples, peu coûteux, faciles à rendre aseptiques et qui, dans la majorité des cas, permettent de terminer la décollation sans imprimer au fœtus aucun ébranlement. On peut attaquer avec eux le tronc aussi bien que le cou.

— L'embryotome de M. Ribemont-Dessaignes, quand il est bien manié, ne blesse ni la parturiente ni l'accoucheur. On peut être certain de terminer la décollation, quand la ficelle-scie est parvenue à entourer le cou du fœtus.

Mais il faut que l'aide maintienne très solidement l'instrument, pendant que l'accoucheur exécute les mouvements de va-et-vient, si on veut que la traction forcément exercée sur le cou à ce moment, ne se transmette pas au segment inférieur de l'utérus. Toute la difficulté réside dans l'application du crochet et la saisie de la ficelle. Le crochet, qui est plus volumineux que celui de Braun, est un peu plus difficile à appliquer; le bouton de ce crochet n'est pas toujours accessible, spécialement quand le cou est très élevé; il est enfin des cas dans lesquels, le cou ne pouvant être senti, l'instrument devrait être appliqué sur le tronc; on comprend qu'il soit impossible d'accrocher l'anneau terminal dans ces conditions et on conçoit bien que si à la rigueur la ficelle peut être entraînée, le protecteur ne remplira pas son office, l'instrument n'ayant pas un écartement suffisant pour comprendre toute l'épaisseur du tronc.

Malgré ces inconvénients, l'embryotome de M. Ribemont n'en est pas moins, comme les ciseaux, applicable à tous les cas faciles.

— Les instruments que je viens de nommer représentent les types les plus parfaits de leur groupe. Et cependant aucun d'eux ne satisfait à tous les desiderata. Ils ont tous la sanction de la clinique, mais ils ne sont pas d'un usage géneral.

Il y avait mieux à trouver.

L'embryotome rachidien de M. Tarnier est, comme nous le verrons bientôt, applicable à tous les cas, il agit sans exercer de traction nuisible et sans nécessiter de changement dans la situation du fœtus : il répond par conséquent aux vœux qu'exprimaient les accoucheurs il y a quelques années.

TROISIÈME PARTIE

EMBRYOTOME RACHIDIEN DU PROFESSEUR TARNIER

L'étude de l'embryotome rachidien comportera cinq chapitres :

1° La description de l'instrument;
2° Les expériences que j'ai faites à l'amphithéâtre ;
3° Les faits cliniques;
4° Le manuel opératoire;
5° Les conclusions.

I. — DESCRIPTION DE L'INSTRUMENT

L'embryotome rachidien, comme construction et maniement, a la plus grande analogie avec un brise-pierre. Il se compose essentiellement de trois parties (Fig. 65). Ce sont :

1o Le crochet A ;
2o Le couteau B ;
3o Le protecteur C.

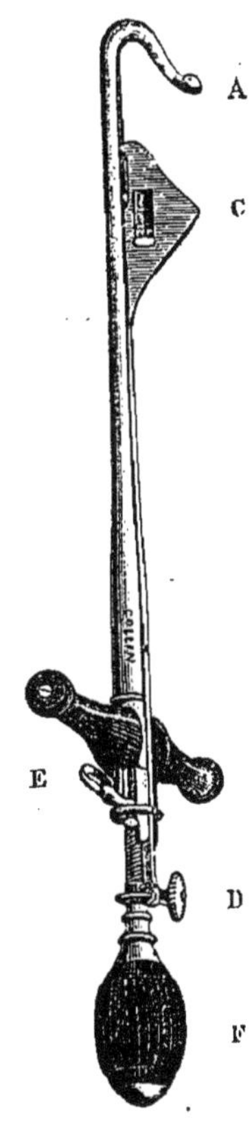

Figure 64. — Vue d'ensemble de l'embryotome rachidien de M Tarnier.

Il faut y ajouter l'écrou à ressort D, qui n'est qu'une annexe du crochet.

Les figures 64 et 65 permettront de suivre aisément la description de l'instrument qui n'a subi que de très légères modifications depuis qu'il a été imaginé.

Le crochet A, comme forme générale, ressemble beaucoup au crochet de Braun. Il se compose d'une tige d'acier arrondie *d* qui s'encastre en bas dans un manche transversal *ef*. Cette tige, haute de 28 centimètres au-dessus du manche, se recourbe assez brusquement à son extrémité supérieure et forme ainsi un crochet. La partie recourbée mesure 3,5 centimètres ; elle est un peu aplatie de haut en bas, tandis que ses bords latéraux sont parfaitement arrondis; elle se termine par un bouton *c* de la grosseur d'un pois. La distance comprise entre ce bouton et la partie rectiligne de la tige est de 2,8 centimètres.

Cette tige est plus grosse dans sa moitié inférieure qu'en haut; elle est creusée, sur toute son étendue, d'un canal cylindrique dont le diamètre est plus grand vers le manche que vers le crochet. Ce canal s'ouvre à l'extérieur dans toute sa longueur par une rainure qui a 4 millimètres de largeur. La partie recourbée du crochet est canaliculée comme une sonde cannelée : sa fente étroite est le prolongement terminal du canal occupant la portion rectiligne de la tige.

Le manche de l'instrument est en corne de buffle; on le tient facilement en main. Il loge la tige du crochet et présente une échancrure au niveau de laquelle s'ouvre à l'extérieur la rainure dont nous venons de parler.

Au-dessous du manche, la tige du crochet se prolonge sur une longueur de 3 centimètres; là, son canal s'élargit et s'ouvre en avant comme sur tout le reste de son étendue; la terminaison de la rainure se fait entre deux avancements *b*, de 1 centimètre de longueur, qui servent à guider le couteau pendant son introduction. En bas, le canal dont nous venons de parler présente une ouverture terminale de 1 cent. 4 de diamètre.

La partie de la tige qui est au-dessous du manche porte un écrou à ressort *D*. *L'écrou à ressort* a 4 cent. 5 de longueur. Il se compose de deux ressorts d'acier qui s'écartent en *i* et *h*, où ils offrent des saillies et des gouttières appartenant au même pas de vis. Les deux ressorts sont réunis par l'intermédiaire d'une pièce cylindrique *g*, ouverte en avant. Le ressort porte-écrou *D* s'introduit, placé comme l'indique la figure 65, dans le canal du crochet où on le pousse à bout; on est certain qu'il est bien fixé, quand on a perçu un bruit sec de ressort détendu. A ce moment les deux petits boutons qui terminent les pièces *i* et *h* dépassent seuls l'ouverture de l'instrument.

Les tiges du ressort sont venues se loger dans deux fenêtres opposées que l'on voit représentées libres, en *b*; en vertu de leur élasticité, ces tiges font saillie en dehors de la lumière des fenêtres et, grâce à l'abaissement de la bascule *a*, qui jouit de mouvements de haut en bas, on peut repousser en dedans les ressorts et par conséquent rapprocher les deux portions d'écrou *i* et *h*. Les

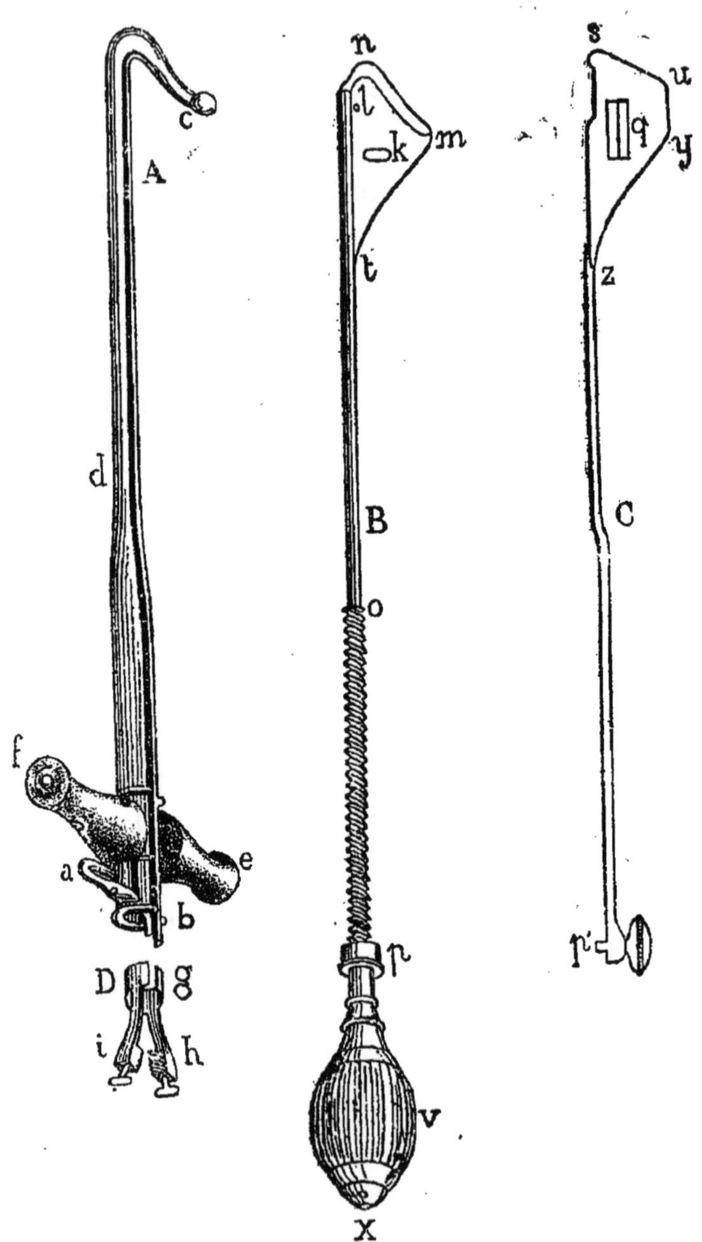

Figure 65. — Embryotome rachidien de M. Tarnier. — Les diverses pièces de l'instrument sont séparées.

choses sont calculées de manière à ce que leur écartement soit, à cet instant, juste égal au diamètre du pas de vis du couteau (voyez plus loin). Il est donc facile de fixer ou de rendre libre à volonté la vis du couteau, et par conséquent le couteau lui-même.

Quand on veut retirer l'écrou, on saisit entre l'index et le médius les petits boutons terminaux dont j'ai parlé, on appuie sur eux pour les rapprocher et on tire à soi : le ressort se dégage facilement. Le crochet étant démonté, il est très facile de le nettoyer et de le rendre parfaitement aseptique, surtout si on prend soin de le flamber à l'alcool.

Le couteau B est une véritable guillotine, en ce sens qu'il est triangulaire, coupe suivant l'un des côtés du triangle qui a une direction oblique et agit, non pas en comprimant, mais bien en glissant sur le fœtus qu'il attaque tangentiellement. C'est là un fait de la plus haute importance et qui, à lui seul, rend l'embryotome rachidien du professeur Tarnier infiniment supérieur à tous ceux qui ont été imaginés jusqu'ici.

Le côté tranchant du couteau est destiné à se loger, quand l'instrument est fermé, dans la partie recourbée du crochet à laquelle il s'adapte exactement. La lame se termine en dedans par une extrémité coupante et arrondie *n*, qui vient correspondre à l'angle du crochet; en dehors par une partie plus volumineuse et mousse *m*, qui forme l'angle externe du couteau. La lame est taillée en biseau aux dépens de ses deux faces, mais surtout de celle qui répond au protecteur (voyez plus loin); sa plus grande épaisseur est de 3 millim.

Le couteau est coupant en *m n l*, et mousse en *m t l*. Dans sa plus grande longueur, le couteau a 7 cent., et dans sa plus grande largeur, 3 cent. Il offre sur une de ses faces un tenon *k*, qui sert à fixer le protecteur (voir plus loin), et en *l* un petit bouton d'arrêt également pour le protecteur.

Le couteau est supporté par une tige de 33 centimètres. Cette tige est formée de deux parties. L'une *t o* qui a 17 cent. est pleine et cylindrique. L'autre, cylindrique aussi et de même épaisseur que la précédente, est revêtue par la vis *o p* et logée dans le manche *v* ; elle se termine en *x* par un boulon d'arrêt ; elle n'est pas visible sur la figure. C'est autour de cette partie cylindrique cachée que tournent la vis *o p* et la poignée *v*, tandis que cette vis et cette poignée sont invariablement fixées l'une à l'autre.

La vis a 10 cent. de longueur, elle est destinée à se mouvoir dans l'écrou à ressort du crochet.

La poignée est en corne de buffle; elle est olivaire et parcourue à l'extérieur par des cannelures dirigées suivant sa longueur.

Entre cette poignée et la vis se trouve une pièce métallique de volume intermédiaire et dans laquelle a été ménagée une rainure profonde de 2 millim., destinée à loger l'extrémité du protecteur pour le fixer.

La poignée et la vis peuvent tourner sur leur axe, sans se déplacer en hauteur, quand cette vis *o p* n'est pas fixée dans l'écrou. Dans ces mouvements de rotation, le couteau reste immobile. C'est qu'en effet l'axe de rotation de la poignée et de la vis est précisément la tige *t x* du couteau. Si au contraire, après avoir abaissé la bascule *a* pour que la vis soit animée par l'écrou à ressort, on vient à faire tourner la poignée *v*, la vis monte dans l'écrou et déplace avec elle la tige du couteau et le couteau lui-même, sans que ceux-ci participent au mouvement de rotation.

Le protecteur C est une lame quadrangulaire dont la forme et les dimensions rappellent à peu de chose près la forme et les dimensions du couteau. Toutefois, au lieu d'être terminé en dehors par un angle saillant, il présente à ce niveau un bord *u y* de 1 cent. 5 de longueur. De là résulte que le bord supérieur de la lame protectrice est plus horizontal que le bord correspondant du couteau, qu'il dépasse en dehors de 15 mill. et qu'il protège très efficacement. La lame protectrice est fixée contre le couteau par le tenon *k*, qui pénètre dans la mortaise longitudinale *q*. Cette mortaise a un bord taillé en biseau. Pour fixer le protecteur à la lame tranchante, on présente ce bord biseauté obliquement au-dessous du tenon et on l'y engage, puis on rapproche la tige du protecteur de celle du couteau et on les porte au contact : la fixation est alors parfaite et le protecteur ne jouit plus que de mouvements de haut en bas. La tige qui supporte la lame protectrice a 26 cent. de longueur et 4 millim. d'épaisseur; elle est logée dans la rainure du crochet dans laquelle elle se déplace (Fig. 64). Elle se termine en avant par un bouton et en arrière par un petit avancement cylindrique qui vient se loger, quand on veut fixer le protecteur, dans la gouttière *p* de la partie métallique du manche du couteau.

Asepsie de l'embryotome. — Avant de se servir de l'instrument, il faut le rendre aseptique. A cet effet on retire le couteau, on libère le protecteur et on enlève l'écrou à ressort. Puis on lave et brosse dans l'acide phénique; on essuie, avec un linge propre, chaque partie de l'instrument, qui est ensuite flambée à la flamme de la lampe à alcool. L'écrou à ressort est introduit dans le crochet, le protecteur est fixé au couteau et les deux moitiés de l'instrument sont plongées dans la solution phéniquée, où elles doivent séjourner jusqu'au moment de l'opération.

Après l'opération, on démonte l'instrument pour en nettoyer chaque partie séparément, comme il vient d'être dit, puis on le remonte. A cet effet, on glisse le couteau, muni du protecteur, jusque dans le crochet, où on le fixe en abaissant la bascule.

Toutes les parties de l'instrument étant visibles et démontables, on ne saurait objecter la difficulté de le rendre aseptique.

—Quant à sa *solidité*, elle est considérable. J'ai fait plus de vingt séries d'expériences, avec le même instrument conservé à l'amphithéâtre, et il sectionnait encore très bien. Le couteau est puissant et d'une grande résistance.

Maintenant que l'embryotome rachidien est bien connu, je vais passer à la description des expériences que j'ai entreprises avec lui; je reproduirai les opérations faites, avec cet instrument, sur la femme vivante;

puis, m'autorisant des unes et des autres, je décrirai le manuel opératoire avec ses diverses modalités.

Des conclusions termineront cette troisième partie de la thèse.

II. — RECHERCHES EXPÉRIMENTALES

Ces expériences ont été faites en 1887 et 1888 à la Maternité, sur le bassin en bronze, et à l'École pratique de la Faculté, sur le mannequin de Budin et Pinard.

Les fœtus employés étaient de diverses grandeurs ; tantôt le bassin était normal, tantôt il était rétréci et à des degrés différents.

J'ai fait environ 50 expériences, mais je n'en relate qu'une partie, me contentant de reproduire celles qui ont offert quelque particularité intéressante. Les sections ont été faites sur le cou et sur le tronc. Les fœtus étant placés en positions antérieures et postérieures du tronc, toujours l'embryotome rachidien a permis de terminer l'opération. Le même instrument, sans avoir été repassé et quoique séjournant à l'amphithéâtre de la Maternité, a pu être employé dans vingt expériences consécutives, faites pendant trois mois environ. C'est la meilleure preuve de la solidité de l'instrument et de son couteau.

Section du cou

Expérience I. — *Bassin en bronze. — Pas de rétrécissement. — Fœtus de 3600 gr. — Présentation de l'épaule droite, en acromio-iliaque gauche, dos en avant.*

Le bras du fœtus est maintenu tendu par un poids de 2 kilos. Le cou est saisi et embrassé avec la plus grande facilité, aussi bien avec la main droite qu'avec la main gauche, placées en avant ou en arrière.

J'introduis la main gauche en avant du cou et guide sur elle le crochet tenu de la main droite, le bouton regardant à droite (du bassin). Quand il est arrivé à l'extrémité des doigts, le manche est tourné de gauche à droite, le bouton suit alors le dos et vient s'arrêter au niveau de la tête; on abaisse l'instrument, le cou est solidement accroché. La main gauche, retirée du bassin, saisit le manche de l'instrument, on glisse le couteau dans la rainure et on le porte jusqu'au contact du cou, après avoir récliné le bras inférieur à droite. La section du cou est achevée en quelques secondes. Il ne reste plus qu'un lambeau musculo-cutané. Le couteau est ensuite abaissé peu à peu, et dès que l'ouverture du crochet est suffisante, ce lambeau y pénètre spontanément; en faisant alors monter la lame tranchante, on le sectionne complètement. L'instrument est retiré, puis le tronc amené au dehors par traction sur le bras.

— Je crois tout à fait inutile de citer d'autres expériences exécutées sans rétrécissement du bassin. Ce serait répéter, sans profit, les mêmes choses.

Expérience II. — *Bassin en bronze. — Rétrécissement de 10 cent. — Fœtus de 3700 gr. — A. I. D de l'épaule droite, dos en arrière.*

Le crochet, guidé sur la main droite, est introduit avec facilité en avant du fœtus. Une section suffit pour diviser le cou et ne laisse qu'un lambeau de parties molles qui est sectionné dans une seconde élévation du couteau.

Expérience III. — *in en bronze. — Rétrécissement de 8 cent. — Fœtus de 4300 gr. — A. I. G de l'épaule droite, dos en avant.*

Le crochet, guidé sur la main gauche placée derrière le pubis, est facilement appliqué sur le cou. La première section a divisé environ es 3/4 de l'épaisseur du cou, y compris la colonne vertébrale. — On abaisse le couteau, en laissant le crochet en place, et on voit bientôt le pont des parties molles restantes pénétrer dans l'angle du crochet; il suffit de remonter la lame pour compléter la section. Celle-ci a porté sur le corps de la 3e vertèbre cervicale.

Expérience IV. — *Bassin en bronze. — Rétrécissement de 7 cent. 1/2. — Fœtus de 2300 gr. — A. I. D de l'épaule gauche, dos en avant.*

Le cou est trop élevé pour qu'on puisse l'embrasser complètement avec la main. Crochet introduit en avant, guidé sur les doigts de la main gauche qui reconnaissent le sillon cervical; à la première application le cou est divisé en entier, il ne reste qu'un lambeau de peau qui est rompu par torsion du crochet.

Expérience V. — *Bassin en bronze. — Rétrécissement de 7 cent. — Fœtus de 2900 gr. — A. I. D de l'épaule droite, dos en arrière.*

Crochet guidé sur la main droite introduite en avant du fœtus. Une seule section coupe la plus grande partie du cou. Il ne reste qu'un pont de parties molles. Tractions sur le bras droit : le tronc descend, le lambeau cutané se déchire. Section nette, 6e cervicale.

Expérience VI. — *Mannequin de Budin et Pinard. — Rétrécissement de 7 cent. — Fœtus de 3600 gr., placé au détroit supérieur, en A. I. D de l'épaule gauche, dos en avant. — Le bras gauche est maintenu abaissé par un poids de 2 kilos.*

J'essaie d'introduire la main droite derrière les pubis, et j'y arrive, mais avec une certaine difficulté, parce que je ne puis soulever le bassin, et que je ne suis pas aidé. Il me faut me baisser fortement pour introduire la main sans être obligé de lui imprimer un mouvement d'extension trop prononcé. J'arrive à sentir le cou et à guider le crochet sur lui à la manière ordinaire; le cou est bien saisi, ainsi que je m'en suis assuré après avoir ouvert le mannequin. En élevant le couteau je l'aurais donc aisément sectionné.

J'ai été un peu gêné par la présence du bras gauche procident, et je l'aurais sectionné sans hésitation si les difficultés avaient été plus grandes.

— Les conditions restant les mêmes, j'essaie de faire une application du crochet en arrière du fœtus. J'introduis la main gauche en arrière du cou et guide sur elle le crochet. Celui-ci est porté dans la profondeur jusqu'à ce qu'il ne perçoive plus de résistance, puis le bouton est ramené en avant, le crochet abaissé et solidement fixé, puis la section faite. Je constate alors, en ouvrant le mannequin, que c'est le bras supérieur qui a été accroché et que je l'ai simplement amputé. Le mannequin fermé, je réintroduis la main gauche en arrière, et cette fois je conduis plus facilement le crochet que je sens être bien appliqué sur le cou. Celui-ci est coupé en une fois; il ne reste qu'un lambeau de peau, qui est attiré avec le crochet et rompu par traction.

Je n'ai jamais saisi l'épaule supérieure dans les expériences que j'ai faites sur le mannequin de Budin et Pinard, alors que le crochet était appliqué en avant du bras en procubitus, maintenu solidement abaissé. Au contraire, cela m'est arrivé alors que le crochet était appliqué en arrière. C'est une des raisons qui militent en faveur de l'application du crochet en avant du cou du fœtus.

EXPÉRIENCE VII. — *Mannequin de Budin et Pinard. — Rétrécissement de 7 centim. — Fœtus de 3600 gr. — A. I. D de l'épaule droite, dos en arrière.*

Le bras droit abaissé est maintenu par un poids de 3 kil. J'introduis la main droite en avant du fœtus, mais je suis gêné, et par la présence du bras prolabé et par l'extension forcée que je suis obligé d'imprimer à la main, aussi ne puis-je remonter assez haut derrière la face postérieure de la symphyse pubienne. — Je ne puis soulever le bassin, n'ayant à cet effet, comme dans l'expérience précédente, rien à ma disposition.

Je me décide alors à faire la *brachiotomie*. Je laisse la main en place et, guidant sur elle le crochet, je lui fais suivre la face interne du bras jusqu'à la rencontre du thorax. Le crochet est alors élevé davantage, et son bouton, ramené à droite, passe au-dessus de l'épaule qu'il accroche et abaisse aisément. Le couteau est appliqué, il sectionne l'épaule en une fois, et, avec le bras, on voit sortir l'omoplate et une partie de la clavicule. Je réintroduis la main droite qui, cette fois, arrive facilement sur le cou, je conduis sur elle le crochet et je procède à la section, qui n'a présenté aucune difficulté. La brachiotomie avait facilité la décollation.

Expérience VIII. — *Mannequin de Budin et Pinard. — Rétrécissement de 6 cent. — Fœtus de 2,900 gr. — A.I.D. de l'épaule gauche, dos en avant.*

La tête est dans la fosse iliaque ; l'avant-bras et la moitié du bras sortent du mannequin et sont maintenus par un poids de 3 kilos.

J'essaie le meilleur mode opératoire et suis obligé de procéder par tâtonnements.

Ni avec la main droite, ni avec la main gauche je ne puis saisir le cou dans son entier ; je n'en puis atteindre qu'une faible partie : en arrière, le commencement de l'étroit sillon cervico-thoracique, en avant une étendue un peu plus grande du même sillon plus large.

J'introduis le crochet en arrière ; pour cela je le guide sur la main gauche portée en arrière du cou ; le crochet arrive bien sur le sillon cervical et accroche bien le cou, mais comme il ne saisit qu'une très faible portion de son épaisseur, les parties molles du cou seraient seules intéressées, si je procédais à la section. J'y renonce.

Je porte le crochet en avant du cou, en le guidant sur le pouce gauche placé derrière la symphyse pubienne, tandis que les quatre autres doigts sont placés à la partie postérieure. Mais le crochet ne peut être introduit, il est gêné en effet par la présence, à la vulve, de ma main gauche qui empêche, comme tout à l'heure, de porter le manche de l'instrument assez en arrière.

J'introduis alors la main gauche en avant du fœtus, la paume de la main regardant en arrière, et je vais à la rencontre du sillon céphalo-thoracique. Mais, en raison du déplacement du cou vers la droite du mannequin, la main est très gênée, parce qu'elle est obligée de se fléchir latéralement sur son bord cubital d'une façon exagérée.

Ainsi il ne reste plus pour faire l'opération que le procédé suivant, que l'événement permet de regarder comme le plus commode. J'introduis la main droite à plat derrière la symphyse des pubis et la porte un peu vers la droite ; avec l'index et le médius, je sens environ la moitié inférieure du sillon cervico-thoracique ; le pouce est laissé en dehors du bassin. Tenu de la main gauche, le crochet, dont le bouton regarde à gauche, est glissé sur la paume de la main droite, un peu vers la droite. Quand on le juge assez élevé, on le fait tourner sur son axe pour que le bouton soit ramené en arrière; celui-ci vient butter contre une résistance qui est fournie par la tête, on abaisse alors le manche en le déviant légèrement vers la droite. Le crochet s'enfonce profondément et facilement dans le sillon céphalo-thoracique. Le mannequin étant ouvert, on constate que le cou est saisi dans presque toute son épaisseur. On procède ensuite à la section ; le cou est sectionné entièrement, sauf un pont de parties molles qui est divisé plus tard.

J'ai répété plusieurs fois ce manuel opératoire, avant de procéder à la décollation, et j'ai reconnu qu'il fallait que le crochet fût porté très haut, et ensuite fortement abaissé, pour être certain que le cou fût saisi. Il est nécessaire également que la main-guide soit un peu ramenée du côté opposé à la tête pendant l'abaissement du crochet.

EXPÉRIENCE IX. — *Bassin en bronze. — Rétrécissement de 5 cent. — Fœtus de 3,500 gr. — A. I. D. de l'épaule gauche, dos en avant.*

Le moignon de l'épaule et l'omoplate sont fixés contre les pubis, le dos dépasse en avant l'arc antérieur du bassin, et il n'est pas possible de passer la main en avant du fœtus. On introduit alors en arrière de celui-ci la main gauche qui va à la recherche du cou. On glisse le crochet, la pointe regardant à gauche, aussi haut que possible, puis on ramène le bouton en avant et on abaisse le crochet en le portant un peu vers la droite : il saisit très bien le cou. La section de la tige cervicale est presque complète en une fois, il ne reste qu'un lambeau de peau qu'on arrache en tirant sur le crochet, et en le tournant deux fois sur lui-même.

EXPÉRIENCE X. — *Bassin en bronze de la Maternité. — Rétrécissement de 5 cent. — Fœtus de 2.200 gr. — A.I.D. de l'épaule gauche, dos en avant. — Le bras est maintenu abaissé par un poids de 3 kilos.*

Le crochet ne peut être porté en avant du fœtus. Il est alors placé en arrière du cou et repoussé contre la partie fœtale à saisir avec les doigts gauches introduits pour servir de guides. La section a intéressé 1° l'épaule gauche qui est ouverte dans son articulation ; 2° le cou sur lequel une brèche est faite ; 3° la sixième vertèbre cervicale, dont le corps est divisé, mais dont l'arc postérieur est intact. Il est nécessaire d'appliquer une seconde fois l'instrument pour terminer la décollation. Dans ce but, j'essaie de porter le crochet en avant du fœtus, mais comme il m'est impossible d'introduire deux doigts en avant de lui, je suis obligé de replacer le crochet en arrière ; le couteau est poussé jusqu'à la rencontre du cou, sous la surveillance de deux doigts de la main gauche placés entre le fœtus et l'arc antérieur du bassin, et divise le reste de la tige cervicale.

La section du cou a nécessité deux applications de l'instrument, parce que la première fois le crochet n'a pu être porté assez en avant pour saisir le cou dans toute son épaisseur.

Expérience XI. — *Bassin en bronze. — Rétrécissement de 4 cent. — Fœtus de 1.950 gr., placé en A.I.G. de l'épaule gauche, dos en arrière.*

On ne peut introduire que l'index et le médius droits en arrière du fœtus, jusqu'à la rencontre du sillon du cou. Le crochet est glissé sur eux. Quand il est arrêté sur le cou qui est bien saisi, il a une direction verticale. Section facile.

Expérience XII. — *Section du cou dans le troisième temps de l'évolution spontanée. — Le dos regarde à gauche.*

Le fœtus, pesant 3100 gr., est énergiquement enfoncé dans le mannequin de Budin et Pinard, préalablement vaseliné ; on met la tête en position transversale au-dessus de la symphyse pubienne, le bras gauche est maintenu fortement abaissé par un poids de

3 kilos. Le tronc du fœtus, replié sur lui-même, arrive jusqu'au plancher périnéal. La fesse gauche est en rapport avec la symphyse sacro-iliaque gauche. L'épaule apparaît au dehors. Au toucher on explore le creux de l'aisselle, qui regarde en arrière, et on arrive plus loin sur l'appendice xiphoïde et sur l'abdomen.

a). J'essaie d'abord de glisser en fourche les deux doigts, index et médius de la main gauche, au-dessus de l'épaule, sur la racine du cou ; je ne parviens qu'avec difficulté à les faire pénétrer dans le bassin, et la grande compression à laquelle ils sont soumis les paralyse au point de les empêcher de fournir des renseignements exacts.

b). Abandonnant ce mode d'application de la main, je glisse dans le bassin la main gauche, à laquelle je fais suivre le plan sternal du fœtus, et j'accroche avec l'index le sillon du cou. Il m'est facile ensuite d'introduire le crochet dont le bouton regarde en arrière, entre la paume de la main et le fœtus ; je le fais alors tourner sur son axe pour ramener le bouton à gauche, et j'accroche le cou en abaissant fortement la poignée de l'instrument. La saisie du cou est parfaite.

Quelquefois on rencontre des difficultés à agir de cette façon. Ainsi, lorsque le fœtus est énergiquement tassé sur lui-même, le menton est comme enfoncé dans le thorax et s'oppose à l'application du crochet au niveau du cou. Dans ces conditions, l'embryotome pourrait fort bien accrocher le maxillaire inférieur et le sectionner. Je l'ai vu une fois.

Il pourrait arriver également que l'épaule supérieure fût accrochée et coupée au lieu de la région cervicale. Enfin, comme le crochet est passé à la partie antérieure du cou, et peut n'être pas appliqué jusque sur la colonne vertébrale, il en résulte que la première élévation du couteau n'amènera pas forcément la section du rachis.

Telles sont les raisons qui me font abandonner ce mode d'application du crochet et essayer le manuel opératoire suivant.

c). J'introduis la paume de la main droite du côté gauche du bassin, le long du plan dorsal du fœtus ; il y a trop peu de place pour que tous les doigts puissent être portés à la même hauteur : l'index et le médius parviennent seuls à dépasser le détroit supérieur, et à percevoir l'origine du sillon cervico-thoracique. Le crochet, dont le bouton regarde en arrière, est glissé sur cette main. Quand il est arrivé assez haut, jusqu'au bout de l'index, on le tourne sur place de 90°; puis on abaisse le manche, et le crochet entre de lui-même dans le sillon du cou.

EXPÉRIENCE XIII. — *Section du cou dans le troisième temps de l'évolution spontanée. — Le dos du fœtus regarde à droite.*

Le même fœtus est replacé dans le même bassin, le troisième temps de l'évolution spontanée supposé accompli, mais le dos est tourné du côté droit. Je renouvelle dans cette situation la série des expériences précédentes.

Comme tout à l'heure, les deux premières manœuvres n'ont pas bien réussi. La troisième seule m'a donné un résultat satisfaisant.

La main gauche est glissée à plat et de champ sur le plan dorsal du fœtus, l'index arrive à percevoir facilement la terminaison du sillon cervico-thoracique; le crochet est conduit le long de la main, dans une situation aussi verticale que possible et toujours maintenu au contact du fœtus. Quand il arrive à l'extrémité de l'index, je tourne le manche sur lui-même de manière à porter le bouton à gauche, et je l'abaisse : le cou est presque entièrement saisi. J'applique le couteau, dont le plat de la lame regarde en avant, et je sectionne avec la plus grande facilité. La section est complète, il ne reste qu'un lambeau de peau qui est saisi par le crochet et se déchire aisément. Le tronc sort sans peine pendant qu'on tire sur le bras droit.

La section a porté tout à fait à la base du cou.

Ces expériences démontrent la possibilité de faire la décollation avec l'instrument de M. Tarnier, même à la fin du troisième temps de l'évolution spontanée.

Section du tronc

EXPÉRIENCE XIV. — *Bassin en bronze. — Rétrécissement de 10 cent. — Fœtus de 3.600 gr., placé en A.I.D. de l'épaule gauche, dos en avant; le tronc seul étant acccessible.*

Le crochet guidé sur la main gauche est appliqué derrière le pubis, aussi haut que possible; le bouton ramené en arrière, le crochet est abaissé et enfoncé légèrement dans le thorax. 1re section. Elle coupe entièrement la colonne vertébrale et 3 cent. de paroi thoracique à droite et à gauche du rachis. Le crochet laissé en place, le couteau simplement abaissé, la main gauche est introduite en arrière du fœtus. Le crochet est alors un peu soulevé et le fœtus repoussé contre lui par la main gauche; on remonte le couteau jusqu'au contact du fœtus. 2e section. Comme il reste encore une épaisseur assez grande de tissus, on abaisse de nouveau le couteau et on repousse contre le crochet les parties fœtales encore intactes. 3e section. Il suffit alors d'accrocher un lambeau de peau qui reste et de le déchirer par torsion pour que la division du tronc soit complète.

Elle porte sur la 4e vertèbre dorsale et a une direction à peu près transversale.

EXPÉRIENCE XV. — *Bassin en bronze. — Rétrécissement 9 cent. — Fœtus de 3050 gr.; placé transversalement, le dos en arrière.*

Main gauche placée en avant du fœtus. La première section ouvre l'abdomen sur une étendue de 6 centimètres ; l'intestin fait aussitôt hernie à travers la plaie et empêche les manœuvres, ou du moins les rend difficiles, parce qu'il s'enroule autour des doigts. On le saisit avec le crochet de l'embryotome qu'on tord plusieurs fois sur lui-même avant de l'extraire des parties génitales ; le tube intestinal qui s'est enroulé autour de lui est entraîné en même temps. Le foie tend à s'échapper de l'abdomen, mais il ne gêne pas et on le laisse. La main gauche, réintroduite en avant du fœtus, sert à guider de nouveau le crochet ; on le porte au-dessus du plan latéral supérieur et sa tige se loge dans la brèche abdominale. La main gauche est alors portée en arrière du tronc et, non seulement retient le fœtus, mais encore le repousse en avant contre le crochet ; la guillotine est introduite et glissée jusqu'au fœtus ; la section est bientôt achevée ; il reste encore une partie de la colonne vertébrale. Le couteau est de nouveau abaissé, mais non dégagé du crochet ; on l'élève une 3e fois pour achever la section du tronc. Elle a porté sur le disque qui sépare la 2e de la 3e vertèbre lombaire.

EXPÉRIENCE XVI. — *Bassin en bronze, — Rétrécissement de 8 cent. — Fœtus de 4300 gr., placé transversalement, en position dorso-antérieure.*

La main gauche est introduite en avant du fœtus. La première application de l'instrument coupe la peau sur une étendue de plusieurs centimètres, ainsi que la moitié postérieure de la colonne vertébrale. Une seconde application achève la section de la colonne vertébrale et divise une grande étendue de la paroi thoracique La main gauche, restant toujours en arrière du fœtus — lequel s'abaisse facilement quand on exerce des tractions sur le crochet — facilite l'opération en repoussant contre le crochet les parties restant encore à sectionner. La 3e section terminée, il ne reste plus qu'un lambeau de peau avec une ou deux côtes qui sont coupés dans une 4e élévation du couteau. La section a porté sur le corps de la 7e vertèbre dorsale. Le poumon gauche a été divisé.

Après la 2e application de la guillotine, le thorax se laissait facilement aplatir entre le crochet et la main gauche portée en arrière du fœtus ; celui-ci était pour ainsi dire transformé en un cordon volumineux, moitié osseux, moitié membraneux, placé sur le prolongement de la brèche déjà faite ; les viscères, fuyant sous la pression, se portaient à droite et à gauche sans gêner.

Quand on ne prend pas la précaution de masser pour ainsi dire le fœtus, après avoir ouvert le thorax avec l'embryotome, la section est bien plus longue, parce que la paroi thoracique glisse sous le crochet, de sorte qu'à chaque élévation du couteau, une faible partie seulement en est sectionnée. Au lieu de 3 ou 4 sections, il en faut alors, pour un thorax de fœtus à terme, 5, 6, et quelquefois même 7 ou 8.

EXPÉRIENCE XVII. — *Bassin en bronze. — Rétrécissement de 7 c. 1/2. — Fœtus de 2300 gr., placé transversalement, le dos en avant.*

Quatre doigts de la main gauche sont introduits en avant du tronc et guident le crochet. Après trois applications successives de l'instrument, il ne reste plus que des parties molles qu'on abaisse avec le crochet et déchire par des mouvements combinés de traction et de torsion. La section porte sur la 12e vertèbre dorsale.

EXPÉRIENCE XVIII. — *Bassin en bronze. — Rétrécissement de 7 cent. — Fœtus de 2900 gr., placé transversalement, le dos en arrière.*

Crochet porté en arrière. Colonne vertébrale sectionnée du premier coup, 3 autres sections pour achever la division du tronc. Section nette passant par le corps de la 10e vertèbre dorsale.

EXPÉRIENCE XIX. — *Mannequin de Budin et Pinard. — Rétrécissement de 7 cent. — Fœtus de 3600 gr., placé transversalement, le dos en avant.*

Crochet appliqué en avant du fœtus, guidé sur la main gauche qui est introduite facilement à plat derrière la symphyse pubienne; on aurait pu se contenter de n'introduire que l'index et le médius au-dessus du bourrelet représentant les bords de l'orifice utérin. Le crochet, après rotation, est tiré en bas avec une force suffisante pour qu'il s'enfonce un peu dans le thorax, puis on opère la section. Le couteau est enlevé, la main gauche introduite en arrière du fœtus, où cette fois elle trouve une place suffisante. Le crochet, qu'on a laissé à demeure, est un peu remonté et reporté en arrière et il vient saisir les parties fœtales que lui repousse la main gauche. Élévation du couteau et section. Une troisième, puis une quatrième élévation du couteau achèvent la division du tronc. Celle-ci a eu lieu à la hauteur de la 5e vertèbre dorsale.

On remarque, pendant cette expérience, que bien qu'on ne retire pas complètement le couteau, il faut néanmoins prendre soin de remonter et fixer chaque fois le protecteur, faute de quoi l'opérateur risquerait de se blesser la main.

EXPÉRIENCE XX. — *Mannequin de Budin et Pinard. — Rétrécissement de 6 cent. — Fœtus de 2800 gr., placé en A. I. G. de l'épaule droite, dos en avant.*

Il est impossible de porter la main en avant du fœtus. Je la porte alors en arrière et je glisse sur elle le crochet que j'introduis aussi haut que possible. Bouton du crochet ramené en avant, section. L'abdomen est ouvert, l'intestin remplit la brèche abdominale, il est saisi et enlevé avec le crochet tourné plusieurs fois sur lui-même. Je puis alors introduire facilement la main en avant du fœtus. Sur elle je dirige et fais pénétrer le crochet; cela fait, je procède à la section de la colonne vertébrale. Une 3e section, faite dans les mêmes conditions, achève presque complètement la division du fœtus ; la main gauche, placée à la partie postérieure du fœtus, repoussait chaque fois contre le crochet ce qui restait encore à sectionner.

Cette expérience est importante, parce qu'elle enseigne un moyen facile de se faire de la place pour le passage de la main en avant du fœtus, quand, dans une position dorso-antérieure avec utérus énergiquement appliqué sur le fœtus, il y a impossibilité de la passer en avant au début de l'opération.

J'ai répété à trois reprises différentes la même expérience, dans les mêmes conditions et avec le même succès.

La brèche postérieure peut être pratiquée aussi bien sur le thorax que sur l'abdomen. Quand elle est faite au niveau du ventre, il est bon d'enlever l'intestin comme je l'ai dit, ce qui n'exige ni perte de temps, ni travail pénible. La brèche porte-t-elle sur le thorax ? il n'est ordinairement pas nécessaire d'éviscérer ; si cependant, malgré la section thoracique, on ne pouvait encore passer en avant du fœtus, il serait très simple d'enlever le poumon et le cœur, par simple torsion, avec le crochet de l'embryotome.

Expérience XXI. — *Section du tronc dans le quatrième temps de l'évolution spontanée. — Le dos regarde à gauche.*

J'enfonce profondément dans le mannequin de Budin et Pinard un fœtus de 2100 grammes. L'épaule gauche tout entière est hors de la vulve, le bras maintenu par un poids de 3 kil. La tête est placée au-dessus de la symphyse pubienne. Le tronc, ployé sur son plan latéral gauche et sur son plan postérieur, remplit l'excavation, la paroi costale est visible quand on écarte les lèvres de la vulve. Le siège du fœtus est au niveau du promontoire.

La main droite est introduite aussi haut que possible le long du plan postérieur du fœtus qui regarde à gauche, et le crochet est guidé sur elle, le bouton regardant en arrière; le crochet est enfoncé aussi profondément qu'il est nécessaire; puis, après en avoir ramené le bouton à droite, on l'enfonce dans le fœtus par une traction modérée. Le couteau est ensuite appliqué et manœuvré. La colonne vertébrale se trouve divisée dans toute son épaisseur, ainsi qu'une partie de la paroi costale. La section a été faite le plus près possible de l'aisselle. Pour extraire le fœtus, j'introduis dans le thorax le crochet de l'embryotome tenu de la main gauche, et j'accroche la colonne vertébrale du segment pelvien du fœtus. La main droite est placée en dehors du tronc, au point qui correspond au bouton du crochet. Le tronc sort assez aisément. Sous les téguments on voit poindre des côtes non coupées qui se sont fracturées spontanément. Ces saillies osseuses sont d'ailleurs sans danger, puisqu'elles sont protégées par les téguments du fœtus.

EXPÉRIENCE XXII. — *Section du tronc dans le quatrième temps de l'évolution spontanée. — Le dos regarde à droite.*

Un fœtus de 1,950 grammes dont le dos regarde à droite est, comme dans l'expérience précédente, enfoncé dans le bassin du mannequin de Budin et Pinard.

La main gauche est introduite comme main-guide, le pouce laissé hors du bassin ; j'introduis le crochet et j'accroche le bord supérieur du fœtus. 1re section. J'abaisse la lame tranchante jusqu'au dehors des parties génitales, j'enfonce plus profondément le crochet et saisis une nouvelle partie du tronc. 2e section. Je retire une seconde fois le couteau et, m'aidant de la main droite que j'introduis à gauche dans le bassin, je repousse contre le crochet les parties encore intactes du fœtus, et procède à une nouvelle section. La division du fœtus est presque complète; en accrochant avec le crochet de l'embryotome le segment pelvien du fœtus, j'extrais celui-ci très facilement, parce que le pont qui unit le segment pelvien au segment céphalique n'oppose plus qu'une faible résistance. La section a porté à la hauteur de la 6e vertèbre dorsale.

III. — OBSERVATIONS CLINIQUES.

Observation I. — *Présentation de l'épaule droite en acromio-iliaque droite, dos en arrière. — Tentatives de version faites en ville. — Seigle ergoté. — Utérus tétanisé. — Embryotomie cervicale faite avec l'embryotome rachidien de M. Tarnier, par* M. Marchand, *chirurgien adjoint de la Maternité.* (Observation tirée des registres de la Maternité.)

Le 10 septembre 1885, à 11 heures du matin, on apporte en brancard, à la Maternité, la nommée Sou., femme Cagn., âgée de 43 ans.

Quatre grossesses antérieures; accouchements à terme, normaux, enfants vivants, s'étant présentés par le sommet.

Les dernières règles ont fini le 12 décembre 1884, la femme est donc à terme. La grossesse n'a rien présenté d'intéressant à noter.

Le 8 septembre, les membranes se rompent prématurément, les douleurs se déclarent quelques heures après. Une sage-femme est mandée; elle examine la malade et. après avoir constaté une présentation de l'épaule, envoie chercher un médecin pour faire la version. Celui-ci ordonne tout d'abord un gramme de seigle ergoté. Plus tard, il fait à plusieurs reprises des tentatives de version et amène le bras droit au dehors. Il est fort probable qu'on a exercé des tractions sur ce bras, car il ne tient plus que par un manchon de parties molles, quand la femme arrive à la Maternité.

Désespérant de terminer l'accouchement par la version, le médecin tente une application de forceps (!), puis, insuffisamment satisfait de son intervention, conseille d'envoyer cette femme à la Maternité.

A son arrivée, on trouve une femme fatiguée par un long travail, mais en assez bon état; le pouls est fréquent. L'utérus est fortement rétracté sur le fœtus qui est mort. Le bras droit fait issue à l'orifice vulvaire ; on arrive immédiatement au toucher sur la cavité axillaire et on constate que l'épaule droite est en position droite, par conséquent le dos est en arrière.

Toute tentative de version étant jugée dangereuse, M. Marchand se résoud à pratiquer l'embryotomie avec le nouvel embryotome de M. Tarnier.

Il introduit dans le vagin une main qui vient embrasser le cou et, conduisant sur cette main le crochet de l'embryotome, il l'applique sur le cou ; la lame tranchante, après avoir été glissée dans la rainure du crochet, sectionne avec la plus grande facilité la région cervicale du fœtus. M. Marchand a été obligé d'abaisser le couteau à trois reprises différentes, pour sectionner des lambeaux de parties molles qui venaient se loger dans l'angle du crochet et n'avaient pas été coupées la première fois.

Le tronc est extrait facilement ainsi que la tête.

L'opération a duré huit minutes.

Délivrance artificielle ; injection intra-utérine.

Suites de couches normales. La femme part en bon état le 21 septembre 1885.

— L'enfant pèse 3,500 grammes. Le cou a été sectionné à sa base. La section est particulièrement nette. Le fœtus, mort depuis plusieurs heures, présentait déjà des traces de putréfaction.

Observation II. — *Présentation de l'épaule gauche, en acromio-iliaque droite, dos en avant. — Rupture de l'utérus. — Rétrécissement du bassin. — Embryotomie cervicale. — Mort.* (Observation rédigée d'après les renseignements fournis par M. Marchand, chirurgien adjoint de la Maternité, et d'après les registres de la Maternité de Cochin.)

Seg., femme Ro., âgée de 26 ans, est apportée en brancard le 28 octobre 1885, à la Maternité de l'hôpital Cochin.

Cette femme a déjà eu deux accouchements faciles, à terme, le premier en présentation du sommet, le second en présentation du siège.

Elle a vu ses dernières règles au mois de février ; elle est donc enceinte d'environ huit mois et demi ; sa grossesse a été bonne.

Les premières douleurs ont apparu le 27 octobre, à 8 heures du soir ; à 10 heures du soir, une sage-femme de la ville rompt les membranes. On n'a pas d'autre renseignement. Toujours est-il qu'à son arrivée à la Maternité de Cochin et quoique le travail ne remonte pas à plus de 14 heures, cette femme est dans un état très grave. Les signes rationnels et les signes physiques montrent qu'il y a une rupture de l'utérus. On constate que le fœtus, encore contenu dans la cavité utérine, se présente par l'épaule gauche en acromio-iliaque droite, par conséquent le dos est en avant ; le bras gauche œdématié sort de la vulve. L'auscultation est négative.

A 11 h. 30 du matin, M. Marchand se décide à pratiquer l'embryotomie, en se servant de l'instrument de M. Tarnier. La main gauche va facilement à la recherche du cou qu'elle embrasse entièrement ; le crochet glissé sur cette main vient saisir le cou et la section en est facilement opérée. Le tronc est extrait par traction sur le bras, la tête par traction sur la mâchoire inférieure.

L'enfant pèse 3,190 grammes. Le placenta décollé sort aussitôt après la tête, il est suivi d'une assez grande quantité de sang noir. Injection intra-utérine ; on constate la déchirure de l'utérus. L'angle sacro-vertébral est accessible, il y a 10 cent. 1/2 de diamètre promonto-sous-pubien. — L'état de la malade s'aggrave et elle meurt dans la nuit. — A l'autopsie, on trouve une rupture en L du segment inférieur.

Observation III. — *Présentation de l'épaule gauche en acromio-iliaque droite, dos en avant. — Plusieurs tentatives de version faites en ville. — Utérus tétanisé. —Embryotomie thoracique faite avec l'embryotome de M. Tarnier. — Application du cranioclaste sur le tronc. — Terminaison de l'accouchement par la version.* — Observation communiquée par M. Bar, accoucheur de l'hôpital Tenon.

Cas., 37 ans, journalière, entre le 29 novembre 1885 à la Maternité de l'hôpital Tenon.

Six accouchements antérieurs, normaux, à terme.

La grossesse actuelle est la septième. Dernières règles le 5 février. Au mois de septembre, cette femme aurait perdu une grande quantité d'eau ; vers la fin d'octobre, elle a dans la nuit une perte de saug, comme à l'époque des règles ; cette perte se renouvelle dix jours après ; depuis lors, il s'écoule alternativement de l'eau et du sang.

Le 28 novembre, vers huit heures du matin, C... ressent des douleurs et envoie chercher une sage-femme, qui déclare que le travail n'est pas commencé. Elle revient le lendemain, 29 novembre, à midi, et constate une présentation de l'épaule. Aussitôt elle fait appeler un médecin, qui tente une dizaine de tentatives de version, toutes aussi infructueuses les unes que les autres. La femme est ensuite envoyée à l'hôpital Tenon, où elle arrive vers quatre heures du soir. A six heures et demie, je constate l'état suivant :

Par le palper, on ne perçoit autre chose qu'un utérus rétracté sur un fœtus.

L'auscultation est négative.

Le bras gauche œdématié pend à la vulve ; c'est l'épaule gauche qui se présente en acromio-iliaque droite. Je me décide à pratiquer l'embryotomie, en me servant du nouvel embryotome de M. Tarnier.

J'applique le crochet dans l'aisselle gauche, mais en vain j'essaie de le passer derrière le pubis, le dos du fœtus qui est situé très haut débordant en avant le bord supérieur des pubis. Je suis donc obligé de passer le crochet le long de la face palmaire des quatre doigts de la main gauche, qui se trouvent appliqués sur le plan antérieur du fœtus regardant en arrière. En deux ou trois coups, je sectionne la paroi antérieure du thorax et j'arrive sur la colonne vertébrale, que je sectionne sans la moindre difficulté. J'avais ainsi sectionné les parties fœtales qui se trouvaient au-dessous de l'orifice interne ; la tête et une partie du tronc étaient contenus dans la cavité formée par le corps de l'utérus rétracté sur le fœtus.

En vain j'essaie d'introduire la main à travers cet orifice interne, afin de diriger le crochet au-dessus du bord supérieur du fœtus, c'est-à-dire au-dessus du plan latéral droit ; il m'est impossible d'y arriver. Comme la colonne vertébrale est coupée, je tire sur le bras gauche descendu, mais ce bras, qui ne tenait plus que par un lambeau de peau, se détache sans rien abaisser.

Je fais encore deux tentatives pour passer le crochet, mais, ne pouvant pas diriger l'instrument sur mes doigts, je butte sur la peau du fœtus et ne puis obtenir aucun résultat.

J'applique alors le cranioclaste sur le tronc, de façon à l'abaisser ; l'instrument est placé sur la colonne vertébrale, mais il glisse sur le côté droit, et j'arrache seulement les tissus, sans faire descendre le tronc.

Je me décide enfin à faire la version, la femme étant anesthésiée et en résolution complète. Après avoir en vain essayé d'introduire ma main du côté droit, je cherche à l'introduire en arrière et à gauche, j'y parviens difficilement. Je me rends compte en effet que tout le fœtus est contenu dans la *cavité du corps de l'utérus*, dont la paroi est rétractée, le col très allongé, très aminci. Le corps de l'utérus oscille dans tous les sens ; il me faut l'immobiliser, et je puis alors atteindre le genou antérieur. Deux fois mes doigts glissent et lâchent prise ; je puis cependant terminer la version. Le dégagement du tronc se fait facilement ; il me faut exercer des tractions très soutenues sur le maxillaire du fœtus pour faire franchir l'orifice interne à la tête.

Délivrance spontanée. Celle-ci terminée, je pratique le toucher. L'orifice externe est absolument intact ; le doigt arrive dans un canal à parois tellement minces, qu'on pourrait au premier abord croire qu'il y a eu rupture de la paroi antérieure du segment inférieur, mais il n'en est rien ; au-dessus on rencontre l'orifice interne très épais.

Les suites de couches ont été parcourues par quelques accidents septicémiques, qui ont cédé aux injections intra-utérines.

La malade quitte l'hôpital, le 22 janvier 1886, en bon état.

Observation IV. — *Présentation de l'épaule droite en acromio-iliaque gauche, dos en avant. — Bassin rétréci. — Rupture de l'utérus. — Embryotomie cervicale et basiotripsie faites par* M. Ribemont-Dessaignes, *professeur agrégé, accoucheur de l'hôpital Baujon.* (Observation extraite des registres de la Maternité.)

La nommée Bré., primipare, âgée de 26 ans, en travail depuis trois jours, est amenée en brancard à la Maternité, le 13 juillet 1886, à 11 heures du matin.

Les dernières règles ayant fini le 29 septembre 1885, Bré., est au terme de sa grossesse.

Les premières douleurs apparurent le 10 juillet, à 9 heures

du matin. Malgré cela la femme resta chez elle, et c'est seulement le troisième jour du travail qu'elle fut transportée à l'hôpital.

A son arrivée, l'aide de service constate qu'une anse de cordon dépourvue de battements pend hors des parties génitales. Par le toucher, à travers un orifice dilaté comme une pièce de 5 francs, elle sent une partie fœtale volumineuse, irrégulière, qui est prise pour un siège. Elle constate en outre un rétrécissement du bassin, le diamètre promonto-sous-pubien mesurant 10 cent.

Pendant toute la journée du 13 juillet, les contractions utérines sont normales comme fréquence et comme intensité, et cependant la dilatation ne fait pas de progrès.

Le soir à 7 heures, étonnée de la marche insolite du travail, Mme Henry, sage-femme en chef de la Maternité, examine la malade et reconnaît une présentation de l'épaule droite, le dos en avant.

L'épaule est trop engagée pour qu'on puisse songer à faire la version; d'ailleurs l'enfant a succombé. Mme Henry fait prévenir M. Ribemont-Dessaignes.

L'état de la femme, qui était satisfaisant jusqu'à 8 heures du soir, donne des inquiétudes; les douleurs abdominales deviennent plus vives et on constate l'existence d'une très grande sensibilité à la partie inférieure de l'utérus; le pouls devient plus fréquent et petit. Les contractions se montrant presque incessantes et très énergiques, Mme Henry, dans la crainte d'une rupture de l'utérus, fait donner du chloroforme à la femme, pour diminuer le nombre et l'énergie des contractions et réduire d'autant les chances de rupture. M. Ribemont arrive à minuit et se met aussitôt en devoir de pratiquer l'embryotomie, en se servant de l'embryotome rachidien de M. Tarnier.

Le cou du fœtus est saisi avec le crochet et la section opérée facilement dans une seule application. La sortie du tronc par traction sur le bras droit offre peu de difficulté, mais la tête ne peut être extraite et M. Ribemont est obligé de la broyer avec le basiotribe. L'enfant pèse 4540 gr. sans la matière cérébrale.

Aussitôt l'extraction de la tête achevée, Mme Henry, qui redoutait l'existence d'une rupture utérine, introduit la main dans les parties génitales et constate, au niveau du segment inférieur de l'utérus, une déchirure transversale, située un peu au-dessous de l'anneau de contraction.

Le placenta décollé est amené au dehors. On fait plusieurs injections intra-utérines avec la solution de sublimé à 1/4000 et on applique sur l'abdomen un bandage compressif, afin de ramener et de maintenir sur la ligne médiane, l'utérus qui est très dévié à droite.

Le lendemain, sac de glace sur le ventre.

Albumine dans l'urine depuis l'entrée à l'hôpital, régime lacté.

La malade peut quitter l'hôpital, en très bon état, le 16 août 1886.

Observation V. — *Présentation de l'épaule droite en acromio-iliaque droite, dos en arrière. — Embryotomie cervicale exécutée avec l'embryotome de M. Tarnier. — Extraction avec le forceps de la tête séparée du tronc.* — (Observation communiquée par M. Maygrier, professeur agrégé, accoucheur de la Pitié.)

Déj., femme Aud., âgée de 38 ans, entre le 17 octobre 1886 dans le service de M. Maygrier.

Cette femme est à sa quatrième grossesse; elle a accouché deux fois d'enfants macérés, et une fois à terme d'un enfant vivant; les accouchements ont été normaux. Elle est de constitution robuste, bien conformée, son bassin est normal.

Enceinte pour la quatrième fois, elle a eu ses dernières règles le 23 janvier 1885, elle est donc grosse d'environ huit mois et demi. La grossesse n'a pas présenté d'accidents.

Le 14 octobre, dans la matinée, cette femme perd un peu de sang; à dix heures du soir, rupture des membranes. Une sage-femme, qui voyait la malade depuis plusieurs jours, ne peut diagnostiquer la position, à cause de l'élévation de la partie fœtale, et ne fait absolument rien. Le 15 et le 16 octobre, douleurs légères et irrégulières. Le 17 octobre, les douleurs deviennent vives et répétées. Un médecin de la ville était auprès de la malade depuis deux jours ; il se décide à appeler M. Maygrier qui, reconnaissant une présentation de l'épaule et n'ayant rien de ce qu'il faut pour terminer l'accouchement, conseille d'envoyer la malade à l'hôpital.

A son entrée à la Pitié, l'examen fournit les renseignements suivants :

Le ventre a un volume normal, mais l'utérus est tétanisé, rétracté sur la partie fœtale. L'auscultation ne laisse entendre aucun bruit fœtal. Par le toucher on arrive sur un orifice largement dilaté et très dilatable, présentant environ les dimensions de la paume de la main ; on atteint une partie fœtale qui tend à s'engager et que l'on reconnaît être le bras droit. On sent le gril costal et le creux axillaire qui regarde à gauche. On a donc affaire à une présentation de l'épaule droite en acromio-iliaque droite, dos en arrière, fœtus mort.

Une odeur fétide s'échappe des organes génitaux ; on fait immédiatement une toilette antiseptique et une injection vaginale au sublimé.

L'opération a lieu à dix heures et demie du soir. Une fois la résolution complète obtenue avec le chloroforme, M. Maygrier attire au dehors le bras droit et y place un lacs que maintient un aide. Il introduit alors la main gauche dans la cavité utérine, et va à la recherche du cou, qu'il embrasse et abaisse facilement entre les quatre doigts placés en arrière de lui et le pouce placé en avant. Il glisse le crochet de l'embryotome le long du pouce, et le porte en avant du cou ; il accroche ensuite ce dernier, après avoir amené le bouton du crochet en arrière. Le couteau, glissé dans le crochet, sectionne le cou avec la plus grande facilité. La section du cou étant opérée, il reste encore un lambeau de peau entre les deux tronçons cervicaux : M. Maygrier le sectionne avec les ciseaux de Dubois. Il retire alors la main gauche qui était restée dans l'utérus pendant toute la durée de l'opération. Puis il tire sur le bras qui avait été dégagé précédemment et amène facilement le tronc au dehors. M. Maygrier cherche ensuite à dégager la tête. Avec deux doigts introduits dans la bouche, il ramène la face dans la concavité du sacrum, mais, vu l'état de ramollissement du fœtus, le menton cède aux efforts de traction ; la mâchoire inférieure se déchire, et M. Maygrier se voit obligé de faire une application de forceps, d'ailleurs facile.

L'opération a duré dix minutes. Injections vaginales et utérines. Délivrance naturelle.

— Le fœtus, du sexe masculin, du poids de 3050 gr. et d'une longueur de 50 centim., présente un état de macération assez avancée. Une bosse séro-sanguine se voit sur l'épaule droite et le bras droit.

— La surface de section du cou est extrêmement nette; elle siège à l'union du cou et des épaules.

Suites de couches à peu près normales: quelques injections intra-utérines sont faites les quatre premiers jours contre la fétidité des lochies. La température n'a jamais dépassé 37°, 5. Le 7 novembre, la malade quitte l'hôpital en très bon état.

OBSERVATION VI. — *Présentation de l'épaule gauche en acromio-iliaque gauche, dos en arrière. — Tentatives nombreuses de version faites en ville. — Amputation du bras supérieur et embryotomie cervicale, faites avec l'embryotome de M. Tarnier.* (Observation communiquée par M. AUVARD, accoucheur des hôpitaux.)

Sch., 35 ans, domestique, sextipare, entre le 2 avril 1887, à 2 heures du soir, à la Maternité de Lariboisière.

Des cinq accouchements antérieurs, trois ont eu lieu à terme et se sont faits spontanément en présentation du sommet, deux ont été prématurés, l'un à 5 mois, l'autre à 6 mois.

La grossesse actuelle a été normale, elle est arrivée à terme.

Le travail a débuté le 2 avril, à 6 heures du matin. A 9 heures du matin, une sage-femme rompt la poche des eaux et fait des tentatives de version qui restent sans résultat; elle fait appeler un médecin qui ne réussit pas davantage. La malade est alors transportée en brancard à l'hôpital.

En l'examinant à son entrée, on constate une présentation de l'épaule gauche en A.I.G, dos en arrière; la main gauche et une partie de l'avant-bras pendent hors de la vulve. L'enfant est mort. Le bassin est normal.

Immédiatement on m'envoie chercher et j'arrive auprès de cette femme vers quatre heures. Je confirme le diagnostic précédemment établi, et je trouve en outre que le bras supérieur ou droit fait procidence dans le vagin, où il avait été attiré probablement pendant les tentatives de version faites en ville. L'utérus est rétracté et intimement appliqué sur le fœtus. L'état général de la femme, sauf de la fatigue, est assez bon; pas d'élévation de la température.

Je me décide à pratiquer immédiatement l'embryotomie avec l'instrument de M. Tarnier.

La femme est endormie au chloroforme et placée en position obstétricale.

J'introduis la main droite dans les organes génitaux pour aller saisir le cou. Le bras droit, celui qui a été attiré dans les tentatives de version, est tellement abaissé et accolé à la partie postérieure du cou, que je suis obligé de saisir à la fois ce bras et le cou du fœtus. J'introduis alors, guidé sur ma main droite, le crochet débarrassé de la lame coupante et je l'applique sur le bras. J'introduis le couteau et le fais manœuvrer; et comme je me sers pour la première fois de cet appareil, je laisse, par prudence, la main dans les organes génitaux. La section se fait sans difficulté et je retire l'instrument en exerçant quelques tractions sur lui, car il a saisi quelques parties molles qui n'ont pas été coupées et opposent une petite résistance.

J'applique une seconde fois l'instrument en procédant comme tout à l'heure, et une seconde section permet de couper complètement le bras du fœtus.

La main droite restant toujours dans les organes génitaux, j'applique une troisième fois le crochet, toujours en arrière du fœtus. Cette troisième section entame une notable partie du cou. Je retire alors la main des organes génitaux et avec elle le bras droit sectionné.

Après quelques instants de repos, je replace le crochet, mais au lieu de l'introduire en arrière je le mets en avant du fœtus; il me semble en effet que de la sorte je pourrai mieux saisir ce qui reste à sectionner. Il convient d'ajouter que, pendant l'opération, le fœtus a subi un léger déplacement qui l'a placé en A. I. G. A., c'est-à-dire qui a porté la tête un peu en avant; de telle sorte que le crochet n'est pas placé directement d'avant en arrière, mais obliquement en arrière et à gauche. La section se fait sans difficulté.

Il reste encore un pont de parties molles, dont une cinquième application de l'instrument achève la section.

La décollation opérée, il suffit de tirer sur le bras gauche pour amener le tronc du fœtus; on avait, pendant toute l'opération, légèrement agi sur ce bras à l'aide d'un lacs. Pour avoir la tête, j'introduis l'index dans la bouche et, m'en servant comme d'un crochet, j'opère l'extraction aisément.

Délivrance spontanée vingt minutes plus tard : les annexes du fœtus sont complètes; pas d'hémorragie pathologique.

L'enfant, du sexe masculin, pèse 3800 gr.

— La section du bras a porté tout au voisinage de l'épaule, l'humérus est coupé près de la tête de l'os. La section du cou est nette et a été faite à sa base, de sorte que la plus grande partie du cou reste adhérente à la tête.

— Les suites de couches ont été normales, sauf une légère fétidité des lochies, accompagnée d'élévation modérée de la température le soir, pendant trois jours, et qui céda aux injections intra-utérines.

La femme sort, guérie et bien portante, le 13 avril 1887.

Observation VII. — *Accouchement gémellaire. — Présentation de l'épaule droite, en acromio-iliaque gauche, dos en avant, pour le second fœtus. — Septicémie à marche rapide. — Section du cou avec l'embryotome de M. Tarnier.* (Observation due à l'obligeance de M. le Dr Champetier de Ribes, accoucheur des hôpitaux.)

Mme X. ., 20 ans, primipare, enceinte de 8 mois et demi environ, entre en travail le 16 juin 1887, à 10 heures du soir. Mme X... a toujours joui d'une excellente santé et sa grossesse s'est passée sans incident remarquable. Le volume considérable du ventre gênait cependant depuis quelque temps ; il y avait de l'œdème des membres inférieurs ; les urines n'ont pas été examinées.

Après un travail d'une durée totale de vingt heures, elle accouche spontanément, le 17 juin, à deux heures de l'après-midi, d'une fille de 2500 gr. environ, très bien portante. Quelques minutes après l'accouchement, réapparition des contractions douloureuses et issue d'une assez grande quantité de liquide teinté de rouge. La sage-femme qui assiste à l'accouchement constate l'existence d'un second fœtus, mais ne reconnaît pas nettement quelle est la partie qui se présente : les membranes sont rompues; après quelques contractions tout travail cesse.

Je suis appelé auprès de Mme X..., le lendemain 18 juin, à 10 heures du soir, c'est-à-dire 32 heures après la naissance du premier enfant. Je la trouve dans un état très grave : la température axillaire dépasse 40°, le pouls, extrêmement rapide, est très petit, la respiration courte, fréquente, anxieuse. A onze heures du matin, la malade a eu un assez long frisson accompagné de claquements de dents. De la vulve s'échappe un peu de liquide verdâtre d'odeur repoussante.

Le Dr Bergeron, appelé avant moi auprès de la malade, constate avec moi que le second fœtus se présente par l'épaule droite en acromio-iliaque gauche; sans aucun doute, il est mort et putréfié; les membranes sont en effet rompues depuis plus de trente heures et l'auscultation ne fait rien entendre.

Sans hésitation je me mets en devoir de faire la section du cou et je me sers du nouvel embryotome de M. Tarnier.

Sur la demande de la malade, le chloroforme lui est administré par le docteur Bergeron. Le bras droit du fœtus est attiré hors des parties génitales et muni d'un lacs au moyen duquel il est abaissé.

J'introduis la main droite dans le vagin et j'arrive à embrasser le cou entre le pouce et l'index. Je confie le lacs à un aide en le priant de tirer en bas et en dehors, au-dessous de la cuisse droite de la patiente. Ma main gauche saisit alors par la poignée le crochet de l'embryotome et le glisse à plat le long du pouce de la main droite; le bec du crochet est dirigé vers la gauche, c'est-à-dire vers la tête fœtale. Je n'arrive pas dès la première fois à saisir le cou avec le crochet; ce n'est qu'après deux ou trois essais, que je puis faire tourner le crochet, qui se place alors à cheval sur le cou. Je l'abaisse en tirant sur la poignée et je sens le bouton du crochet arriver au contact de la pulpe de mon index.

Je retire alors ma main droite, j'installe le couteau de l'embryotome dans sa rainure, je m'assure que la lame protectrice remplit son rôle, et je confie le manche du crochet à l'aide qui tient déjà le lacs.

Ma main droite réintroduite retourne à la recherche du bouton qui termine le crochet, et jusqu'à la fin de la section reste à demeure, pour protéger les parties maternelles.

La main gauche pousse le couteau dans le crochet; quand la lame arrive au contact du cou, je fais mordre la vis ; en quelques secondes, la section est complète ; il reste seulement un très petit lambeau de peau que j'arrache avec le crochet.

L'extraction des deux tronçons du fœtus se fait très facilement.

Le poids de ce fœtus est estimé à 2500 ou 3000 gr.

La délivrance ne présente rien de particulier.

La malade meurt, quelques heures après l'opération, des progrès de la septicémie antérieure à l'embryotomie.

La seule difficulté opératoire que j'ai rencontrée a consisté dans le placement du crochet; encore cette difficulté a-t-elle été très peu considérable. La section du cou a été extrêmement simple ; pendant toute sa durée, j'ai opéré en toute sécurité pour les parties maternelles.

Observation VIII. — *Femme apportée à la Clinique d'accouchements dans un état très grave. — Présentation de l'épaule gauche, en acromio-iliaque gauche, dos en arrière. — Tentatives de version faites en ville. — Embryotomie cervicale faite par* M. Maygrier, *professeur agrégé, accoucheur de la Pitié* — (Rédigée d'après les notes communiquées par M. Maygrier.)

Le 24 septembre 1887, à 11 heures 1/2 du soir, on apporte en brancard à la Clinique d'accouchements, la nommée Mau., femme Té., âgée de 38 ans, journalière.

Cette femme, de bonne constitution, a déjà eu neuf enfants. Elle est aujourd'hui au terme de sa 10e grossesse, qui n'a présenté rien d'intéressant à signaler. Le 24 septembre, à 7 heures du matin, apparition des premières douleurs. Une sage-femme de la ville rompt les membranes bientôt après, à 10 heures du matin. Le travail continue dans la journée, mais l'accouchement ne marchant pas à son gré, la sage-femme fait plusieurs tentatives de version qui restent infructueuses; puis comme l'état de la parturiente s'aggrave beaucoup, elle la fait transporter à la Clinique.

A son arrivée, on trouve une femme dans un état très mauvais, épuisée par un long travail; le pouls est rapide, la langue sèche, les extrémités sont un peu froides; pas de vomissements : en somme symptômes généraux très graves, qui revêtent un caractère bien plus alarmant encore, quand, vers 3 heures du matin, le 25 septembre, arrive auprès de la femme M. Maygrier, accompagné par M. Loviot, chef de Clinique.

L'examen obstétrical permet de constater les particularités suivantes :

L'utérus est rétracté sur le fœtus, il n'y a plus de liquide amniotique, le fœtus est en entier dans la cavité utérine ; il n'y a pas au palper de signe caractéristique d'une rupture de l'utérus.

A la vulve, on rencontre le cordon ombilical dépourvu de pulsations, et le bras gauche froid et tuméfié. Il s'écoule du vagin un liquide sanieux. Les organes génitaux externes sont œdématiés. Au toucher, on trouve les signes de la présentation de l'épaule gauche en A.I.G., donc le dos est en arrière. L'utérus est lisse et bien appliqué sur le fœtus ; il se laisse distendre juste assez pour permettre le passage de la main ; on n'a pas insisté pour constater avec certitude l'existence probable d'une rupture de l'utérus.

En somme, enfant mort, utérus rétracté, probablement rompu, état alarmant de la mère : ce sont autant de raisons qui décident M. Maygrier à pratiquer l'embryotomie. Il se sert de l'embryotome rachidien de M. Tarnier, dont il s'était muni.

L'anesthésie au chloroforme étant complète, M. Maygrier introduit la main gauche et va saisir le cou, ce qui est facile ; puis, tenant le crochet de la main droite, il le glisse sur la main introduite et le porte sur le cou en avant de celui-ci ; le mouvement de rotation du crochet, qui ramène son bouton en arrière, est aisé, le crochet saisit le cou en entier. Confiant le manche de l'instrument à M. Loviot, M. Maygrier introduit et fait glisser la lame tranchante qui sectionne le cou en une fois. Il ne reste qu'un lambeau de peau, qui est déchiré par un coup sec. Le tronc est extrait par traction sur le bras gauche ; l'extraction de la tête dernière se fait facilement avec le doigt introduit dans la bouche.

L'opération a duré à peine une dizaine de minutes.

Délivrance naturelle 30 minutes après l'accouchement ; pas d'hémorragie.

Au moment de l'expulsion du placenta, une odeur très fétide s'échappe de l'utérus.

Injection intra-utérine.

L'état de la malade s'était aggravé de plus en plus et très rapidement, depuis l'entrée à la Clinique jusqu'au moment de l'intervention, où la faiblesse était extrême. Après l'embryotomie, comme pendant l'opération, on fut obligé de faire à la patiente plusieurs injections sous-cutanées d'éther ; mais rien ne put la ranimer, et elle mourut peu de temps après.

— L'enfant, du sexe masculin, pèse 3800 gr., et mesure 53 centimètres.

La section a porté à l'union du cou avec le thorax ; elle est d'une netteté parfaite.

— *A l'autopsie*, pour laquelle je n'ai aucun renseignement circonstancié, on a constaté, paraît-il, une rupture de l'utérus. J'ignore absolument quels en étaient les caractères ; en tout cas, je crois être autorisé à affirmer, en m'appuyant sur les détails de l'observation, qu'il s'agit d'une rupture utérine antérieure à l'intervention opératoire de M. Maygrier. Qu'il faille la considérer comme une rupture spontanée, ou comme une rupture occasionnée ou du moins favorisée par les tentatives inconsidérées de version faites en ville, les détails manquent pour se prononcer à cet égard.

OBSERVATION IX. — *Présentation de l'épaule droite en acromio-iliaque droite, dos en arrière. — Impossibilité de faire la version. — Embryotomie cervicale faite avec l'embryotome de M. Tarnier.* — (Observation communiquée par le Dr OLLIVE, de Nantes.)

Le 4 novembre 1887, je fus appelé à quatre heures du matin, aux environs de Nantes, par un de mes confrères. Il me faisait prévenir qu'une femme, ayant une présentation de l'épaule avec enclavement, était en travail depuis plusieurs jours, que la version était impossible et il me priait d'apporter les instruments nécessaires pour faire une embryotomie. Je me munis, outre les instruments ordinaires, du nouvel embryotome de M. Tarnier, dont je n'avais pas encore eu l'occasion de me servir.

J'arrivai auprès d'une femme âgée de 38 ans, qui accouchait pour la cinquième fois et qui me raconta d'autant mieux ce qui s'était jusqu'alors passé, qu'elle exerce la profession de sage-femme.

Dans la journée du 1er novembre elle avait ressenti les premières douleurs. Une sage-femme appelée auprès d'elle ne put trouver la présentation ; les douleurs étaient très éloignées et peu vives. La journée du 2 novembre se passa de même. Mais le 2 novembre, dans la soirée, la sage-femme rompit la poche des eaux et crut constater la présence d'un pied. Le 3 novembre, le bras droit apparut à la vulve; mais on ne fit prévenir le médecin que le soir. Il essaya en vain la version, se fit assister par un de ses confrères qui ne fut pas plus heureux, c'est alors qu'on me fit demander.

L'utérus était en contraction tétanique, les eaux complètement écoulées, le bras droit tuméfié pendait à la vulve; la tête était dans la fosse iliaque droite, par conséquent le dos était en arrière.

Après avoir fait un lavage antiseptique et placé un lacs sur le bras, j'essayai la version en introduisant ma main droite; mais je ne pus atteindre que le siège du fœtus, me trouvant arrêté à ce niveau par la rigidité insurmontable de l'utérus.

Sans retirer la main et dans l'espoir d'éviter à la parturiente des manœuvres répétées, j'introduisis le crochet de l'embryotome de M. Tarnier, que je glissai sur la face palmaire de mes doigts appliqués contre le dos du fœtus, et je pus le placer facilement sur le tronc. Puis le couteau ayant été glissé dans la rainure, j'opérai la section. J'obtins alors une ouverture, comprenant toute la partie postérieure du thorax, y compris la colonne vertébrale, et il me fut possible d'introduire les doigts dans la cavité thoracique. Mais je regardai cette embryotomie comme trop incomplète pour me permettre de mobiliser le fœtus, et je ne tentai même pas de tirer sur le bras droit.

Introduisant alors la main gauche et saisissant le cou du fœtus entre mes doigts, j'appliquai le crochet en arrière du cou, entre le fœtus et la symphyse sacro-iliaque, et j'opérai la section du cou: il ne resta qu'une bande de peau que j'attirai au dehors avec le crochet, et sectionnai aux ciseaux.

Il me suffit alors d'opérer une traction modérée sur le bras pour extraire le corps du fœtus; pour la tête, elle fut facilement dégagée une fois que j'eus accroché le maxillaire inférieur. L'enfant n'était pas très volumineux.

Toutes ces opérations n'ont pas duré plus de dix à quinze minutes, et cela grâce à la facilité et à la sûreté avec lesquelles peut se manier l'embryotome de M. Tarnier.

Après la délivrance, je fis un lavage intra-utérin avec une solution de sublimé à 1/2000. La malade se rétablit très rapidement et sans accidents.

Observation X (personnelle). — *Présentation de l'épaule gauche, en acromio-iliaque droite, dos en avant. — Embryotomie thoracique faite avec l'embryotome de M. Tarnier, par* M. Bouilly, *professeur agrégé, chirurgien adjoint de la Maternité.*

Lagr., femme Cl., âgée de 30 ans, est menée en brancard à la Maternité, le 5 novembre 1887, à 5 heures du soir.

Cette femme a fait une fausse couche il y a dix ans.

Elle est enceinte pour la seconde fois et, ayant eu ses dernières règles le 3 février 1887, elle est au terme de sa grossesse, qui a été bonne.

Le 4 novembre, dans la matinée, ont apparu les premières douleurs ; peu intenses d'abord, elles ne sont devenues très fortes que dans la matinée du 5 novembre ; c'est à ce moment que les membranes se seraient rompues.

La sage-femme qui assistait la parturiente fit appeler un médecin ; celui-ci ne voulut pas intervenir et se contenta de faire transporter la malade à la Maternité.

A son arrivée, l'état général de cette femme est assez bon, P. — 84, T. — 38° 2.

Les contractions utérines sont fréquentes et très douloureuses. L'utérus est irrégulier, surtout développé vers la droite. Le palper du fœtus est rendu impossible par la dureté de l'organe. A gauche et en bas la pression de l'utérus détermine une vive douleur.

Le membre supérieur gauche est tout entier en dehors des parties génitales; il est accompagné par une anse de cordon qui ne bat plus. Au toucher, on arrive de suite sur le creux axillaire qui regarde à gauche, le gril costal est nettement senti ; le moignon de l'épaule est en rapport avec la branche ischio-pubienne droite ; au-dessus, on explore une portion de la colonne vertébrale qui est appliquée contre la partie supérieure de la symphyse pubienne. En arrière, on sent la paroi thoracique, et à la partie postérieure de cette paroi, mais sur une petite étendue seulement, la résistance élastique de l'abdomen.

Le fœtus est très solidement enclavé dans le bassin, de sorte que, pendant ce premier examen fait sans anesthésie, on peut tout juste passer le doigt entre le pubis et le dos du fœtus.

On ne perçoit en avant qu'un petit bourrelet de tissu utérin faisant saillie dans le vagin. L'engagement est trop grand pour qu'il y ait intérêt réel à savoir si le bassin est rétréci, et d'ailleurs il serait impossible d'arriver sur le promontoire.

L'enfant est mort, l'utérus tétanisé, le fœtus très engagé ; la seule intervention rationnelle est l'embryotomie. Mme Henry envoie prévenir M. Bouilly, qui arrive à la Maternité, à neuf heures du soir. Auparavant on avait fait respirer du chloroforme à la femme, parce que, les contractions utérines étant très énergiques et très douloureuses, on était en droit de craindre une rupture de l'utérus, au niveau de son segment inférieur très aminci, d'autant plus que, comme je l'ai indiqué plus haut, il était déjà le siège d'une vive sensibilité à la pression dans sa partie inférieure et gauche.

M. Bouilly procède à l'embryotomie, en se servant de l'embryotome de M. Tarnier. Un lacs appliqué sur le bras gauche est maintenu par un aide.

Introduisant la main gauche en arrière aussi haut que le lui permet l'engagement du fœtus, M. Bouilly ne peut arriver sur le cou ; il glisse sur la main le crochet de l'embryotome et saisit avec celui-ci les parties fœtales qu'il rencontre. Le couteau est glissé dans la rainure et conduit jusque sur le fœtus, sous la surveillance directe des yeux, pendant qu'un aide écarte les grandes lèvres. Le couteau est remonté trois fois de suite sans que le crochet soit retiré. M. Bouilly retire alors le crochet et le réintroduit plus profondément dans la brèche déjà faite, mais toujours en arrière du fœtus. Nouvelle section. Le crochet est appliqué une troisième, puis une quatrième fois. On est surpris de la difficulté de la section, de la force qu'il faut déployer pour tourner le manche du couteau, du soulèvement spontané de la bascule quand on arrive au bout de la course du couteau. Aussi quand il ne reste plus qu'un lambeau de paroi thoracique, qui est directement visible, M. Bouilly se contente-t-il de le sectionner avec des ciseaux de trousse, après l'avoir accroché et attiré hors de la vulve avec le crochet de l'embryotome.

Le tronc sort avec la plus grande facilité, ainsi que la tête qui est amenée au dehors par simple traction sur le bras gauche. — Le placenta entièrement décollé est expulsé aussitôt après, les membranes sont complètes. On fait immédiatement une injection vaginale, puis une grande injection intra-utérine avec 10 litres de solution de sublimé à 1/5000.

Suites de couches à peu près normales. On est obligé de faire quelques injections intra-utérines pour combattre une légère fétidité des lochies. La malade quitte la Maternité, en bon état, le 17 novembre.

— Le fœtus, du poids de 2650 gr., était putréfié et répandait une odeur repoussante. Il a été coupé en écharpe au niveau du tronc, le cou n'ayant pu être atteint. Au tronçon pelvien du fœtus est resté attaché le bras gauche qui n'y tient plus que par un lambeau cutané. Ce tronçon comprend, outre le pelvis et l'abdomen, la moitié gauche du thorax avec le sternum dénudé encore retenu par les côtes gauches.

Le tronçon céphalique est formé par la tête et le cou qui est intact, la clavicule gauche et les deux ou trois premières côtes gauches, enfin toute la moitié droite du thorax avec les viscères qui y sont contenus.

— La difficulté relative de cette opération s'explique 1° par ce fait, qu'en raison de l'inaccessibilité du cou on a été forcé de procéder à l'embryotomie thoracique, et 2° surtout par le défaut de tranchant du couteau de l'embryotome. Le couteau coupait si peu, qu'après l'opération, il m'a été impossible de sectionner les membres du fœtus; les parties molles étaient comprimées énergiquement mais non divisées; quant aux os ils étaient broyés et écrasés au lieu d'être coupés avec cette netteté parfaite qui caractérise les sections faites avec l'embryotome rachidien.

OBSERVATION XI (personnelle). — *Présentation de l'épaule gauche en acromio-iliaque gauche, dos en arrière. — Tentatives de version faites en ville. — Embryotomie cervicale faite par* M. le professeur TARNIER.

Bau., femme Bl., âgée de 20 ans, est apportée en brancard à la Maternité, le 13 novembre 1877, à 9 heures et demie du matin.

Cette femme a toujours joui d'une bonne santé ; elle est au terme de sa première grossesse qui a été normale.

Elle a perdu les eaux prématurément le 8 novembre, mais les premières douleurs n'ont apparu que le 12 novembre. Elles auraient été suivies presque aussitôt de la sortie du bras et du cordon. Une sage-femme et un médecin, qui assistaient la parturiente, ont fait plusieurs tentatives de version.

A l'entrée de la malade à l'hôpital, on trouve l'état suivant :

Femme fatiguée, mais à bon visage. Pouls fréquent, température 38°. L'utérus se contracte régulièrement et provoque à chaque contraction des douleurs très vives. Il est assez régulier, mais présente dans son tiers inférieur une dépression peu profonde.

A la vulve apparaissent la main, l'avant-bras et le coude gauches, ainsi qu'une anse de cordon qui n'offre plus de battements. Au toucher, on arrive sur le creux axillaire ouvert du côté droit ; le moignon de l'épaule, qu'on peut contourner, regarde à gauche. L'engagement de la partie fœtale est assez profond ; aussi peut-on explorer une partie de la cage thoracique. Le fœtus se présente donc par l'épaule gauche et le dos est en arrière.

La dilatation est complète, il ne reste qu'un petit bourrelet utérin circulaire, rendu irrégulier par la présence de trois sillons; ces sillons résultent d'incisions faites en ville, dans le but de faciliter la version.

De la vulve s'écoule un liquide fétide.

Le degré de l'engagement, l'état de contraction presque permanente de l'utérus, la mort du fœtus, contre-indiquent la version. On fait prévenir M. Tarnier, qui se décide à pratiquer l'embryotomie rachidienne. La malade est endormie au chloroforme.

Introduisant la main droite dans le vagin, M. Tarnier va à la recherche du cou, mais tant est considérable l'engagement et le pelotonnement du fœtus, que, malgré des tentatives nombreuses, il lui est impossible de passer même un doigt entre la tête du fœtus et le tronc, pour accrocher le cou. Il essaie cependant d'introduire le crochet entre le fœtus et la main droite située en arrière, mais sans y réussir ; il lui est également impossible de le passer en avant du fœtus, en le guidant sur le pouce de cette même main.

M. Tarnier retire alors la main droite fatiguée et introduit, entre le pubis et le fœtus, la main gauche dont la paume regarde en arrière, il arrive ainsi à sentir le cou avec beaucoup plus de facilité. Sur la paume de cette main gauche, il fait glisser le crochet qu'il passe ainsi en avant du fœtus, et parvient assez facilement à accrocher le cou et à le bien saisir ; puis il retire la main gauche des parties génitales. Le couteau est alors introduit dans la rainure du crochet et glissé jusqu'à la rencontre du cou, la section est faite aisément. Le crochet, muni du couteau, est ensuite retiré, M. Tarnier pratique le toucher et constate qu'il ne reste plus qu'un lambeau de peau à sectionner. Il le saisit avec le crochet et, tirant sur celui-ci, il abaisse le lambeau cutané, qui apparaît à la vulve où il est sectionné avec des ciseaux de trousse. (Cette section aux ciseaux était absolument inutile, le pont de parties molles devant céder très rapidement à la traction exercée sur le crochet ; mais il faut remarquer que M. le professeur Tarnier opérait à l'amphithéâtre devant les élèves sages-femmes de la Maternité, et qu'il ne voulait pas les laisser sous l'impression d'une manœuvre brutale, comme celle de l'arrachement d'une partie fœtale avec le crochet.)

Une simple traction sur le bras gauche amène le dégagement du tronc ; celui de la tête est moins facile, il se fait cependant très vite une fois que le maxillaire inférieur a été accroché. Le placenta décollé est saisi et extrait ; les annexes sont entières. Le liquide amniotique et les annexes dégagent une odeur très fétide.

Injection intra-utérine. L'utérus se contracte bien, mais il se produit une hémorragie assez abondante qui provient d'une déchirure du bord gauche du col, commençant à l'orifice externe et remontant à 2 centimètres au-dessus. Une injection à 50° et la compression de l'aorte pendant quelques instants suffisent à l'arrêter.

L'opération a duré en tout quinze minutes.

A part une légère élévation de la température vespérale qui persista pendant cinq jours et qui fut causée par la fétidité des lochies, les suites de couches furent bonnes et la malade put quitter la Maternité, en très bon état, le 25 novembre.

— L'enfant pèse 3150 gr. La section, qui est très régulière, a été faite à la base du cou. La cage thoracique est intacte, les deux membres supérieurs restent appendus au thorax.

Observation XII (personnelle). — *Présentation de l'épaule gauche en acromio-iliaque droite, dos en avant. — Tentatives de version faites en ville. — Utérus tétanisé. — Fœtus putréfié. — Amputation du bras en procubitus. — Abaissement du bras supérieur. — Section du cou avec l'embryotome rachidien. — Application de forceps sur la tête dernière. — Suites de couches pathologiques. — Opération faite par* M. le professeur Tarnier.

Cla., femme Bour., âgée de 29 ans, est apportée en brancard à la Maternité, le 19 décembre 1887, à 5 heures du matin.

Cette femme a déjà eu deux enfants à terme; elle est accouchée spontanément et ses enfants sont vivants.

Elle est actuellement au terme de sa troisième grossesse qui n'a offert aucune particularité notable.

Le 16 décembre, à 8 heures du soir, elle a perdu les eaux prématurément et dans la nuit elle a éprouvé quelques douleurs. Le 17 décembre, les douleurs deviennent plus vives. Le 18 décembre, dans la soirée, la sage-femme qui assistait la parturiente se décide à faire appeler un médecin. Celui-ci fait une dizaine de tentatives de version, mais sans résultat, et part en recommandant d'envoyer la femme à l'hôpital.

Examinée à son arrivée, on la trouve dans l'état suivant : très fatiguée par un travail prolongé, avec un pouls fréquent, une température de 37°5; elle se plaint de douleurs très vives dans le ventre; l'urine contient de l'albumine.

Au palper, on sent un globe utérin invariablement dur, mais régulier; il est impossible d'y percevoir aucune partie fœtale. L'auscultation est négative.

A la vulve apparaissent l'avant-bras et le coude gauches, très œdématiés, violacés et froids. L'épiderme est détaché sur une grande étendue à la partie supérieure de l'avant-bras.

Au toucher, on arrive sur le creux de l'aisselle qui est ouvert directement à gauche, on explore une partie de la paroi thoracique, épaissie par une bosse séro-sanguine qui ne permet pas de sentir le gril costal. A droite, on perçoit aisément le moignon de l'épaule qui est libre dans le vagin et qu'on peut contourner. La dilatation de l'orifice utérin est complète. En avant seulement on parvient à sentir un bourrelet de la largeur du petit doigt; ni en arrière ni sur les côtés, on ne peut arriver sur les lèvres de l'orifice. L'orifice est exactement appliqué sur la partie fœtale qui est assez engagée dans l'excavation. De la vulve s'écoule un liquide fétide.

On ne peut songer à faire la version ; l'embryotomie seule est indiquée. L'enfant est mort, l'engagement de la partie fœtale est assez prononcé, et, d'ailleurs, dans le cas où on pourrait atteindre un pied, la tétanisation de l'utérus est trop considérable pour permettre l'évolution du fœtus.

A onze heures du matin, la femme étant endormie au chloroforme, un aide tendant le lacs appliqué sur le bras gauche, M. Tarnier commence l'embryotomie. Il cherche d'abord à atteindre le cou en introduisant la main gauche, mais cela est absolument impossible : deux doigts seulement peuvent être introduits dans l'utérus et ne pénètrent qu'à une faible profondeur. La main est ensuite introduite en avant du fœtus, mais sans plus de succès.

M. Tarnier applique alors le crochet sur le moignon de l'épaule gauche pour se débarrasser du bras qui, par son volume, gêne les mouvements de la main dans le vagin.

A cet effet, la main gauche est introduite, les quatre doigts entre le pubis et le fœtus, la paume de la main tournée en arrière. La main est poussée aussi loin que possible pendant qu'un aide appuie sur le fond de l'utérus. Le crochet glissé sur la paume de la main saisit solidement le moignon de l'épaule que divise ensuite le couteau.

L'embryotome retiré, le bras est attiré au dehors; un petit lambeau cutané qui y est resté attaché se déchire pendant les tractions exercées sur ce bras.

M. Tarnier introduit alors une seconde fois la main dans l'utérus en arrière du fœtus, c'est d'abord la main droite, puis la main gauche, mais l'introduction n'est guère plus aisée qu'auparavant: malgré l'anesthésie complète, l'utérus continue à être rétracté sur le fœtus. Il est absolument impossible d'arriver sur le cou pour le saisir entièrement. En présence de ces fâcheuses circonstances, M. Tarnier va à la recherche du bras supérieur qui est le bras droit, il parvient assez facilement à le saisir et il l'amène dans le vagin et à la vulve. Puis, tirant sur ce bras, il cherche à abaisser le cou et le rend en effet plus accessible. Mais lorsqu'il introduit la main gauche en avant du fœtus, entre celui-ci et le pubis, il ne peut cependant atteindre que la partie antérieure et inférieure du cou. Force lui est de s'en contenter. Il glisse donc sur la main gauche le crochet dont le bouton regarde à gauche, puis, au défaut du cou, il fait exécuter au crochet un mouvement de rotation, de manière à en porter le bouton en arrière, cette manœuvre est très facile. Le crochet vient saisir le cou auquel on le fixe solidement par des tractions en bas. La main est ensuite retirée, la guillotine appliquée et poussée jusqu'au contact de la partie fœtale dont la section se fait avec la plus grande facilité. On retire le crochet muni du couteau ; le cou est sectionné en entier. Par des tractions modérées sur le bras droit, on extrait le tronc du fœtus.

M. Tarnier confie ensuite à Mme Henry, sage-femme en chef de la Maternité, l'extraction de la tête. Pendant qu'un aide maintient le fond de l'utérus, elle va à la recherche du maxillaire inférieur, l'accroche, puis tire en bas sur cet os pendant que l'aide seconde les tractions en exerçant, par la paroi abdominale, une pression continue sur la tête du fœtus. Bientôt le maxillaire se rompt, quelques essais d'extraction sont encore faits, mais ils restent sans résultat ; l'utérus est rétracté trop énergiquement sur la tête. M. Tarnier applique alors le forceps et serre la vis au maximum ; il s'écoule de la matière cérébrale et la tête réduite sort facilement.

Le placenta est extrait aussitôt. Injection vaginale et injection intra-utérine avec dix litres de la solution de sublimé à 1/5000.

L'exploration intra-utérine ne montre aucune lésion de l'utérus.

— Suites de couches pathologiques. — Septicémie puerpérale à forme de péritonite. — Le 28 décembre, cette femme est emmenée par son mari, malgré les observations qui lui sont faites, et succombe chez elle deux jours plus tard.

— Pendant toute l'opération, il s'est écoulé un liquide fœtide, mais quand le tronc du fœtus est sorti, il se dégage une odeur véritablement repoussante. Le fœtus est en effet à un degré de putréfaction très avancée ; quoi d'étonnant, puisque les membranes sont rompues depuis 64 heures.

Le fœtus pèse 3090 gr. ; l'épiderme se détache sur toute la surface du corps. Le membre supérieur gauche a été amputé, entraînant avec lui tout le moignon de l'épaule, l'omoplate et une partie de la clavicule.

Le tronc est entier et supporte le membre supérieur droit qui est deux fois moins volumineux que le gauche. Le cou est séparé du tronc à sa base. A la partie supérieure du thorax, il y a une grande perte de substance qui correspond aux deux sections ; aussi la cavité thoracique est-elle ouverte, mais les poumons y sont contenus. La bosse séro-sanguine descend jusqu'à 5 centimètres au-dessous du creux de l'aisselle gauche.

La tête, très aplatie, a été saisie avec le forceps d'une oreille à l'autre.

Observation XIII. — *Présentation de l'épaule gauche en acromio-iliaque gauche; dos très engagé; variété dorsale de la présentation du tronc. — Embryotomie thoracique, faite par* M. Budin, *professeur agrégé, accoucheur de la Charité.* — (Observation détachée d'une leçon faite à la Clinique d'accouchements.)

La femme chez laquelle nous avons pratiqué l'embryotomie nous a été amenée, à la Clinique, le 6 février 1888. C'est une multipare de 33 ans, enceinte pour la huitième fois.

Tous ses accouchements, jusqu'ici, se sont effectués en présentation du sommet ; toutes ses grossesses ont été menées à terme, sauf deux : l'une, qui s'est terminée à 7 mois par la naissance d'un fils actuellement vivant, et l'autre qui a été interrompue à 4 mois et demi par un avortement dont la cause nous est inconnue.

Cette femme a eu ses règles, pour la dernière fois, du 14 au 22 mai ; elle estimait donc devoir arriver à terme à la fin du présent mois de février. Rien d'anormal n'avait troublé sa grossesse, et son état général était aussi satisfaisant que possible. Le 5 février, sans cause appréciable, des contractions utérines douloureuses sont apparues, et tout à coup s'est produit un abondant écoulement de liquide amniotique dont notre malade évalue la quantité à plusieurs litres. Une sage-femme appelée aussitôt trouva une dilatation de l'orifice utérin égale à deux centimètres environ et constata l'absence d'engagement de toute partie fœtale ; toutefois, par un toucher très profond, elle reconnut la présence, au-dessus du détroit supérieur, d'une saillie angulaire formée par une région du fœtus qu'elle pensa être le coude ou le genou. Malgré cet état de choses, elle porta un pronostic favorable et remit au lendemain le soin de faire un examen plus approfondi ; mais le lendemain matin, comme elle se trouvait retenue près d'une autre cliente, elle délégua auprès de la parturiente sa fille qui, voyant que les douleurs étaient très intenses, engagea la malade à prendre un bain de siège. Vers 11 heures, la sage-femme revint, elle constata que la dilatation était complète, que l'épaule était profondément engagée et que le bras faisait procidence hors des organes génitaux. Elle appela à son aide un médecin ; ce dernier tenta de rétropulser le membre procident et, après insuccès, essaya de faire la version sans d'ailleurs réussir davantage. C'est alors que la femme fut envoyée à la Clinique, où elle fut reçue à 3 heures de l'après-midi.

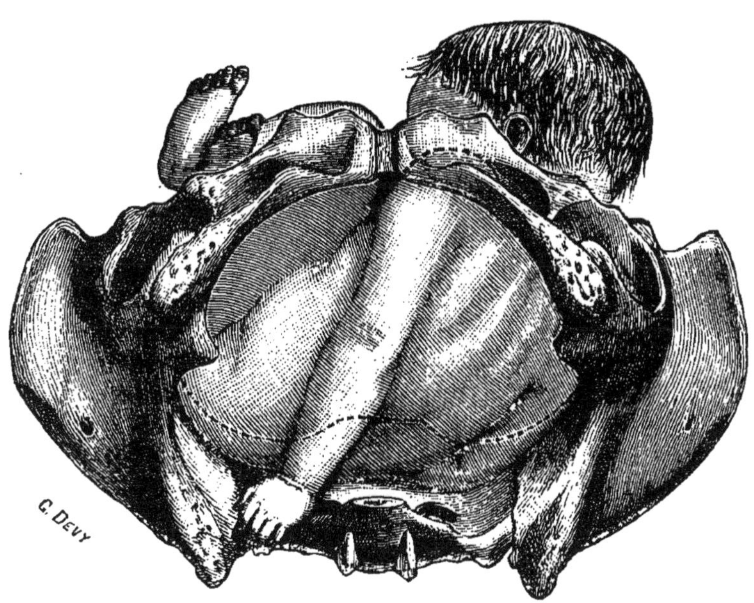

FIGURE 66 — Montrant la situation occupée par le fœtus qui se présentait par le dos. La ligne pointillée qui existe en arrière indique le contour du détroit supérieur.

Voici ce qu'on peut constater au moment de l'admission : Le bras gauche cyanosé et fortement tuméfié est en grande partie hors de la vulve ; le doigt, conduit le long du membre à l'intérieur du vagin, arrive facilement jusqu'au creux axillaire dont il trouve l'ouverture orientée du côté droit du bassin ; abandonnant l'aisselle pour se diriger vers la paroi postérieure de l'excavation, il rencontre la ligne des apophyses épineuses de la colonne vertébrale transversalement dirigée et occupant la partie médiane de l'aire pelvienne. Plus en arrière, au voisinage immédiat du sacrum, il trouve une saillie qui proémine jusqu'au centre du bassin et qui est formée par le coude du côté droit. Le cou, situé très haut et arrêté au-dessus de la moitié gauche de la ligne innominée, n'est pas accessible. (Voyez *fig.* 66.)

On pense tout d'abord avoir affaire à une présentation de l'épaule gauche en position A. I. G., mais, en réalité, le cas est plus complexe. La procidence dans le vagin du coude opposé, la facilité avec laquelle on arrive, au centre même du bassin, sur la colonne vertébrale, indiquent qu'il s'agit d'une variété dorsale de la présentation du tronc, d'une véritable présentation du dos ; la tête est dirigée du côté gauche.

La présentation est-elle primitive ou secondaire ? il n'est pas possible de formuler une opinion catégorique sur ce point : néanmoins, il est très probable que la variété est secondaire et que c'est à la suite des tentatives infructueuses de version, dans lesquelles on a dû abaisser le bras droit au lieu du pied, qu'elle a pris naissance.

Quelle conduite avions-nous à tenir en de telles circonstances ? Dans notre cas, le fœtus étant mort, il devenait pour ainsi dire une quantité négligeable : seul, l'intérêt de la mère devait être pris en considération, et nulle opération plus favorable que l'embryotomie ne pouvait être mise en œuvre dans ce but.

En explorant le pourtour de la partie fœtale profondément engagée, je me rendis compte qu'il me serait absolument impossible d'amener la région cervicale, non seulement au centre du bassin, mais même dans l'aire du détroit supérieur ; je n'arrivais qu'à grand'peine à passer l'index et le pouce de la main droite autour du cou de l'enfant, la contraction persistante de l'utérus empêchait tout déplacement de la partie fœtale.

Comme la main gauche ne pouvait être placée sur la colonne cervicale, c'est elle qui avait été appelée à manœuvrer les ciseaux ; or, ces instruments sont faits pour être tenus de la main droite, avec la main gauche on écarte involontairement les lames au lieu de les rapprocher et on ne coupe rien : quiconque s'est vu dans la nécessité de faire une embryotomie avec les ciseaux de P. Dubois, tenus de la main gauche, connaît le supplice qu'endure l'opérateur ; je l'ai éprouvé pour ma part. Je dus donc renoncer à l'emploi des ciseaux, qui constituent pourtant l'instrument le plus simple, le plus facile à tenir en état complet d'asepsie.

L'embryotome de M. Ribemont-Dessaignes était d'un usage également impraticable. Cet instrument est construit pour enserrer le cou du fœtus ; placé obliquement de haut en bas et de gauche à droite, il devait nécessairement comprendre entre ses branches une partie du tronc : il devenait ainsi impossible de l'articuler. Malgré les avantages qu'il présente, il me fallait donc également le rejeter.

J'étais amené de la sorte, sans avoir l'embarras du choix, à me servir de l'embryotome de M. Tarnier. Je devais, quoiqu'avec difficulté, parvenir à le placer sur la base du cou : une fois le crochet bien fixé, la section avec la lame tranchante devenait possible. Etant donnés l'obliquité forcément imposée à la tige de l'instrument et le défaut d'espace entre le fœtus et la paroi antérieure du bassin, je fus obligé de passer le crochet en arrière, contrairement à la règle. A la première application, je sentis, en serrant la lame à fond, que je coupais des parties molles et une certaine épaisseur de la colonne vertébrale ; sans retirer le crochet, je saisis le reste de la tige rachidienne et une deuxième section acheva de la diviser. Le refoulement des tissus du cou étant devenu facile et me laissant maintenant plus de place pour manœuvrer, j'appliquai le crochet en avant. Toutes les parties molles furent saisies dans la concavité de l'instrument et l'embryotomie fut complète. Une traction sur le bras amena aisément le tronc au dehors.

Les contractions utérines étaient tellement intenses, malgré l'anesthésie chloroformique, que la tête suivit aussitôt et que je dus la retenir à la vulve, tant elle était violemment propulsée. La délivrance spontanée se fit immédiatement. Je lavai la cavité utérine avec deux litres de solution de sublimé à 1 p. 2000. Les suites de couches furent absolument normales.

— L'examen du cadavre fœtal nous montra les particularités suivantes : une bosse séro-sanguine recouvrait le bras et l'épaule gauches et s'étendait sur toute la région dorsale du fœtus, depuis le cou jusqu'à la partie supérieure des lombes. La région cubitale droite, qui faisait procidence, offrait également une bosse séro-sanguine limitée ; l'existence et la disposition de cette bosse séro-sanguine confirmait ainsi nettement le diagnostic de présentation du dos.

La dissection a montré que l'embryotomie n'avait pas été faite sur le cou, à proprement parler ; la lame avait rasé et entamé la partie supérieure du tronc qui était sectionné, suivant une direction doublement oblique, d'avant en arrière et de droite à gauche. L'instrument avait coupé la première côte droite à un centimètre de son insertion vertébrale et la première vertèbre dorsale à sa partie inférieure et droite, il avait aussi coupé obliquement le corps de la deuxième vertèbre dorsale dont le plateau supérieur était resté attaché au segment céphalique de la colonne. La deuxième côte gauche avait été sectionnée à deux centimètres et la première à un centimètre et demi de la tige vertébrale. Le bord spinal de l'omoplate gauche avait été entamé et la plèvre gauche était ouverte à son sommet.

OBSERVATION XIV. — *Présentation de l'épaule gauche, troisième temps de l'évolution spontanée accompli. — Tentatives d'extraction faites en ville. — Rupture de l'utérus. — Embryotomie rachidienne faite par* M. PINARD, *avec l'embryotome de M. Tarnier.* (Observation rédigée d'après les notes remises par mon collègue et ami MANTEL, interne des hôpitaux.)

Le 9 juin 1888, à 10 heures du matin, on apporte en brancard, à la Maternité de Lariboisière, une femme qu'on a essayé d'accoucher en ville et dont l'état est extrêmement grave.

Cette femme, enceinte pour la neuvième fois, ayant accouché huit fois spontanément, a été prise des premières douleurs dans la nuit du 8 au 9 juin. Une sage-femme d'abord, un médecin ensuite, appelés près de la parturiente, essaient de pratiquer la version, mais leurs tentatives restant infructueuses, ils font envoyer la femme à l'hôpital Bichat. De là on la dirige chez une sage-femme agréée, celle-ci fait aussitôt prévenir M. Doléris, qui ordonne le transport à la Maternité de Lariboisière.

A son arrivée, cette femme a le facies altéré, anxieux, exprimant la souffrance. Les joues sont marbrées, les yeux un peu excavés, les lèvres violacées. La face et les extrémités sont froides, le pouls à peine perceptible. La respiration est difficile, courte et fréquente; la malade se plaint sans cesse.

Le ventre n'est pas ballonné, mais la paroi abdominale, souple d'ailleurs, est recouverte de *marbrures livides* qui font porter à M. Pinard un pronostic fatal. Au-dessous d'elle est un globe extrêmement dur, présentant en bas, au-dessus des pubis, une dépression liée probablement à une rupture de l'utérus. Le corps de l'utérus est rétracté sur le fœtus dont les diverses parties sont impossibles à délimiter. L'auscultation est négative.

Le membre supérieur gauche tout entier apparaît au-dehors; il est tuméfié et froid. De la vulve s'écoule un liquide noirâtre, sans odeur. Au toucher on arrive de suite sur le creux de l'aisselle regardant en arrière et sur le plan latéral gauche du fœtus profondément engagé dans l'excavation.

M. Pinard constate que la tête est immédiatement au-dessus de la symphyse pubienne et que, par conséquent, le troisième temps de l'évolution spontanée est accompli.

En somme : femme dans un état extrêmement grave, sur le point de mourir, rupture de l'utérus probable, enfant mort, présentation de l'épaule gauche, dos regardant à gauche, troisième temps de l'évolution spontanée accompli, rétraction du corps de l'utérus.

M. Pinard se décide à pratiquer l'embryotomie; il fait préparer l'embryotome de M. Tarnier et les ciseaux de Dubois.

L'état de la malade est trop grave pour qu'il soit prudent de lui administrer du chloroforme. M. Pinard introduit la main gauche toute entière dans les parties génitales, la face palmaire est appliquée sur la face antérieure du thorax, l'index pénètre dans le sillon cervical ; un aide maintient le bras abaissé. Tenant le crochet de la main droite, M. Pinard le glisse dans la paume de la main gauche, le bouton regardant en arrière, et l'insinue entre la main et le tronc du fœtus; puis, arrivé au-dessus du cou, il tourne le crochet de 90° et, en l'abaissant, il l'introduit dans le sillon cervico-thoracique, où il le fixe par une légère traction. Il retire la main gauche et maintient solidement le manche de l'instrument, pendant qu'un aide glisse dans la rainure le couteau muni de son protecteur et le pousse à fond. La bascule est abaissée, on fait monter le couteau, la section est rapidement terminée ; on retire alors entièrement le couteau et M. Pinard, portant une seconde fois la main gauche dans les organes génitaux, accroche facilement ce qui reste du cou avec le crochet qui était resté en place. Nouvelle application du couteau et nouvelle section. L'instrument sort de lui-même : la décollation est complète. Elle a duré une minute.

Quelques tractions opérées sur le bras gauche suffisent pour extraire le tronc, la tête sort aussitôt après, dès que le maxillaire inférieur a été accroché. Le placenta décollé est passé dans la cavité abdominale où M. Pinard va le chercher en se guidant sur le cordon. — L'utérus et le vagin sont largement déchirés sur leur bord droit; par la brèche, la main pénètre dans le péritoine et sent les anses intestinales directement à nu.

L'état de la malade s'est aggravé de plus en plus depuis son entrée à la salle d'accouchements et, malgré les injections souscutanées d'éther et intra-péritonéales d'eau chaude, elle succombe quelques instants après l'opération.

— Le fœtus pèse 2,450 grammes. La section est parfaitement nette, elle siège à la base du cou. — La bosse séro-sanguine occupe tout le membre supérieur gauche, le moignon de l'épaule et la plus grande partie du plan latéral gauche.

— Autopsie faite 48 heures après la mort.

Le cadavre est dans un état de putréfaction avancé. On se contente d'examiner les organes génitaux.

La cavité abdominale contient un liquide rougeâtre et environ 200 grammes de caillots sanguins.

Le corps de l'utérus recouvert par les anses intestinales est sain jusqu'au niveau du segment inférieur. En soulevant l'utérus pour le porter en arrière, on aperçoit une vaste déchirure située au fond du cul-de-sac vésico-utérin, s'étendant d'un ligament rond à l'autre, et sur la partie moyenne de laquelle surplombe un mince feuillet péritonéal de 2 centimètres de largeur. Par cette déchirure, on peut passer le poing et le faire pénétrer dans le segment inférieur de l'utérus et dans le vagin. La solution de continuité mesure 15 centim. dans le sens transversal. Pas de déchirure au niveau des ligaments larges, ni sur les faces postérieures de l'utérus ou du vagin.

On enlève ensemble tous les organes du petit bassin pour mieux les examiner. La vessie est intacte et revenue sur elle-même; elle contient quelques gouttes d'un liquide blanchâtre.

En avant et à droite, le vagin est déchiré verticalement sur une longueur de 4 centimètres ; cette déchirure se continue avec une déchirure de même dimension qui occupe le segment inférieur, mais n'arrive pas jusqu'à l'anneau de Bandl. Coupant à angle droit cette déchirure utéro-vaginale, on voit une vaste solution de continuité transversale de l'utérus, distante de un à deux centimètres de l'insertion du vagin. Les bords de cette déchirure sont irréguliers, mâchés, épais. On observe en outre des éraillures et des fissures dans le vagin, et deux pertes de substance en forme de cupule dans le corps de l'utérus sur sa face postérieure.

La déchirure de l'utérus est propagée au péritoine. Celui-ci est d'ailleurs décollé par des caillots sanguins bien loin au-delà du trait de la déchirure; les limites de cette hémorragie sous-péritonéale dessinent très exactement la zone des adhérences lâches du péritoine à l'utérus. L'hémorragie sous-péritonéale a été très abondante; on retire en effet de volumineux caillots qui remontaient jusque dans les fosses iliaques.

L'ovaire droit contient un corps jaune. Les trompes renferment, surtout la droite, une petite quantité d'un liquide muco-purulent. Les ligaments ronds sont sains, ils mesurent chacun 11 centimètres.

Les dimensions des diverses parties de l'utérus sont les suivantes :

Hauteur totale de l'utérus mesurée sur la face antérieure, 21 centim.

Hauteur des segments supérieur et moyen, 12 centim.

Hauteur du segment inférieur, 9 centim.

Largeur de l'utérus entre les insertions des trompes, 16 centim.

Distance du fond de l'utérus au fond du cul-de-sac de Douglas, 28 centim.

Distance du fond du cul-de-sac de Douglas à l'insertion vaginale du col, 5 centim.

Hauteur de la cavité utérine mesurée sur la face postérieure, 21 centim.

Epaisseur maximum de la paroi utérine sur sa face postérieure, 3 centim. 2.

Épaisseur de la paroi au niveau du fond, 2 centim. 6.

Épaisseur au niveau du segment inférieur, 1 centim. 8 à 2 centim. 2.

Observation XV. — *Présentation de l'épaule gauche en acromio-iliaque droite. — Tentatives de version faites en ville. — Embryotomie rachidienne faite par* M. Pinard *avec l'embryotome de M. Tarnier.* (Observation rédigée par mon collègue et ami Mantel, interne des hôpitaux.)

Le 22 juin 1888, à 4 heures 1/2 du matin, on amène en brancard à la Maternité de Lariboisière, la nommée Duch., maraîchère, âgée de 36 ans.

Cette femme n'offre rien de particulier à signaler dans ses antécédents héréditaires.

Réglée pour la première fois à 17 ans, elle a eu 12 grossesses antérieures normales; tous les enfants sont nés à terme en présentation du sommet. Des 12 enfants, 4 seulement sont vivants et bien portants. 8 sont morts à des âges divers, variant de 2 mois à 2 ans. — Cette femme a eu une bronchite il y quatre ans, et depuis lors elle n'a pas cessé de tousser, surtout pendant ses grossesses, qui paraissent avoir une influence fâcheuse sur son affection pulmonaire.

La grossesse actuelle est la treizième ; elle est arrivée au terme de 8 mois 1/2 environ, les dernières règles datant du 18 octobre 1887. En dehors des accidents de bronchite, tout a été normal pendant le cours de cette grossesse jusqu'au mardi 19 juin. D... fut prise ce jour-là, sans cause déterminée, d'une hémorragie utérine peu abondante, mais qui n'a pas cessé depuis.

Cette femme ressentit les premières douleurs le 21 juin, à 7 heures du soir, et fit appeler une sage-femme ; celle-ci d'abord, un médecin ensuite, firent plusieurs tentatives infructueuses de version, puis envoyèrent leur cliente à Lariboisière.

A son arrivée on constate un état général peu satisfaisant ; la température est à 38°, le pouls à 120 ; l'agitation est assez marquée ; toux fréquente ; douleurs abdominales et lombaires intenses et constantes.

Le ventre est développé comme à terme ; l'utérus est absolument dur et rétracté sur le fœtus ; le palper est rendu impossible par cet état de contraction permanente ; on ne perçoit nulle part les bruits du cœur.

Au toucher on trouve la dilatation complète, les membranes rompues (depuis minuit), et on arrive aisément sur une partie fœtale, petite, arrondie, engagée ; on reconnait successivement l'épaule, le creux de l'aisselle et la main. On trouve encore la presque totalité du cordon dont les battements ont disparu. On fait prévenir M. Pinard qui arrive bientôt, confirme la présentation de l'épaule gauche, en A I D, dos en avant, et se décide à pratiquer immédiatement l'embryotomie avec l'instrument de M. Tarnier. On donne du chloroforme à la femme et on la place en position obstétricale.

M. Pinard abaisse le bras gauche jusqu'à la vulve et va à la recherche du cou qu'il trouve extrêmement élevé ; il essaie cependant de passer le crochet de l'embryotome entre le cou et la paroi antérieure de l'utérus. Mais l'état de rétraction énergique de l'organe rend cette manœuvre impossible ; il se décide alors à passer le crochet entre le cou, toujours très élevé, et la paroi postérieure de l'utérus ; il parvient, cette fois, à placer le crochet sur la région cervicale antérieure. Mais l'instrument, abandonné pendant un instant, n'a pas conservé ses rapports avec le cou, et la première section n'intéresse qu'une très minime quantité de parties molles.

M. Pinard introduit de nouveau le crochet qu'il place de la même manière et qu'il maintient solidement au contact, il s'assure qu'aucune partie maternelle ne peut être blessée et sectionne cette fois la plus grande épaisseur du cou, y compris la colonne vertébrale.

Prévoyant qu'il pourra maintenant passer le long de la paroi antérieure de l'utérus, M. Pinard embrasse ce qui reste du cou dans les doigts de la main gauche, et applique le crochet entre les pubis et le cou, une seule section suffit alors pour terminer la décollation, et en tirant sur le bras on fait sortir le tronc.

Reste l'extraction de la tête : le placenta s'engageant en même temps qu'elle, M. Pinard repousse le placenta dans l'utérus et va à la recherche du maxillaire, mais la symphyse du menton est disjointe, et il faut accrocher les parties molles de la région antérieure du cou avec une pince à os. Quelques tractions lentes et soutenues, opérées dans l'axe, suffisent pour amener la tête au dehors. M. Pinard, voulant se rendre compte de l'état des parties maternelles, introduit la main dans le vagin et dans l'utérus, et ne constate aucune lésion ; en retirant la main il extrait le placenta.

Une légère hémorragie survient à ce moment, mais une injection intra-utérine chaude suffit bientôt à l'arrêter.

— L'enfant, du sexe féminin, pèse 2,500 grammes. La section a été nette et représente une plaie transversale passant par la base du cou.

La placenta est normal ainsi que le cordon ; les membranes complètes ont été déchirées à 0/30 ; le liquide amniotique était entièrement écoulé avant l'arrivée de la femme à l'hôpital.

— Dès le lendemain la température monte à 38°6 ; la malade tousse continuellement, sa respiration est pénible et fréquente ; on entend, à l'auscultation, des râles dans toute la moitié gauche de la poitrine. Le ventre est indolore.

Le 24 juin la température du matin est à 40°, les lochies sont fétides. Le ventre est cependant peu sensible et non météorisé, il n'y a pas de vomissements. On met la femme à l'irrigation continue.

Le 26 juin, les accidents qui s'étaient produits du côté des organes génitaux ont disparu, les lochies modérément abondantes sont actuellement peu fétides, le ventre est redevenu indolore. Seule la toux persiste. On cesse l'irrigation continue pour faire des injections vaginales toutes les heures.

Le 8 juillet, la malade, encore faible, va cependant assez bien. L'état reste ensuite stationnaire pendant quelques jours, puis s'aggrave assez brusquement, la faiblesse augmente, la langue devient sèche, la toux plus fréquente et la malade succombe le 20 juillet.

A l'autopsie on trouve un abcès de la grosseur d'une noix dans le ligament large gauche ; pas de péritonite ; il y a en outre, dans les poumons, un grand nombre de petits abcès. Aussi bien dans le pus de l'abcès du ligament large que dans celui des abcès pulmonaires, M. Widal a constaté l'existence de streptocoques ; il n'en a pas rencontré, dans les viscères ni dans l'utérus, ce qui tient probablement à la longue durée de la septicémie qui a emporté cette malade.

OBSERVATION XVI. — *Présentation de l'épaule gauche en acromio-iliaque gauche, dos en arrière. — Tentatives de version faites en ville. — Procidence du cordon. — Embryotomie rachidienne faite par* M. MAYGRIER, *avec l'embryotome de M. Tarnier. — Application de forceps sur la tête dernière.* (Observation communiquée par M. MAYGRIER.)

Gran..., 23 ans, journalière, est apportée en brancard à la Maternité de la Pitié, le 22 juin 1888.

Trois accouchements antérieurs, l'un à 6 mois 1/2, les deux autres à terme; les enfants vivants sont nés par le sommet.

La grossesse actuelle est la quatrième, elle serait arrivée à terme. Les premières douleurs ont apparu le 22 juin, à 8 heures du matin; rupture spontanée des membranes à 10 heures du matin. A midi, un médecin et une sage-femme font des tentatives infructueuses de version et ordonnent le transport de la malade à l'hôpital.

A 5 heures du soir, le 22 juin, l'examen fournit les renseignements suivants : Utérus volumineux, comme à terme. Palper rendu difficile par la contraction permanente de l'utérus; il semble que la tête est à gauche. A la vulve apparaissent la main et la moitié de l'avant-bras gauches, gonflés et livides. Au toucher, on trouve dans le vagin une anse de cordon dépourvue de battements. L'épaule est fortement engagée et comprimée par le col rétracté; le gril costal regarde à droite. Le fœtus se présente donc par l'épaule gauche, en acromio-iliaque gauche, le dos en arrière. Comme cet enfant est mort, que l'épaule est fortement engagée et l'utérus rétracté, il n'y a pas à songer à la version, et M. Maygrier se décide à pratiquer l'embryotomie rachidienne, en se servant de l'embryotome rachidien de M. Tarnier.

La femme chloroformée est mise dans la position obstétricale, un aide abaisse le bras gauche muni d'un lacs, un second aide maintient le fond de l'utérus.

Le crochet est appliqué, comme d'habitude, sur le cou et sans difficulté. Le cou parfaitement sectionné, une légère traction sur le bras gauche suffit à entraîner le tronc du fœtus au dehors. Il n'a pas fallu plus de 3 ou 4 minutes pour terminer la décollation et extraire le tronc. L'extraction de la tête, au contraire, présente de réelles difficultés. Le maxillaire inférieur se fracture aux premières tentatives de traction. Le forceps appliqué une première fois dérape; on perfore le crâne et, cela fait, le forceps Tarnier, de nouveau appliqué et serré à fond, entraîne la tête.

Les anses du cordon ont gêné l'opérateur pendant toutes ces manœuvres. Délivrance naturelle. Injections vaginales et intra-utérines avec la solution de sublimé.

Suites de couches normales; la femme quitte l'hôpital le 3 juillet 1888.

— Le fœtus pèse 2,150 grammes; il a une longueur de 47 centimètres.

La section du cou a porté sur la 5e vertèbre cervicale, qui est coupée obliquement, la surface de section est nette et sans esquilles.

OBSERVATION XVII. — *Présentation de l'épaule gauche en acromio-iliaque droite, dos en avant; début d'évolution spontanée se faisant la tête en arrière au-dessus du promontoire. — Tentatives d'extraction faites en ville. — Enfant mort. — Embryotomie rachidienne faite par* M. PINARD *avec l'embryotome de M. Tarnier.* (Observation rédigée par mon collègue et ami MANTEL, interne des hôpitaux.)

La nommée Laurent, 25 ans, tapissière, est amenée le 29 juin 1888, à 8 h. 1/2 du soir, à la Maternité de Lariboisière.

Cette femme a déjà eu deux grossesses normales, qu'elle a conduites jusqu'à terme; accouchements spontanés par le sommet; enfant vivants.

La grossesse actuelle est la troisième; les dernières règles datant de la fin du mois de septembre 1887, cette femme est au voisinage du terme. Rien de particulier à signaler dans le cours de cette gestation.

Début du travail le 28 juin, à 6 heures du soir; rupture spontanée des membranes le 29 juin, à 1 heure du matin. Le travail semble rétrocéder à ce moment, et la sage-femme qui assiste la femme fait appeler un médecin.

A la suite d'un examen approfondi et après cinq ou six tentatives de version, ils déclarèrent d'un commun accord, nous dit la malade, « que le fœtus n'avait que des bras » (!) et envoyèrent leur cliente à Lariboisière, toutefois après avoir amené un bras à la vulve et y avoir soigneusement fixé un lacs.

A son arrivée, on constate que cette femme, à part un peu d'agitation et des douleurs abdominales énergiques et permanentes, est dans un état général assez satisfaisant, le pouls et la température sont normaux.

L'abdomen est développé à peu près comme à terme; l'utérus dur, tétanisé, est fortement appliqué sur le fœtus et développé surtout dans le sens transversal. Le palper, rendu impossible par l'état de rétraction de l'utérus, ne fournit aucun renseignement sur la situation du fœtus; l'auscultation ne permet de constater nulle part les bruits du cœur de l'enfant.

L'avant-bras gauche, tuméfié, violet et froid, pourvu de son lacs, pend hors de la vulve et présente sa face dorsale en avant.

Au toucher, on constate la présence du bras dans le vagin et on arrive au delà sur une tumeur assez engagée, volumineuse, arrondie, mollasse: c'est le plan dorso-latéral gauche, qu'on peut suivre jusqu'à la dernière côte et qui présente une vaste bosse séro-sanguine.

Le fœtus, mort, présente donc l'épaule gauche en position dorso-antérieure, et il existe un commencement d'évolution spontanée.

M. Pinard, prévenu de suite, arrive bientôt, et après examen se met en devoir de pratiquer immédiatement l'embryotomie, à l'aide de l'instrument de M. Tarnier. La femme est endormie et placée dans le décubitus obstétrical. Avec la main gauche, introduite profondément dans l'utérus, M. Pinard va à la recherche du cou qu'il trouve très élevé. La tête, située bien au-dessus du détroit supérieur, est très fortement appliquée sur le tronc; elle regarde *directement en arrière, au-dessus du promontoire*, c'est-à-dire qu'il existe un commencement d'évolution spontanée, mais que *la rotation du fœtus s'est faite en sens inverse.* Malgré l'élévation considérable du cou et malgré la difficulté inhérente à la situation antéro-postérieure du fœtus, M. Pinard réussit à appliquer le pouce de la main gauche entre la tête et l'épaule, les autres doigts de la main étant situés vers le plan antérieur du fœtus. M. Pinard glisse alors le crochet sur l'avant-bras et sur le pouce et parvient à l'appliquer sur le cou, du côté du plan dorsal du fœtus. A ce moment, le bouton du crochet est tourné exactement à gauche, et le plan du couteau qui glisse dans la rainure du crochet regarde directement en avant. Une première section entame la base du cou. M. Pinard est obligé de faire trois autres sections; mais le crochet reste à demeure appliqué contre le fœtus, le couteau seul est retiré et introduit chaque fois. Après la quatrième application du couteau, la section est terminée. Il faut remarquer qu'après chaque section la concavité du crochet, qui, lors de l'application de l'instrument regardait à gauche, accomplit progressivement un mouvement de rotation de gauche à droite et d'avant en arrière, de telle façon que lors de la dernière section, le bouton regardait directement en arrière.

Quelques tractions opérées sur le bras gauche suffisent pour amener l'expulsion du tronc; la tête, solidement accrochée par le maxillaire inférieur, est ensuite extraite sans difficulté.

Une hémorragie assez notable se produit alors; M. Pinard introduit de nouveau la main dans l'utérus, fait un lavage complet de sa cavité, extrait le placenta, et constate qu'il existe au niveau du col, deux déchirures peu étendues. L'hémorragie s'arrête bientôt sous l'influence d'irrigations chaudes.

Le placenta et le cordon sont normaux, les membranes complètes. — L'enfant, du sexe masculin, pesait 3,130 grammes, après la section, c'est-à-dire après une perte considérable de sang.

La section a porté sur la 7e vertèbre cervicale et a détaché complètement le cou du thorax. La section du cou est oblique en bas et en arrière, les parties molles sont détachées depuis le sillon hyoïdien; la colonne des vertèbres cervicales fait une saillie considérable, recouverte seulement par les muscles vertébraux. Le thorax est comme creusé à sa partie supérieure, sous forme d'un entonnoir, par lequel on peut faire pénétrer les doigts dans les cavités pleurales. La poignée du sternum, les clavicules, les premières côtes sont à nu et limitent cet entonnoir. On voit en outre une entaille faite au thorax, à la partie supérieure du plan latéral gauche; au fond de cette entaille, la première côte et l'omoplate sont sectionnés. C'est en ce lieu qu'avait été appliqué le crochet à la première section. Les autres sections, ayant porté sur le cou, ne peuvent plus être distinguées les unes des autres. — Il est probable que la première section qui a porté sur le thorax a fait de la place, a diminué un peu la résistance du fœtus, et a permis à la main gauche de pénétrer plus profondément et par conséquent de guider le crochet sur la région cervicale devenue plus accessible. — Suites de couches normales. La femme quitte l'hôpital en excellent état, le 3 juillet.

Observation XVIII. — *Présentation de l'épaule gauche en acromio-iliaque gauche, dos en arrière. — Procidence du cordon. — Embryotomie rachidienne faite par* M. Maygrier *avec l'embryotome rachidien de M. Tarnier*. (Observation communiquée par M. Maygrier.)

Paulm., 38 ans, chaisière, entre à la Maternité de la Pitié le 6 juillet 1888.

Elle a déjà eu 10 enfants, dont les cinq derniers se sont présentés par le siège.

La grossesse actuelle a été assez difficilement supportée : vomissements, toux, oppression ; à trois reprises différentes la malade a perdu du sang.

Apparition des premières douleurs le 6 juillet, à minuit ; rupture spontanée des membranes à 6 heures du matin ; une sage-femme, appelée aussitôt, constate la présence du bras dans le vagin. Elle fait demander un médecin qui essaie timidement la version et déclare ensuite qu'il faut conduire la femme à l'hôpital.

A son arrivée, on la trouve pâle, anhélante et affaiblie au point qu'elle peut à peine parler.

M. Maygrier, qui l'examine aussitôt, trouve un utérus élargi transversalement et qui offre une dépression au-dessus de la symphyse pubienne. Cet utérus est dur et rétracté, de sorte qu'il est impossible par le palper de reconnaître aucune partie fœtale. Une anse de cordon fait procidence, elle n'a plus de battements ; à côté d'elle on trouve la main gauche du fœtus.

La dilatation est complète, mais les lèvres de l'orifice sont assez dures. On arrive sur le creux axillaire ouvert à droite. On a donc affaire à un fœtus mort se présentant par l'épaule gauche, en dorso-postérieure. M. Maygrier se décide à pratiquer l'embryotomie rachidienne.

La malade étant chloroformée, et pendant qu'un aide tire sur le bras gauche, il introduit la main droite dans les parties génitales et va à la recherche du cou qu'il embrasse dans toute son épaisseur. Il ne s'écoule pas une goutte de liquide amniotique. Le crochet, tenu de la main gauche, est alors porté entre le fœtus et la symphyse des pubis ; on lui imprime un mouvement de rotation d'un quart de cercle qui en ramène le bouton en arrière, et on saisit solidement le cou. M. Maygrier glisse alors le long du crochet, le couteau muni de son protecteur et le pousse jusqu'au contact des parties fœtales. La main gauche s'étant assurée que le couteau est bien placé et qu'il n'a saisi aucune partie molle maternelle, on fait monter le couteau qui sectionne le cou presque en entier. Il reste un lambeau cutané qu'on coupe aux ciseaux de trousse après l'avoir fortement abaissé avec le crochet.

Une simple traction sur le bras amène le tronc au dehors ; on accroche ensuite le maxillaire inférieur pour entraîner facilement la tête.

Délivrance artificielle quatre heures après l'opération ; le placenta inséré au fond de l'utérus est adhérent partiellement au niveau de la corne gauche. La malade, qui avait perdu une quantité assez considérable de sang, est très faible, et on se voit obligé de lui faire des injections sous-cutanées d'éther. Elle se remet rapidement et, après des suites de couches normales, elle quitte l'hôpital en bon état le 16 juillet.

— L'enfant pèse 2,500 grammes ; la section a porté à la base du cou.

OBSERVATION XIX. — *Grossesse gémellaire. — Présentation de l'épaule droite en A. I. D. pour le second fœtus. — Tentatives de version faites en ville. — Embryotomie cervicale faite par* M. MAYGRIER *avec l'embryotome rachidien.* (Résumé d'une observation qui sera prochainement publiée *in extenso*, avec remarques par M. MAYGRIER.

Mang., 38 ans, est apportée en brancard, le 1er août 1888, à la Maternité de la Pitié.

4 grossesses antérieures, dont 2 gémellaires. La 5e grossesse qui est la grossesse actuelle est également gémellaire.

Début du travail le 1er août à 2 heures du matin; à 5 heures naissance d'un premier enfant extrait par le siège. Pour le second enfant, qui se présente par l'épaule, une sage-femme et deux médecins font successivement une dizaine de tentatives infructueuses de version.

Quand Mang. arrive à l'hôpital, l'enfant est mort, l'utérus rétracté, les deux mains et le cordon apparaissent à la vulve; l'épaule droite se présente en A. I. D. Le fœtus est replié sur lui-même, de sorte que la tête est exactement appliquée sur l'épaule gauche.

M. Maygrier applique l'embryotome et sectionne le cou avec facilité. Il reste un lambeau de peau qui est saisi avec le crochet. M. Maygrier tire alors simultanément sur le bras droit et sur le crochet; bientôt le tronc apparaît au dehors. Le lambeau cutané s'est allongé pendant les tractions et s'est finalement déchiré en pointe.

Extraction facile de la tête. Délivrance naturelle. Injections intra-utérines.

Quelques accidents fébriles pendant les suites de couches. La malade quitte l'hôpital parfaitement guérie.

M. Maygrier attire l'attention sur l'inutilité qu'il y a à se débarrasser du lambeau cutané qui reste après la première section du cou. Il pense qu'en l'attirant en bas simplement avec le crochet, comme l'a fait M. Tarnier, dans l'observation XI, on évite avec avantage des manœuvres complémentaires de section.

Ainsi l'embryotome rachidien a été employé 19 fois sur le vivant. Des 19 femmes, 6 sont mortes. Trois ont succombé à la suite d'une rupture de l'utérus constatée avant l'opération (Obs. II et VIII et XIV), les trois autres aux progrès d'une septicémie également antérieure à l'intervention (Obs. VII et XII et XV).

Aucune de ces morts ne peut être imputée à l'instrument.

Il s'est montré d'une application facile et a permis de mener à bien l'opération dans tous les cas. Dans l'observation III, il a fallu terminer l'accouchement par la version, mais le tronc avait été sectionné presque complètement.

Trois fois on fut obligé de sectionner le tronc (Obs. III, X et XIII) ; les seize autres fois, l'embryotomie cervicale put être faite ; notons cependant que dans l'observation XVII, la partie supérieure du thorax a été entamée. Le tronc ainsi que le cou ont toujours été bien sectionnés.

Dans deux cas il y avait rétrécissement du bassin (Obs. II et IV). Une fois on dut avoir recours à la basiotripsie pour extraire la tête (Obs. IV), trois fois au forceps (Obs. V, XII et XVI), une fois à la pince à os (Obs. XV).

Sept fois il s'agissait de positions dorso-antérieures, dix fois de positions dorso-postérieures ; deux fois enfin (Obs. XIV et XVII) le troisième temps de l'évolution spontanée était accompli.

Ces faits sont en nombre suffisant pour montrer l'innocuité de l'embryotome de M. Tarnier, la sûreté de son emploi, et la possibilité d'y recourir avec succès dans tous les cas même les plus compliqués.

IV. — MANUEL OPÉRATOIRE

Je décrirai le manuel opératoire avec tous les détails qu'il comporte en étudiant successivement :

1° La section du cou, que j'appellerai Embryotomie cervicale;

2° La section du tronc, ou Embryotomie thoraco-abdominale.

I. — EMBRYOTOMIE CERVICALE

L'Embryotomie cervicale comprend plusieurs temps :

1° Introduction de la main;

2° Introduction et placement du crochet;

3° Introduction et fixation du couteau;

4° Section du cou;

5° Enlèvement de l'instrument. — Extraction du fœtus.

1° INTRODUCTION DE LA MAIN

P. Dubois, lorsqu'il faisait la décollation avec ses ciseaux, opérait de la façon suivante. Il introduisait la *main gauche* dans les organes maternels, que la tête fût à gauche ou qu'elle fût à droite, et, saisissant le cou à pleine main, il guidait jusqu'à celui-ci les ciseaux tenus de la main droite. Souvent il appliquait un crochet sur le cou pour l'abaisser plus aisément.

Dans l'application du crochet de Braun, on glisse le crochet le long du pouce interposé entre le cou et l'arc antérieur du bassin, et on ramène ensuite le bouton du crochet en arrière, de telle sorte que l'index qui embrasse le cou sente le crochet. Il faut que, pendant toute l'opération, le cou soit entouré par les doigts, pour que les parties molles de la mère soient protégées.

Il importe également que le cou puisse être entouré par la main, au moins dans une grande partie de sa circonférence, quand on veut conduire une ficelle autour de la tige cervicale, puisqu'on est obligé de sentir l'extrémité du crochet au moment d'attirer la ficelle ou de guider le ressort.

Dans l'emploi de l'embryotome de M. Tarnier, les mêmes précautions ne sont pas indispensables; il nous importe peu de sentir le bouton du crochet. En effet, les dimensions de sa partie recourbée sont telles que dans aucun cas ce bouton ne dépassera le cou; il nous suffit donc de savoir simplement en quel point nous mettons le crochet et de le guider bien exactement dans la cavité utérine. C'est pourquoi nous conseillerons d'adopter, d'une façon générale, une conduite différente de la précédente.

On introduira en avant du fœtus, entre lui et le pubis, la main homonyme au côté du bassin où est située la tête du fœtus, *de telle sorte que l'index soit en contact avec cette tête :* donc la main gauche, quand on se trouve en présence d'une position A. I. G. (fig. 67), la main droite quand la position est A. I. D. (fig. 68). La main sera introduite entre les pubis et le fœtus, la

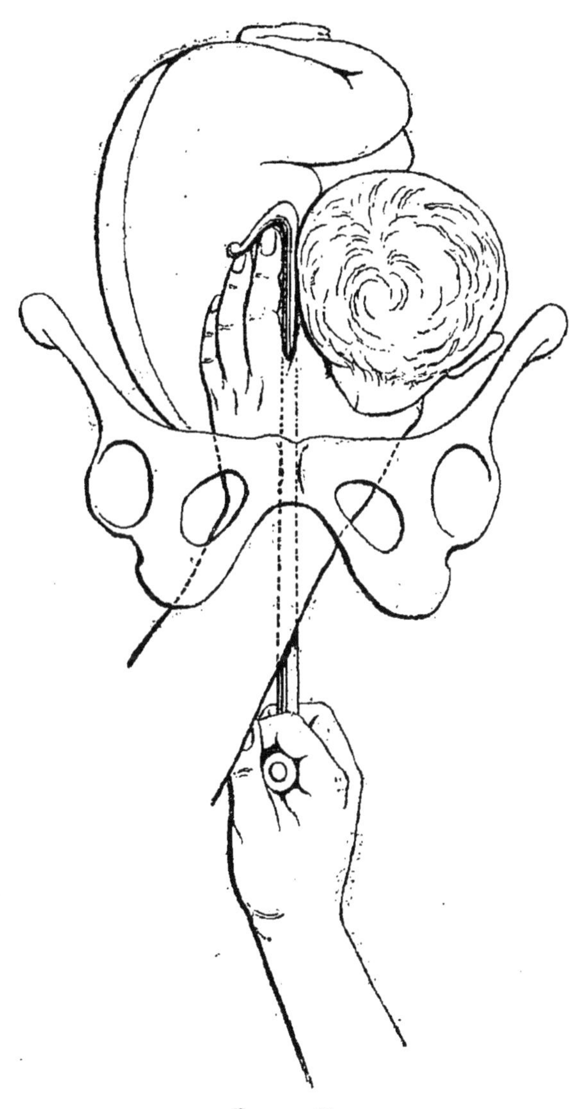

FIGURE 67.

paume regardant en arrière; le pouce suivra la main dans les parties génitales, si elle doit être poussée très profondément, sinon il restera au dehors. Il sera utile, pour faciliter l'introduction et éviter une extension trop

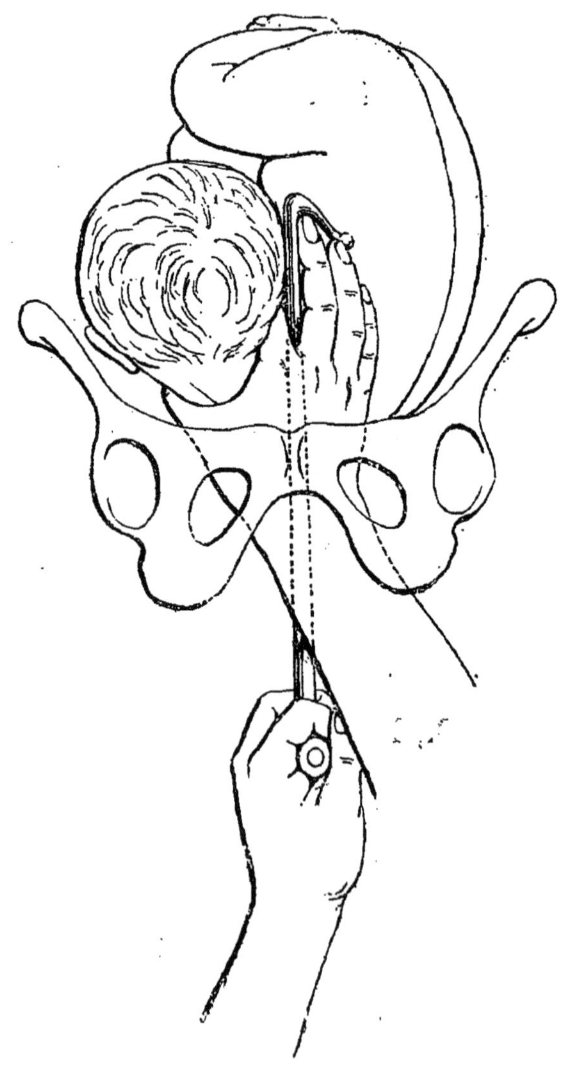

FIGURE 68.

prononcée de la main, de soulever aussi fortement que possible le siège de la femme. On glissera la main au-dessus du bras descendu dans le vagin ; il y aura utilité à déplacer ce bras à droite ou à gauche, et à l'abaisser un peu, parce que l'introduction de la main en sera facilitée. Il sera nécessaire de faire appuyer sur le fond de l'utérus par un aide, comme on le fait dans la version, pour éviter un tiraillement du vagin ou du segment inférieur.

En résumé, on introduit la main en avant du fœtus, la paume regardant en arrière, la main gauche quand la tête est à gauche, la main droite quand la tête est à droite.

Ainsi :

Épaule en position gauche. — Main gauche	}	appliquée en avant.
Épaule en position droite. — Main droite	}	

Y a-t-il des exceptions ?

Dans certains cas exceptionnels où la main ne pourrait pas être introduite entre le pubis et le fœtus, on la placerait en arrière du fœtus, la paume regardant en avant. C'est ainsi qu'on fut obligé de procéder dans les observations III, X, XIII et XV.

2° INTRODUCTION ET PLACEMENT DU CROCHET

Dans tous les procédés d'embryotomie autres que la section par les ciseaux, il faut que les doigts et les crochets employés entourent complètement le cou ou le tronc, et je citerai comme exemple probant l'embryotomie à la ficelle.

Au contraire, l'embryotome rachidien de M. Tarnier sectionne le cou ou le tronc sans avoir besoin d'entourer ces régions; il suffit en effet qu'il s'appuie sur elles pour les empêcher de fuir sous la pression du couteau qui agira de bas en haut. Aussi M. Tarnier a souvent exprimé le regret d'avoir été obligé de donner à son instrument la forme d'un crochet, forme qui pourrait indûment faire croire à la nécessité d'entourer avec ce crochet la partie fœtale à sectionner.

La main placée comme nous l'avons dit plus haut, il faut introduire le crochet sur cette main servant de guide.

Je suppose une présentation de l'épaule droite en A.I.G., le dos est en avant; les quatre doigts de la main gauche sont placés en avant du fœtus, ils ont reconnu le sillon du cou qui est facile à sentir sinon dans toute son étendue, du moins dans sa moitié ou son tiers inférieur.

Le crochet tenu de la main droite, à pleine main, la tige entre l'index et le médius, est conduit verticalement sur la face palmaire de la main gauche, le bouton du crochet regardant à droite, c'est-à-dire du côté opposé à la tête du fœtus. Le crochet est dirigé directement en haut et un peu à gauche, toujours exactement appliqué contre le fœtus d'une part et la main d'autre part. Il est ainsi introduit jusqu'à ce que l'opérateur sente une diminution de la résistance ou qu'il ne perçoive plus de résistance : dans ce cas en effet le tronc est dépassé. A ce moment le crochet est tourné sur son axe, de droite à gauche, de manière que son bouton, après avoir glissé sur le tronc du fœtus, vienne répondre en arrière; d'ailleurs après une rotation de 90°, le bouton est ordinairement arrêté par la tête du fœtus; on abaisse alors le crochet en le reportant un peu vers la gauche, le cou est embrassé par lui, et en tirant en bas sur le crochet, on s'assure que la prise est bonne.

Remarques et réflexions. — Il me faut revenir sur plusieurs points de ce manuel opératoire.

— Le crochet est introduit à plat entre le fœtus et la main, et suivra exactement leur interstice. En somme on procédera ici avec la même délicatesse que dans une application de forceps; comme pour celle-ci, l'introduction du crochet de l'embryotome devra ressembler à un véritable *cathétérisme.*

Le crochet sera, pendant son introduction, un peu porté vers la gauche, c'est-à-dire vers la tête de l'enfant, pour qu'il n'aille pas se perdre trop loin de l'épaule sur le tronc du fœtus.

— On prendra garde à ce que le bouton du crochet soit toujours dirigé, pendant l'introduction, du côté opposé à la tête. Cette remarque, faite par M. Tarnier et qui lui a été inspirée par son second cas clinique, s'appuie sur ce que, pendant le mouvement de rotation du crochet sur lui-même, le bouton glisse facilement sur le tronc, qui forme un plan uni et régulier. Si au contraire le bouton regarde du côté de la tête, il vient buter et s'immobiliser contre elle dès qu'on commence à tourner le crochet. J'ai rencontré ce dernier fait dans plusieurs expériences cadavériques.

Mais il est aussi non moins essentiel que le bouton regarde toujours du côté de la cavité utérine et soit en contact intime avec le fœtus. Il ne faut à aucun moment qu'il vienne buter le long de la paroi utérine, dont il pourrait produire la déchirure.

— Le crochet, arrivé au sillon du cou, y pénètre facilement quand le fœtus n'est pas tassé sur lui-même, car alors il y a une assez large place pour le glissement de l'instrument. Il n'en est plus de même quand, par suite d'une très longue durée du travail et de contractions utérines très énergiques, le fœtus est en quelque sorte plié en deux au niveau du cou, que la tête entre pour ainsi dire dans le thorax de l'enfant; la tête se fléchit alors latéralement, s'incline fortement sur l'épaule, et il faut aller chercher le sillon du cou non pas entre la tête et l'épaule, mais bien plus haut, entre la tête et le thorax. D'après ce que je viens de dire, ce sillon céphalo-thoracique est dirigé obliquement en bas et à gauche (du même côté que la tête). Ce fait a été remarquablement décrit dans une observation de mon maître, M. Pinard, et dont je transcris ici des passages (1).

Il s'agissait d'une présentation de l'épaule gauche en acromio-iliaque gauche, le fœtus était mort, l'utérus tétanisé. Après résolution complète obtenue à l'aide du chloroforme, M. Pinard pratiqua le toucher. « J'introduisis la main droite, dit-il, dans le vagin, puis, après de pénibles efforts, dans l'utérus. Je pus alors reconnaître la tête qui était non plus dans la fosse iliaque, mais redressée et collée pour ainsi dire sur le tronc. J'eus beaucoup de peine à introduire mon pouce entre le tronc et la tête..... J'introduisis alors la main gauche,

(1) Pierre Thomas, *loc. cit.* Thèse de doctorat, 1879, p. 105.

mais je fus extrêmement étonné de ne pouvoir saisir le cou du fœtus entre mon pouce et mes quatre autres doigts. En raison de la direction de la tête fortement inclinée et renversée, pour ainsi dire, de gauche à droite, et formant avec le tronc *un sillon dirigé de haut en bas et de droite à gauche,* je ne pus introduire le pouce gauche dans ce sillon. Il glissait toujours en arrière et en dessous. Je dus alors retirer ma main qui commençait à s'engourdir. Réfléchissant qu'il me serait bien difficile de faire fonctionner les ciseaux avec la main gauche, alors que la main droite serait placée autour du cou, je songeai à employer le crochet de Braun.

« Après quelques instants de repos, j'introduisis de nouveau ma main droite; je la plaçai convenablement et je fis glisser sur elle le *crochet de Braun, qui fut placé,* je dois le reconnaître, *avec la plus grande facilité.* Je tirai alors sur ce crochet, mais après quelques fortes tractions, je m'arrêtai..... »

Si donc on veut faire entrer le crochet dans le sillon du cou, il faudra lui imprimer un déplacement en bas et à gauche et non pas l'abaisser directement dans le plan médian.

On voit, en se reportant à la figure 67, que ce mouvement oblique du crochet est singulièrement facilité par le choix des mains recommandé plus haut.

Dans notre cas particulier (A. I. G.), c'est la main gauche qui est introduite comme guide; cette main laisse libre en partie la moitié gauche du bassin, spécialement au détroit inférieur et à la vulve, où justement le crochet doit être incliné; de plus, comme c'est la main droite qui tient et abaisse le crochet, il lui est facile de manœuvrer et d'obliquer vers la gauche de la femme. Si, au contraire, on avait introduit la main droite pour la porter à la rencontre du cou, on aurait eu la paume de la main ou le poignet à la vulve, appuyant contre la moitié gauche de l'arcade pubienne, et il eût été impossible de dévier suffisamment le crochet vers la gauche, à moins de retirer la main protectrice, ce qui est un grand désavantage; en outre, avec la main gauche, l'opérateur ne peut que péniblement tirer en obliquant vers sa droite.

— Il faut remarquer encore un autre fait qui allonge un peu l'opération, mais sans la compliquer sérieusement : je veux parler de la saisie du bras supérieur. En effet, quand le crochet exécute son mouvement de rotation, il peut accrocher le bras supérieur sans embrasser le cou. Dans ce cas, si on n'y prend garde, on fera une simple amputation du bras, mais pas de décollation. L'instrument retiré, on s'en apercevra aussitôt, à ce fait que les tractions sur le bras inférieur ne seront pas suivies de l'expulsion du tronc. On en sera quitte pour réintroduire la main, constater que le cou n'a pas été sectionné et faire une nouvelle application du crochet, cette fois sur le cou, et l'opération sera aisée, puisqu'il n'y aura plus de gêne apportée par le bras.

Pour ne pas tomber dans cet inconvénient, et cela est facile, il faut s'efforcer de guider l'instrument le plus haut possible avec la main.

— Il peut être utile, pendant l'introduction du crochet,

de faire tirer par un aide sur le bras abaissé et muni d'un lacs. La traction sera faite aussi en arrière que possible, pour que la main-guide de l'accoucheur ne soit pas gênée, et le bras sera en même temps attiré du côté opposé à la tête de l'enfant. Cette manœuvre a pour effet d'abaisser le cou; je ne crois pas qu'elle puisse avoir une très grande efficacité dans le cas où l'utérus est fortement appliqué sur le fœtus ; elle est avantageuse cependant, parce qu'elle s'oppose à ce que le bras remonte dans le vagin et gêne l'opérateur.

— Quelquefois la présence du bras tuméfié, de l'épaule fortement engagée, apporte une grande gêne aux manœuvres de la main dans le bassin, comme cela a été le cas dans l'observation XII. Il n'y a aucune raison pour ne pas s'en débarrasser, ainsi que l'a fait M. Tarnier. On accroche alors l'épaule avec le crochet et, en prenant les précautions plus loin indiquées, on fait l'ablation de ce bras. Moins gêné on ira alors à la recherche du cou qui sera plus facilement saisi. On peut encore, après la brachiotomie, imiter M. Tarnier qui est allé chercher le second bras et l'a abaissé (Obs. XII). Cette recherche est assez facile, parce que le bras supérieur n'est pas éloigné; si elle était pénible, il va sans dire qu'on s'en abstiendrait. Il y a double avantage à procéder de la sorte. D'abord on diminue de tout le volume de l'épaule supérieure le contenu de l'utérus, ce qui permet de manœuvrer un peu plus à l'aise; en second lieu le cou se trouve plus rapproché du centre du bassin, ou du moins il ne tend pas à remonter, ce qui pourrait se produire une fois la première épaule enlevée. Enfin il est facile de comprendre que si on est en face d'une position dorso-antérieure, cette manœuvre la transforme en dorso-postérieure, ce qui facilitera la décollation ultérieure.

J'aurai l'occasion d'y revenir.

— L'introduction du crochet en avant du fœtus, comme je viens de l'indiquer, n'est pas toujours possible. On a vu que dans les expériences à l'amphithéâtre, cette introduction commençait à être difficile à 6 cent. de rétrécissement, et presque impossible à 5 cent. On a vu aussi qu'il n'est pas toujours aisé d'introduire les quatre doigts d'une main en avant.

Quand on ne peut introduire les quatre doigts en avant du fœtus, on peut fort bien se contenter de n'en introduire que deux, l'index et le médius; ils pourront presque toujours être poussés assez loin pour sentir l'origine du sillon cervical, et par conséquent seront suffisants pour assurer l'introduction du crochet dans la cavité utérine et son application sur le cou.

Si cependant il y a encore trop grande difficulté à agir ainsi, on suivra le conseil donné dans les classiques. Pour une position gauche, on introduira la main droite, les quatre doigts en arrière, le pouce en avant; et pour une position droite de l'épaule, la main gauche dans la même situation. De cette façon on obéit à la règle d'après laquelle l'index doit toujours être en contact avec la base du crâne.

La main sera tout entière introduite dans le vagin, les doigts pénétreront alors profondément et on pourra même se contenter de n'entrer dans la cavité utérine, pour aller à la recherche du cou, que l'index et le médius.

Comment introduira-t-on le crochet? Il ne sera possible de l'introduire qu'en arrière du fœtus. Pourquoi pas en avant? Parce qu'il faudrait qu'il fût guidé par le pouce; or si l'index seul ou l'index et le médius ne peuvent passer en avant du fœtus dans la cavité utérine, le pouce ne le pourra pas davantage, et par conséquent, en glissant le crochet, on ne serait pas assuré de passer entre le fœtus et l'utérus. Le crochet, tenu de la main droite ou de la main gauche, sera donc poussé en arrière entre le fœtus et la paume de la main-guide. Le crochet devra être tenu aussi vertical que possible, c'est-à-dire que sa tige refoulera fortement le périnée en arrière. Il n'est pas besoin d'insister pour faire comprendre la difficulté qu'il peut y avoir à obtenir ce résultat, si on songe que le poignet se trouve précisément occuper la commissure postérieure de la vulve. On réclinera à droite ou à gauche ce poignet, afin de laisser à côté de lui une place pour la tige du crochet. C'est là que réside la difficulté des applications du crochet en arrière du fœtus. Moins en effet le crochet sera vertical, moins haut il sera introduit, moins grande sera la brèche faite au fœtus, moins il y aura de chance pour que la colonne vertébrale soit coupée.

— Dans les applications du crochet faites en avant du fœtus, on risque quelquefois d'accrocher l'épaule qui regarde en haut, ainsi l'épaule gauche dans l'A. I. G. de l'épaule droite; mais j'ai pu constater à l'amphithéâtre, que, dans les applications du crochet faites en arrière, cet accident était bien plus fréquent. On peut s'en rendre compte de la façon suivante.

Quand la poche des eaux est rompue, que le travail dure depuis un certain temps, l'épaule droite, dans la présentation que je supposais tout à l'heure, descend derrière le pubis, le bras s'abaisse dans le vagin. Au toucher, on explore en arrière de cette épaule une partie du plan antérieur du fœtus, dirigé obliquement en bas et en avant. Il en résulte que le diamètre bis-acromial du fœtus n'est pas placé verticalement par rapport au détroit supérieur, mais qu'il est oblique en bas et en avant ; l'épaule gauche qui termine ce diamètre est alors située en haut et en arrière et, par conséquent, plus rapprochée du crochet appliqué derrière le fœtus que du crochet placé au-devant de lui.

On peut ajouter qu'ordinairement les membres supérieurs sont fléchis sur le plan antérieur du fœtus ; donc, dans une dorso-antérieure, le bras supérieur sera très accessible, et il en résulte que la recherche de ce bras pour l'abaisser, quand on veut transformer une position antérieure du dos en position postérieure, est relativement facile.

Cela explique aussi la fréquence vraiment remarquable avec laquelle les médecins et les sages-femmes inexpérimentés saisissent le bras supérieur et l'amènent à la vulve à la place du pied. J'ai lu ce fait un très grand nombre de fois dans les observations que j'ai consultées à l'occasion de cette thèse,et j'en avais été frappé ; les considérations précédentes en rendent compte.

Les figures qu'on voit dans les traités ne peuvent pas servir à démontrer ce que j'avance ; elles sont toutes schématiques, mais on peut s'en rendre compte très simplement de la façon suivante. Si on met un fœtus en présentation de l'épaule dans le mannequin de Budin et Pinard, et si on tire avec force sur le bras qui se présente, pour engager l'épaule, on constatera de suite que le diamètre bis-acromial prend une direction oblique en bas et en avant.

3° INTRODUCTION ET MANIEMENT DU COUTEAU

Le crochet étant appliqué sur le cou, l'opérateur retire la main gauche (je suppose toujours une présentation de l'épaule droite en A. I. G.). Il saisit avec cette main le manche de l'instrument, *sans jamais l'abandonner, et le maintient fortement appliqué sur la partie fœtale.* Il confie à un aide, si cela n'était pas encore fait, le bras abaissé et l'engage à le porter du côté opposé à la tête, c'est-à-dire à droite. A ce moment, et avant de continuer, on doit bien fixer le protecteur sur le couteau, dans la position indiquée sur la figure 64. Pour cela, il suffit d'introduire le petit avancement *p'* dans la pièce métallique *p* (Fig. 65), les deux parties de l'instrument sont alors invariablement unies l'une à l'autre. Cela fait, l'opérateur prend de la main droite la poignée du couteau, il introduit celui-ci dans le canal du crochet et le fait

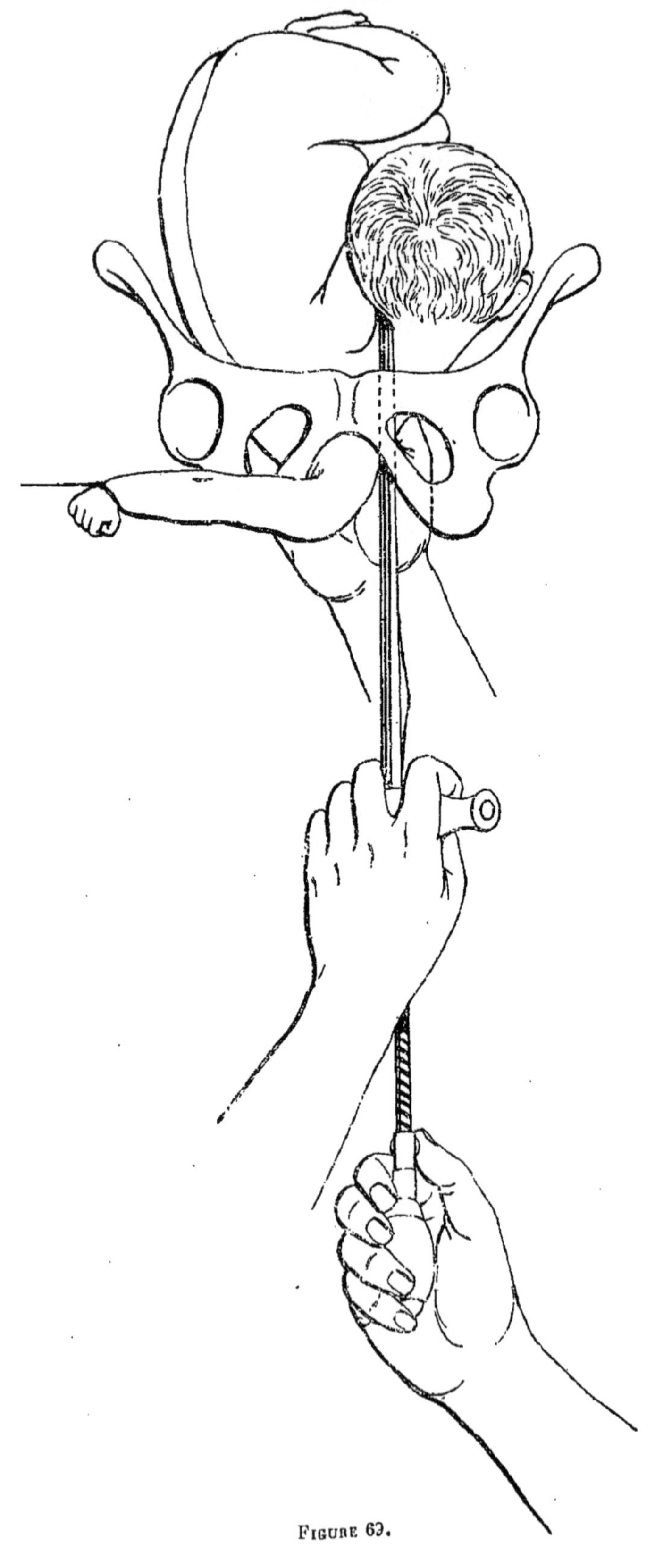

Figure 69.

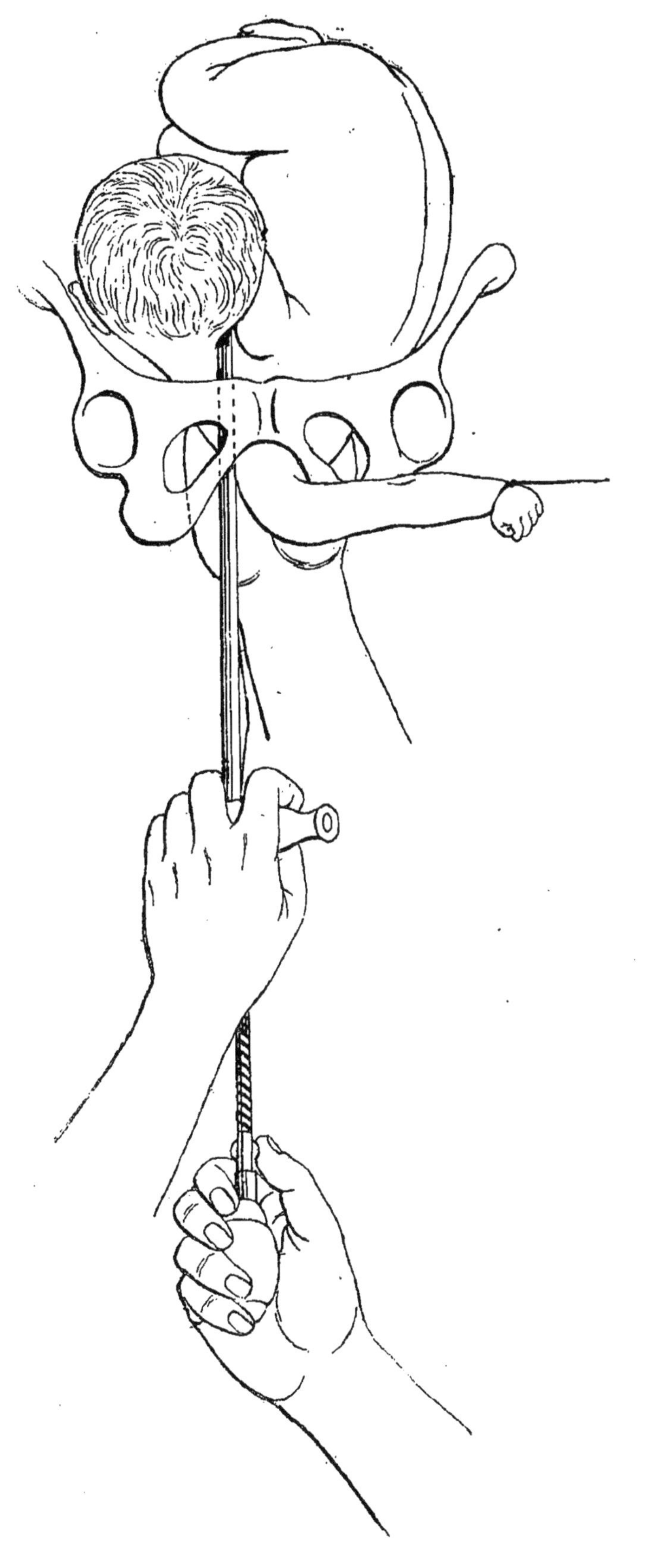

monter jusqu'à ce qu'il arrive à la vulve (Fig. 69 et 70). Il confie alors à l'aide le manche du couteau, en lui demandant simplement de le pousser au commandement. L'opérateur introduit alors sa main droite, devenue libre, dans les parties génitales jusqu'au cou du fœtus, et, écartant les parties maternelles, empêche qu'elles ne soient refoulées par le protecteur (Fig. 69). Il commande alors à l'aide de faire monter le couteau, toujours muni de son protecteur, jusqu'à ce qu'il soit arrêté par la rencontre du fœtus. Les choses restant ainsi, l'opérateur retire la main des parties génitales, saisit la poignée du couteau, pousse de nouveau celui-ci contre le fœtus et abaisse la bascule. Le cou est saisi, *bien saisi et seul saisi*, et il est impossible que pendant la section aucune partie maternelle s'interpose entre le cou de l'enfant et le couteau.

Il faut alors libérer le protecteur, parce qu'il est fixé au manche et que si on essayait de faire agir le couteau sans prendre cette précaution, on risquerait de fausser la tige du protecteur. Pour éviter cet inconvénient, il suffit de soulever légèrement le bouton pour le dégager, et de l'abaisser de 2 à 3 millim., pas davantage.

Remarques et réflexions. — Il faut deux personnes pour appliquer le couteau, mais l'opérateur seul a besoin de connaître le mécanisme de l'instrument, le rôle de l'aide étant très simple, si on suit exactement le manuel opératoire que j'indique. Par conséquent, l'instrument pourra être appliqué n'importe où et dans les plus mauvaises conditions d'assistance. L'opérateur pourrait même à la rigueur se passer d'aide, mais alors l'opération serait un peu plus longue et plus délicate.

— On remarquera que je ne parle à aucun moment de sentir le bouton du crochet, que je ne recommande pas non plus de tenir toujours dans le vagin la main protectrice, c'est qu'en effet aucune de ces conditions n'est nécessaire.

Point n'est besoin de saisir en entier le cou du fœtus avec le crochet; cela ressort trop de ce qui a été dit précédemment pour que je veuille y insister de nouveau.

Point n'est besoin non plus de protéger les parties molles, *une fois l'instrument parvenu sur le cou*, cela ressort de la forme qui a été donnée à la lame protectrice. Les figures ci-jointes (Fig. 71) en disent plus à

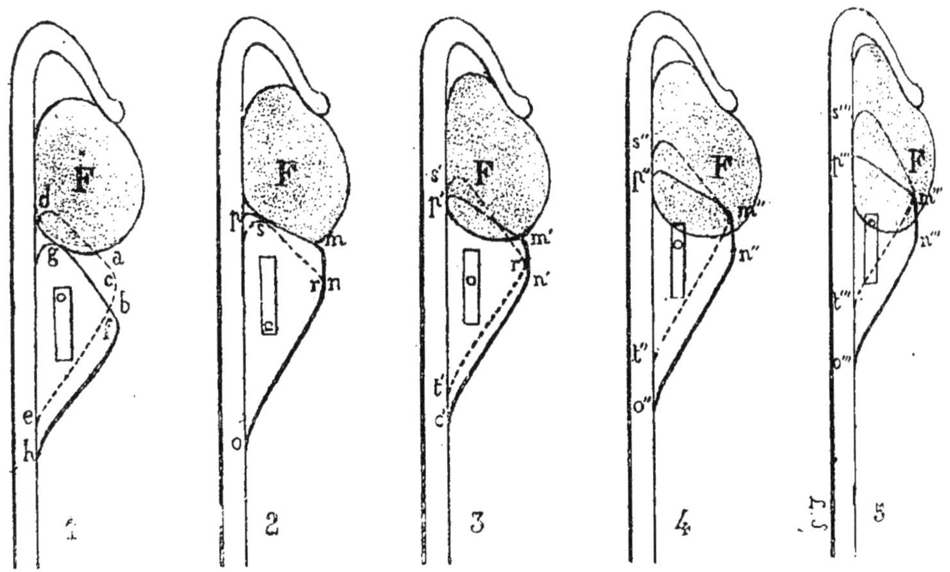

FIGURE 71. — Le cou du fœtus F est saisi entre le crochet et le couteau. Le couteau est figuré en pointillé le protecteur en trait plein.

ce sujet que la meilleure description. Dans les premiers modèles de l'instrument, le protecteur avait une forme triangulaire (F. 1) et laissait à un certain moment une petite partie du couteau à découvert (F. 1, *c*) ; bien que ce léger défaut n'ait jamais été suivi de lésion des organes maternels, ni sur le vivant ni sur le mannequin, c'est pour y remédier que j'ai donné, avec l'approbation de M. Tarnier, une forme quadrangulaire à ce protecteur (F. 2, 3, 4, 5).

Ce protecteur, figuré en *p m n o*, *p' m' n' o'*), etc., ne descend que d'une quantité égale à celle dont le couteau monte en entrant dans les parties fœtales, de sorte que jamais l'extrémité *c* du tranchant du couteau n'est libre, et qu'à aucun moment il n'existe d'espace vide *a* (comme dans la fig. 1) entre le cou du fœtus et le bord du couteau. On s'en rend bien compte à l'examen des figures 2, 3, 4, 5, qui représentent le couteau et le protecteur à des degrés successifs de la section.

Par conséquent, on est en droit de dire : *Quand le couteau est arrivé sur le cou, il n'est plus besoin de maintenir dans le vagin ou l'utérus une main protectrice.* — Une fois le couteau appliqué contre le cou, il faut libérer le protecteur. Pour cela, il suffit de soulever un peu le bouton et de l'attirer en bas de deux ou trois millimètres. Alors le protecteur n'est plus retenu et il descend facilement, quand il est repoussé par les parties fœtales à mesure qu'elles sont sectionnées. Si on le libérait sur une plus grande étendue, la lame tranchante ne serait plus protégée sur toute sa longueur d'où danger de lésions des parties molles.

— J'ai dit qu'il fallait abaisser la bascule. Cet abaissement est nécessaire pour fixer le couteau au point où il est arrivé et pour adapter l'écrou à ressort à la vis du couteau. Tout est alors prêt pour la section du fœtus.

4° SECTION DU COU

Tenant toujours solidement de la main gauche le manche du crochet, qu'il n'a pas quitté, l'opérateur fait tourner sur elle-même la poignée du couteau; celui-ci monte et sectionne le cou, pendant que le protecteur, repoussé par les bords de la section, descend peu à peu en libérant une longueur de plus en plus grande de la lame tranchante. On tourne la poignée du couteau jusqu'à ce qu'on soit arrivé au bout de la vis, la section est alors terminée.

Cependant, comme il arrive parfois qu'une portion de peau est mâchée entre le couteau et l'angle du crochet, il est bon, quand la vis a été serrée à fond, d'imprimer au manche du couteau deux ou trois demi-tours rapides en sens inverse, et la section est alors complète.

Que le cou ait été saisi par sa partie postérieure ou par sa partie antérieure, toujours la colonne vertébrale se trouve sectionnée, quand le crochet a été bien appliqué. Mais il reste, d'une façon pour ainsi dire constante, au delà du crochet et au fond de la partie sectionnée, un pont de parties molles restées intactes. Ce fait est démontré par les expériences cadavériques et les faits cliniques.

Comment se comportera-t-on en présence de ce pont cutané?

S'il est mince et peu résistant, on peut simplement l'abandonner et agir comme s'il n'existait pas. On tire alors sur le bras procident, le tronc s'abaisse, le lambeau cutané, retenu par la tête et attiré par le tronc, s'étire et finit par se déchirer (Expérience V). S'il est plus épais, on le saisit avec le crochet de l'embryotome et on tire sur le crochet, en même temps qu'on abaisse fortement le bras du fœtus; on voit alors le tronc descendre peu à peu, le lambeau s'allonger sous la traction du crochet et apparaître à la vulve, où il peut être divisé d'une façon quelconque, soit aux ciseaux, soit par de simples mouvements de rotation du crochet, à moins qu'il ne se soit déchiré auparavant (Expér. VI et XIII et Observ. XI et XIX).

Quelquefois il reste une trop grande épaisseur du cou non sectionnée, pour qu'on puisse se contenter de ces manœuvres : il faut alors s'en débarrasser, ce qui ne présente aucune difficulté. Pour cela, l'embryotome étant encore au contact du fœtus, il suffit d'abaisser un peu le couteau en tournant sa poignée en sens inverse, le pont cutané entre de lui-même dans le crochet, où le couteau vient le sectionner (Expér. I, II et III).

Si les parties non sectionnées étaient trop volumineuses pour ne pas se loger d'elles-mêmes dans le sinus du crochet, il faudrait procéder à leur division en prenant les mêmes précautions que dans la première section du cou.

Il est possible de procéder encore plus simplement. Après avoir saisi, avec le crochet, le pont des parties molles restées intactes, on tord l'instrument deux ou trois fois sur lui-même en même temps qu'on l'abaisse, sous la protection de la main introduite : la déchirure des parties molles se fait avec la plus grande facilité, comme j'ai pu le constater à l'amphithéâtre (Expér. IV, IX et XIV). Il faut remarquer que, si on prend la précaution d'attirer le crochet en bas en même temps qu'on effectue le mouvement de rotation, on ne sera pas gêné par les parties fœtales, puisqu'on agira au-dessous d'elles. De plus, si le lambeau cutané est peu épais, on pourra l'abaisser jusqu'à la vulve avant même de tordre l'instrument, ce qui supprime toute difficulté.

En somme, la section du cou se fait aisément; à la suite de la première élévation du couteau, la région cervicale est coupée dans sa plus grande épaisseur, et il suffit de petites manœuvres très simples pour terminer complètement la division des tissus.

5o ENLÈVEMENT DE L'INSTRUMENT — EXTRACTION DU FŒTUS

La décollation achevée, le crochet et le couteau sont enlevés ensemble. Il ne reste plus qu'à extraire les deux tronçons du corps du fœtus. Cette opération ne présente aucune particularité qui soit spéciale à l'emploi de l'embryotome de M. Tarnier. Dans toutes les observations cliniques, des tractions sur le bras ont suffi pour amener le tronc au dehors ; dans une seule (Obs. III), on fut obligé d'aller chercher un pied.

Pour la tête, la difficulté a été plus grande. Une fois on dut faire la basiotripsie, à cause d'un rétrécissement du bassin (Obs. IV); deux fois on fut obligé d'appliquer le forceps, parce que le maxillaire inférieur s'était rompu pendant les efforts de traction nécessités par la rétraction de l'orifice utérin (Obs. V et Obs. XII); une dernière fois enfin, la pince à os fut employée pour saisir les parties molles du cou, la symphyse du menton étant disjointe (Obs. XV). Mais toutes ces complications sont indépendantes de l'instrument d'embryotomie.

Section du cou dans les diverses présentations et positions de l'épaule

J'ai supposé, pour décrire le manuel opératoire précédent et afin de mieux fixer les idées, qu'il s'agissait d'une décollation pour un fœtus placé en A. I. G. de l'épaule droite, dos en avant.

S'il s'agissait d'une A. I. G. de l'épaule gauche, dos en arrière (Fig. 72), c'est absolument la même conduite qu'il y aurait lieu de suivre, la seule différence se trouverait dans la facilité plus grande d'introduction de la main gauche servant de guide. Le cou du fœtus est saisi aussi aisément par sa face antérieure que par sa face postérieure. J'ajouterai cependant que, si l'on n'était pas très assuré d'avoir une grande épaisseur du cou saisie par le crochet, on pousserait fortement celui-ci en arrière en appuyant directement sur lui avec la main gauche. Enfin, on pourrait aussi introduire le crochet en arrière du fœtus, mais il est préférable de ne le faire que dans des cas exceptionnels.

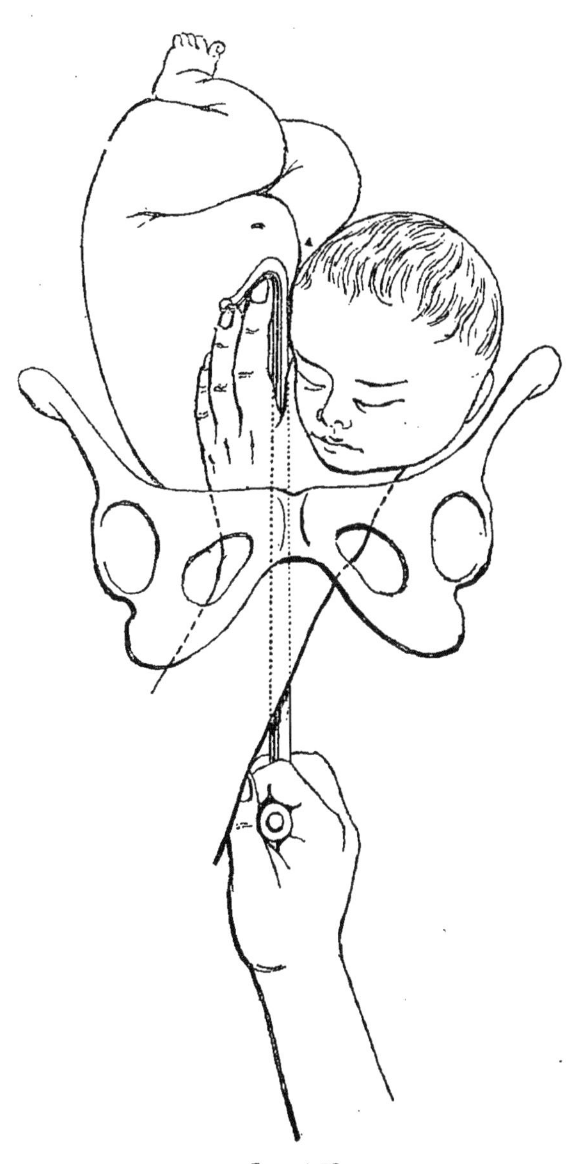

Figure 72.

S'il s'agit d'une position droite, par exemple d'une A.I.D. de l'épaule gauche, dos en avant (fig. 68), nous connaissons en partie les modifications qu'il faut faire subir

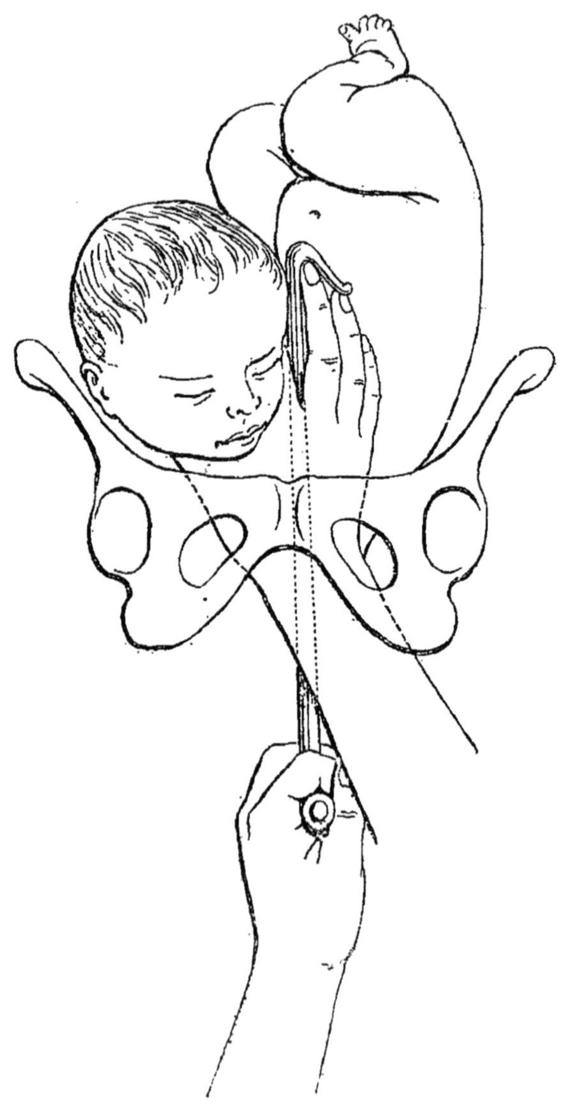

FIGURE. 73. —

au manuel opératoire. C'est la main droite qu'on placera comme guide en avant du fœtus; le crochet sera introduit, tenu de la main gauche, le bouton regardant à gauche de la femme, et on obliquera sa poignée vers la droite pour l'abaisser facilement. Cela fait, la main droite guide sera retirée des parties génitales et, la main gauche ne cessant pas de tenir le manche du crochet, on procédera aux autres temps de l'opération, comme dans les positions gauches, en ayant soin de faire récliner à gauche de la femme le bras abaissé.

Même conduite pour une présentation de l'épaule droite en A.I.D., dos en arrière (fig. 73).

Application du crochet en arrière du fœtus

Nous avons vu que dans des cas exceptionnels il était nécessaire d'appliquer le crochet en arrière du fœtus.

Soit une présentation de l'épaule gauche en A. I.D., dos en avant (fig. 74).

La main gauche est introduite en arrière et va à la recherche du cou, le pouce est naturellement placé à la partie antérieure du fœtus. Le crochet, tenu de la main droite, est glissé sur la paume de la main gauche, le bouton regardant du côté du siège du fœtus, puis, quand il a dépassé le tronc, on le fait tourner de façon à ce que le bouton regarde en avant. La tige doit alors être repoussée très fortement en arrière contre le périnée : de cette façon le crochet, qui se déplace en sens inverse du manche, saisit la plus grande partie du cou ; on facilite cette saisie en appuyant les doigts sur le crochet pour le repousser en avant, tandis que le pouce placé à la partie antérieure du fœtus retient celui-ci et l'empêche de fuir devant le crochet. Quand le crochet est introduit en arrière, le plus grand écueil vient de la difficulté qu'il y a à lui donner une direction suffisam-

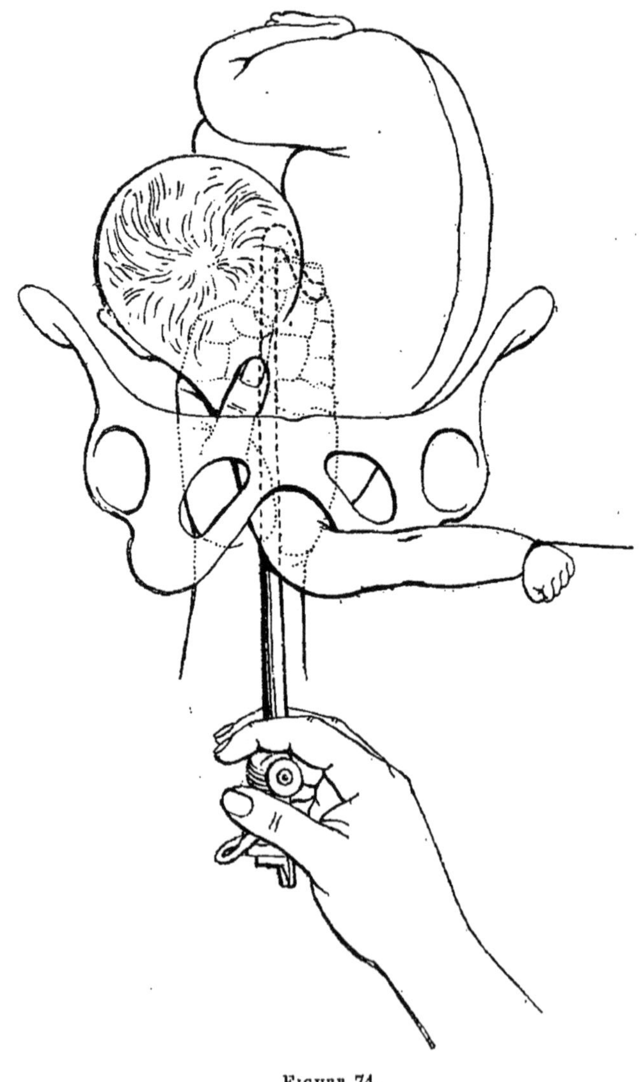

FIGURE 74.

ment verticale, car si la tige de l'instrument n'est pas assez portée en arrière, le crochet ne saisit pas le cou à son bord supérieur, mais seulement à sa partie postérieure et inférieure, et une faible portion seulement de son épaisseur se trouve sectionnée.

D'ailleurs l'introduction du couteau (fig.75), la section du cou, les manœuvres ultérieures sont les mêmes que celles qui ont été indiquées tout à l'heure, il n'y a donc pas lieu d'y revenir.

Positions dorso-antérieures

Depuis bien longtemps on avait remarqué que tantôt la décollation était facile, que tantôt au contraire elle ne s'exécutait qu'au prix des plus grandes difficultés. M. Pinard montra, le premier, qu'il s'agissait dans le premier cas de positions dorso-postérieures, et que dans le second cas le dos du fœtus regardait en avant. Depuis lors, tout le monde est d'accord pour reconnaître que les positions dorso-antérieures comportent le maximum de difficulté dans l'exécution de la décollation. Cette difficulté provient de ce que le dos déborde en avant le bord supérieur de la symphyse pubienne. Aussi me faut-il indiquer comment on peut, malgré ces conditions défavorables, arriver à faire la décollation.

Tout d'abord il faudra faire soulever, autant qu'il sera possible, le siège de la femme; de cette façon on pourra introduire la main derrière le pubis, à la rencontre de la partie fœtale, sans être obligé d'imprimer à la main une extension trop prononcée, fort gênante.

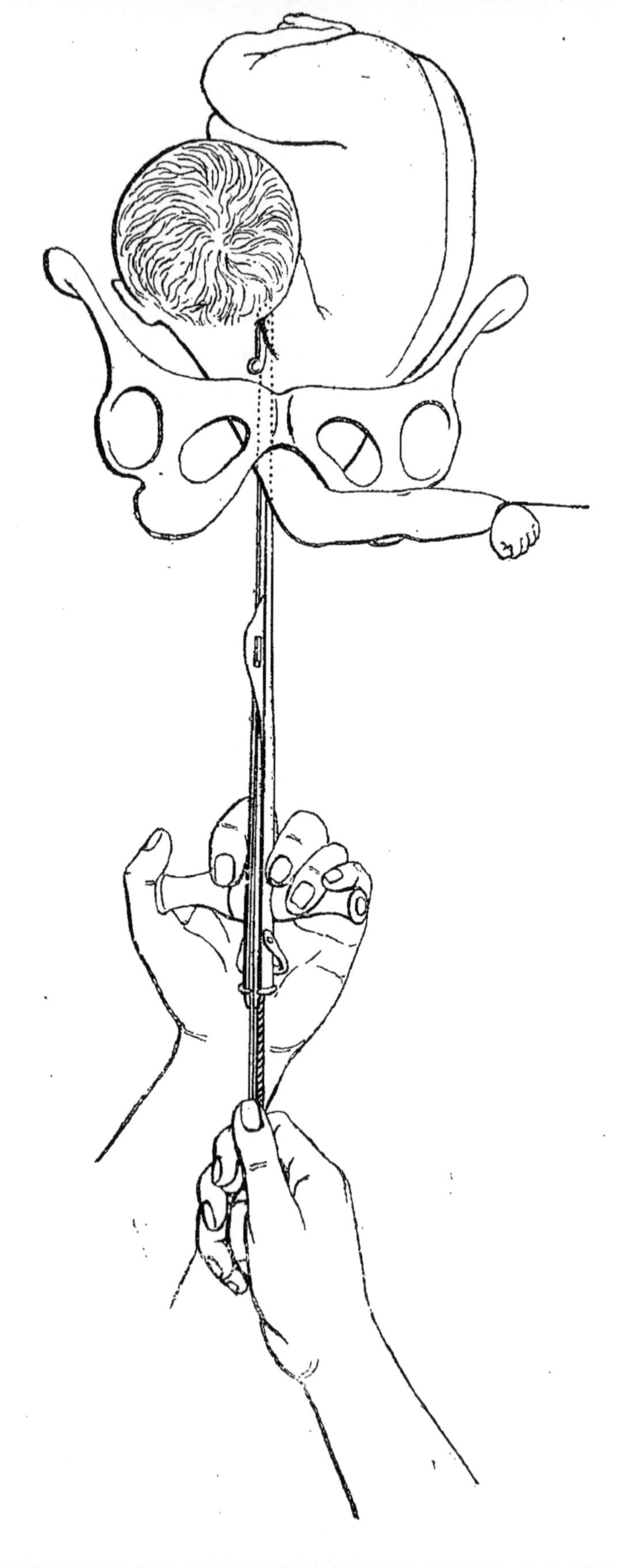

D'autre part, la main introduite en avant du fœtus repoussera celui-ci en arrière, au fur et à mesure qu'elle pénétrera plus profondément.

Si cela ne suffit pas et si le cou est encore inaccessible en avant, on aura recours à l'un des quatre moyens suivants :

a). On appliquera le crochet en arrière du fœtus et on sectionnera le cou d'arrière en avant (Obs. XV). On pourra même terminer la section en plaçant pour la dernière fois le crochet entre le fœtus et les pubis (Obs. XV).

b). Si le cou n'est même pas accessible en arrière, on amputera le bras descendu dans le vagin. Cela donne quelquefois assez d'espace pour qu'on puisse opérer à l'aise (Obs. XII). Mais nous ne saurions trop répéter que c'est là une opération d'exception, et qu'il vaut beaucoup mieux autant que possible terminer l'embryotomie rachidienne sans amputer le bras.

c). Si cette amputation ne suffit pas encore, on abaissera le bras supérieur (Obs. XII). Cet abaissement diminuera la masse fœtale logée dans l'utérus, laissera plus de place pour des manœuvres ultérieures et peut-être changera en position dorso-postérieure la position dorso-antérieure existante. Ordinairement cette manœuvre ne sera pas difficile à exécuter, parce que, ainsi que je l'ai dit plus haut, l'épaule supérieure regarde en arrière, où elle est bien accessible.

d). On pourrait aussi avoir recours à l'opération préliminaire suivante : introduire le crochet en arrière du fœtus; placer le crochet le plus près possible du cou et faire une section qui, en diminuant la rigidité des parties fœtales permettrait ensuite à l'instrument de se frayer un passage entre le pubis et le fœtus.

Section du cou pendant le troisième temps de l'évolution spontanée

Je n'ai étudié jusqu'ici l'embryotomie cervicale que dans les cas où la tête occupe l'une des fosses iliaques. Ce sont les cas de beaucoup les plus fréquents. Sur les dix-huit observations cliniques rapportées plus haut, seize fois le fœtus avait cette situation.

Mais quelquefois l'évolution spontanée est commencée ; c'est-à-dire que le fœtus a tourné sur son axe et que la tête, de la fosse iliaque où elle était logée, est passée en avant au-dessus de la symphyse des pubis. Un exemple de cette rotation est fourni par l'observation XIV; dans l'observation XVII, au contraire, la tête a tourné en arrière.

L'épaule du fœtus ainsi que la partie supérieure du tronc s'engagent alors de plus en plus dans le bassin et on peut voir, à la fin du troisième temps de l'évolution spontanée, le plan latéral de l'enfant appuyer sur le plancher périnéal qu'il déprime. En se reportant aux figures 1 et 2, on s'en rendra parfaitement compte. Il est évident que dans ces circonstances, le manuel opératoire de la décollation doit différer un peu de celui que nous venons de décrire.

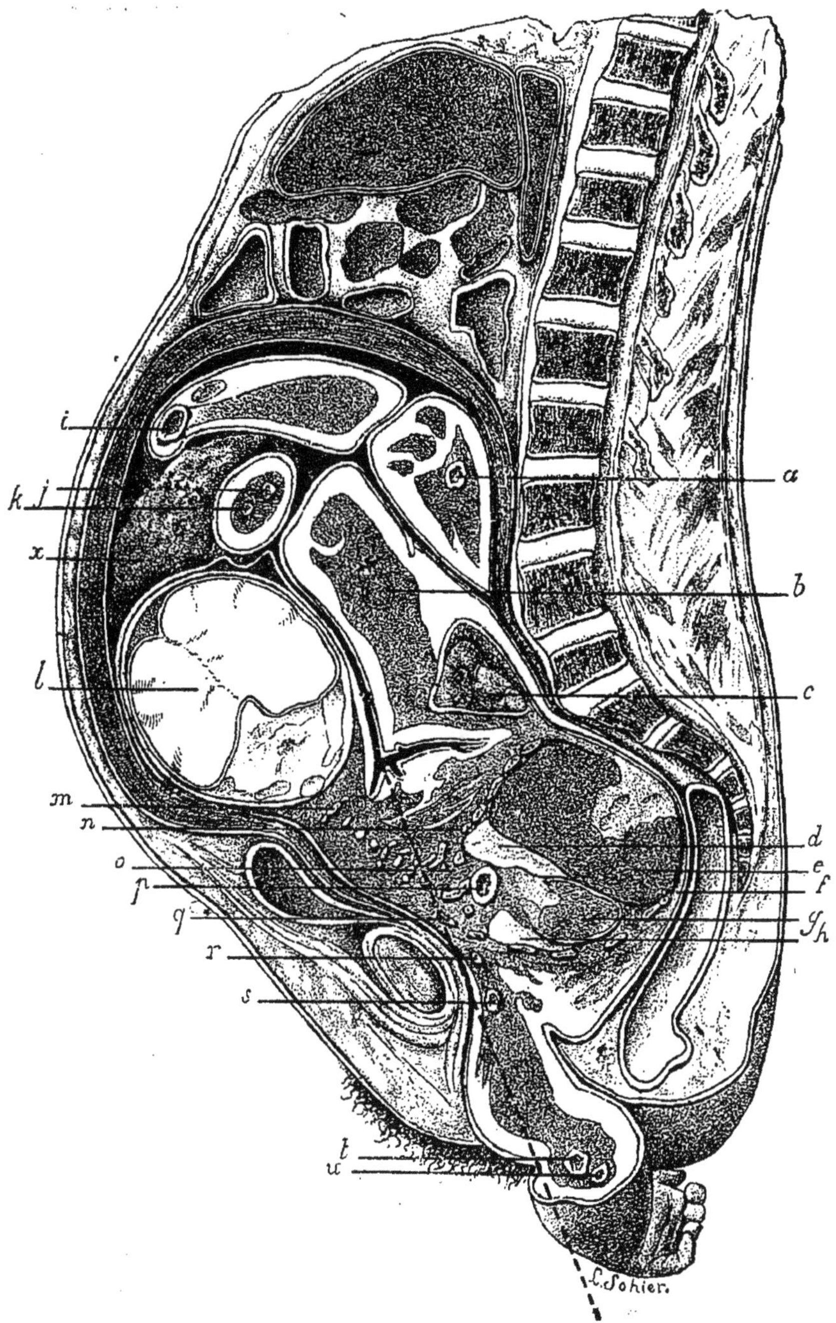

FIGURE 76. — Coupe antéro-postérieure médiane du corps d'une femme morte pendant la période d'expulsion (réduite au tiers, d'après Chiara). Destinée à montrer la position du cou et l'incurvation du thorax dans le 3e temps de l'évolution spontanée. La ligne interrompue indique la direction du crochet appliqué sur le cou.

a Fémur.
b Grand trochanter.
c Masse intestinale.
d Poumon droit.
e Foie.
f Septième côte.
g Cœur.
h Poumon gauche.
i Tibia.
j Tibia.
k Péroné.
l Cerveau.
m Atlas.
n Première côte.
o Septième vertèbre cervicale
p Vertèbre dorsale.
q Première côte.
r Acromion.
s Humérus.
t Cubitus.
u Radius.
x Caillots sanguins

La grande figure 76, qui est une réduction au tiers de celle de Chiara, m'a semblé extrêmement intéressante à reproduire, parce qu'elle fait pour ainsi dire tou-

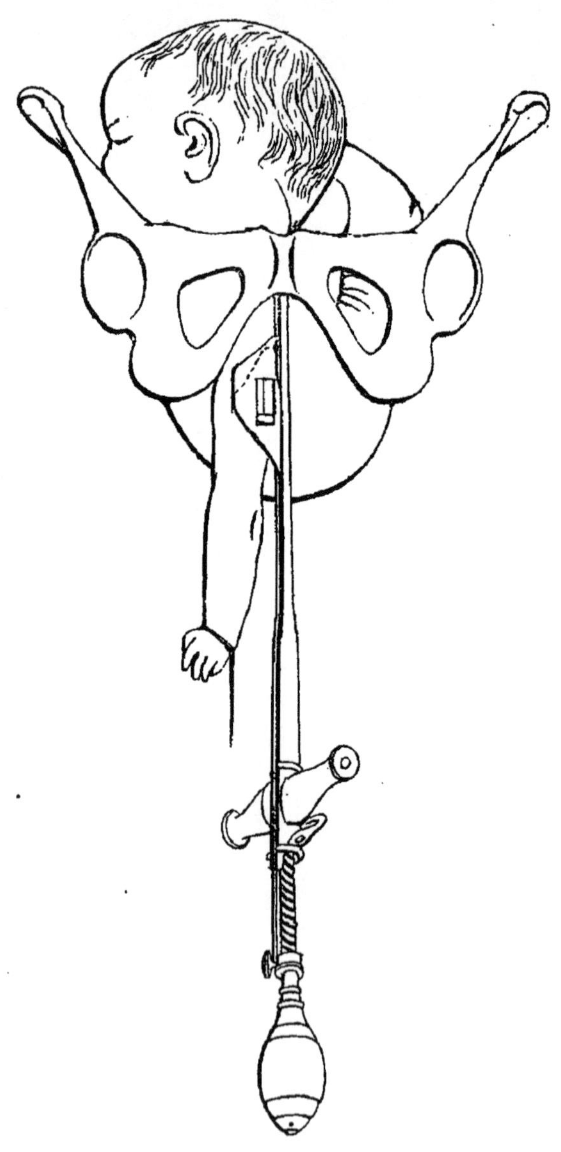

Figure 77.

cher du doigt la flexion du thorax, qu'elle montre en quel point exact est le fond du sillon cervico-thoracique et qu'elle indique bien de quelle façon le fœtus est vulnérable.

J'ai fait tracer sur cette figure une ligne droite, partant du fond du sillon cervico-thoracique et aboutissant au dehors en passant au-dessous du méat urinaire. Cette ligne ne rencontre aucune partie maternelle ni molle, ni osseuse; elle représente la direction d'un instrument droit qui, passant par la vulve, irait saisir le cou. Donc, le crochet de l'instrument de M. Tarnier, qui est rectiligne, pourra atteindre la base du cou.

J'ai fait plusieurs expériences sur le mannequin, dont deux ont été relatées précédemment. Elles démontrent la possibilité de la détroncation avec l'embryotome rachidien dans l'évolution spontanée du fœtus. Les observations cliniques XIV et XVII lèvent d'ailleurs tous les doutes.

Il sera bon d'opérer de la façon suivante.

Si le dos regarde à gauche, introduire la main droite placée de champ et pousser l'index aussi haut que possible, jusqu'à ce qu'il sente le sillon cervico-thoracique ou au moins la terminaison de ce sillon; le bouton du crochet regardant en arrière, glisser le crochet sur la paume de la main, puis le faire passer entre l'index et le médius et le pousser jusqu'à l'extrémité de ces doigts, ensuite le faire tourner sur son axe pour ramener son bec à droite : il viendra buter contre la tête; alors l'abaisser en dirigeant le manche un peu à gauche.

On s'assure que le crochet a saisi le cou et que la prise est solide. Cela fait, on introduit et glisse le couteau dont la lame est placée de face (Fig. 77). La section terminée, on en fait une seconde s'il y a lieu. Une traction sur le bras sorti entraîne le tronc avec facilité.

Si le dos regarde à droite, on agira de la même façon; mais on introduira la main gauche comme main-guide, et on tiendra le crochet de la main droite.

Si l'on était trop gêné par la présence à la vulve du bras tuméfié, on en ferait l'amputation facilement.

II. — EMBRYOTOMIE THORACO-ABDOMINALE

Je n'ai passé en revue jusqu'ici que les cas où le cou est accessible, soit immédiatement, soit grâce à des manœuvres préliminaires. Il me faut maintenant indiquer de quelle façon on doit procéder lorsqu'on ne peut atteindre la région cervicale. Force est bien alors d'attaquer le tronc. On ne s'y résoudra que quand on se sera formellement assuré que le cou ne peut être saisi; la majorité des accoucheurs est d'accord sur ce point.

MANUEL OPÉRATOIRE

Nous n'avons à considérer que deux positions fœtales : les positions dorso-antérieure et dorso-postérieure, sans distinction d'épaule.

1° Le dos est en avant. — La main gauche est introduite en avant du fœtus aussi haut que possible, sur elle est guidé le crochet tenu de la main droite et quand il a pénétré au-dessus du tronc, le bouton est porté en arrière, puis le crochet abaissé; en même temps on dirige un peu son manche en avant afin que le bouton du crochet, qui se déplace en sens inverse du manche, se porte aussi en arrière que possible; le crochet peut même être enfoncé dans les parties molles, sans qu'il y ait à cela aucun désavantage. La main gauche retirée des organes génitaux saisit le manche du crochet et le maintient solidement appliqué contre le fœtus sans l'abandonner un seul instant. La main droite, devenue libre, glisse alors le couteau dans la rainure jusqu'à la rencontre du tronc du fœtus; naturellement on prend les précautions d'usage, pour éviter de léser les parties molles maternelles.

Le couteau sectionne facilement et il disparaît tout entier dans le tronc du fœtus avec le protecteur. Si cette section est bien faite, la colonne vertébrale peut être divisée dans toute son étendue, ainsi qu'une bonne partie des côtes et la plaie doit avoir de 6 à 8 centimètres de hauteur.

Le couteau est retiré, le crochet restant en place; la main gauche va reconnaître l'étendue de la plaie; elle aide à réintroduire le crochet dans l'incision déjà faite. On repousse alors le crochet en arrière, après l'avoir un peu soulevé, et on saisit une nouvelle portion du fœtus. Pour rendre cette opération plus facile, on doit avec le crochet abaisser le fœtus afin de le rendre plus accessible, puis, avec la main gauche portée en arrière du fœtus, repousser celui-ci contre la tige et dans l'angle du crochet.

Cela fait, et le crochet ayant saisi une bonne partie des parois thoraciques, on introduit et on fait monter le couteau pour procéder à une nouvelle section. Alors, si on a bien pris les précautions que je viens d'indiquer, il ne reste plus qu'une faible partie de la paroi du tronc à diviser. Enfin, si cela est nécessaire, on achèvera l'opération par une troisième et même une quatrième section.

En général, après chaque section, les viscères en raison de leur mobilité s'inclinent à droite et à gauche de l'instrument et, avec un peu d'habileté, la main parvient aisément à repousser dans le crochet les parties qui n'ont pas encore été divisées. En procédant ainsi, on diminue le nombre des sections qu'on aurait été obligé de multiplier indéfiniment sans cette précaution. Au besoin même une légère traction déchirerait un pont de parties molles qui auraient échappé à l'instrument.

La main gauche accroche alors le tronçon pelvien de colonne vertébrale et l'abaisse pour en faire l'extraction. On extrait ensuite le tronçon céphalique.

Remarques. — J'ai à revenir sur quelques points de ce manuel opératoire.

Tout d'abord, il est inutile de chercher à sentir avec les doigts le bouton du crochet appliqué sur le tronc. En effet comme la partie recourbée du crochet a des dimensions bien moindres que celles du tronc, il lui est impossible de dépasser le fœtus, de telle sorte qu'en arrière de ce bouton il y a toujours, pour ainsi dire, un excès de parties fœtales qui repoussent les tissus de la mère loin de toute atteinte du couteau. Vouloir à toute force sentir le bouton du crochet serait un excès de prudence tout à fait inutile.

— J'ai dit qu'on pouvait avec avantage enfoncer le crochet dans le tronc du fœtus; le bouton du crochet pénètre facilement sous une faible traction, donc sans brutalité.

Cette manœuvre offre deux avantages. Tout d'abord le crochet est fixé invariablement sur la partie fœtale et ne peut glisser sur la grande convexité du tronc. En second lieu, le crochet embrassant les tissus sur une aussi grande étendue que possible, le couteau y produira une large brèche et sectionnera du premier coup la colonne vertébrale.

— Quand, après avoir fait une ou deux sections, on a reconnu que la colonne vertébrale est divisée dans toute son épaisseur et que les côtes sont également coupées sur une grande étendue, peut-on s'abstenir de toute nouvelle section, et le fœtus sortira-t-il si on exerce des tractions sur chacun de ses segments?

Oui, le fœtus pourra sortir, mais son expulsion nécessitera des tractions énergiques qui le dilacéreront en écartant les côtes, il y aura donc lieu de craindre que ces saillies costales ne produisent des lésions maternelles.

Aussi est-il préférable d'agir comme je l'ai indiqué plus haut, c'est-à-dire de compléter la division du tronc, parce qu'une ou deux nouvelles élévations du couteau suffisent à l'obtenir et que tous ces inconvénients sont alors évités. Ces manœuvres sont d'ailleurs faciles et s'exécutent sans danger, si on veut bien se conformer scrupuleusement au manuel opératoire précédent.

— Je viens d'indiquer comment on devait sectionner le tronc au niveau de sa portion thoracique. Il est des cas dans lesquels la partie abdominale ou lombaire seule du fœtus est accessible. On coupera alors la colonne vertébrale dans sa région lombaire; cela fait, il n'y aura plus à sectionner que les parties molles du ventre. Il va sans dire qu'on n'éprouvera pas, à beaucoup près, des difficultés comparables à celles de la section de la cage thoracique.

2° **Le dos regarde en arrière.** — On peut suivre pas à pas le manuel opératoire que je viens de décrire.

Mais je crois qu'il sera souvent utile de se départir de la règle générale, et d'appliquer le crochet en arrière du fœtus sur son plan dorsal. Voici pourquoi. Le point capital, dans la section du tronc, c'est la section de la colonne vertébrale. Or, comme dans le cas particulier le rachis est situé en arrière, c'est en arrière qu'il y aura avantage à attaquer le fœtus, car, en agissant ainsi, on exécute évidemment du premier coup la partie la plus difficile de l'opération, et on pourrait, à la rigueur, se dispenser de sectionner ultérieurement les parties molles qui se déchireraient pendant les tractions. Quand la colonne vertébrale est encore intacte, le thorax garde à peu près sa forme et s'aplatit très peu, les parois thoraciques latérales, situées en haut et en bas dans l'utérus, ne viennent pas à la rencontre l'une de l'autre. Au contraire, quand on a coupé le rachis avec la partie avoisinante des côtes, le thorax se laisse aplatir et il peut, en quelque sorte, être réduit à l'état d'un boyau de parties molles et de côtes qui s'insinue facilement dans l'angle du crochet.

Ainsi donc on appliquera le crochet en arrière du fœtus et on sectionnera la colonne vertébrale, puis on poursuivra la section, en repoussant chaque fois dans le crochet les parties du tronc non encore sectionnées. On prendra naturellement les mêmes précautions que dans les opérations précédentes.

Toutes ces manœuvres peuvent être exécutées sans assistance; ce qui montre bien que le mouvement de l'embryotome rachidien offre une grande simplicité et une grande sécurité.

Je tenais à attirer encore une fois l'attention sur la facilité de son application, pour bien établir que même le praticien isolé, forcé de faire une embryotomie sans assistance médicale, arrivera toujours à terminer l'opération avec l'instrument de M. Tarnier. Or, on sait qu'il est impossible d'en dire autant d'aucun des embryotomes connus.

Ainsi la division du tronc du fœtus, avec l'embryotome de M. Tarnier, se fait avec autant de sûreté que la section du cou; elle est un peu plus longue, parce que le volume du corps à sectionner est plus grand. Mais, et c'est ici surtout que cet instrument se montre supérieur à tous les autres, elle est *toujours possible, toujours facile, jamais dangereuse.*

Manière de rendre le cou accessible.— Si on compare l'embryotomie cervicale à l'embryotomie thoracique, on est frappé de la longueur et de la difficulté relatives de cette dernière. Tous ceux qui ont opéré sur le vivant le proclament. Les expériences cadavériques en donnent une preuve éclatante. Aussi les accoucheurs sont-ils, en majorité, d'accord pour admettre que la section du cou doit être préférée à celle du tronc, toutes les fois qu'elle est possible. L'embryotomie thoraco-abdominale ne sera faite qu'en dernier ressort. Pour ces motifs , nous avons cherché à l'aide de quelles opérations préliminaires on peut rendre la région cervicale accessible à la main et aux instruments pour faire la décollation.

Deux cas peuvent se présenter : a) le bras est descendu dans le vagin, ou peut y être amené; b) le bras ne peut être atteint.

a). On fait abaisser le bras le plus possible par un aide. Si le cou reste inaccessible malgré ces tractions, on ampute le bras avec l'embryotome. Puis on va de nouveau à la recherche du cou, et si on peut percevoir l'extrémité du sillon cervico-thoracique, on y appliquera le crochet, soit en avant, soit en arrière.

Si on n'arrive pas encore sur le cou, on cherchera à abaisser l'autre bras. Cet abaissement réussit-il ? le cou devient nécessairement accessible et la difficulté est vaincue. Si l'abaissement est impossible, on est forcé d'opérer la division du tronc.

b). Si le bras ne peut pas être amené dans le vagin, on devra recourir à l'embryotomie thoracique.

Grâce à ces moyens, le champ de l'embryotomie cervicale est agrandi et on peut espérer que dans la majorité des cas difficiles cette opération sera praticable. J'avais déjà abordé ces questions en traitant de la décollation avec l'embryotome rachidien ; j'ai cru utile de les reprendre plus complètement, sous une autre forme, en les appliquant à l'embryotomie thoracique.

Section du tronc pendant le quatrième temps de l'évolution spontanée

Y a-t-il lieu de tenir une conduite particulière quand le troisième temps de l'évolution spontanée est accompli et que le tronc du fœtus se développe peu à peu à la commissure antérieure du périnée pour apparaître au dehors?

C'est essentiellement pour les cas de ce genre que les Italiens recommandent l'abstention ou se contentent simplement, en tirant sur le bras et en agissant avec la main sur le tronc, d'aider au dégagement du fœtus : évolution artificielle. C'est dans un cas analogue que Michaëlis, après avoir fait l'éviscération, fut obligé de recourir à la section de la colonne vertébrale, afin de rendre indépendantes les deux moitiés du tronc du fœtus.

Si par une traction sur le bras faite d'abord en bas pour bien abaisser l'épaule, puis en haut pour agir indirectement sur le tronc, on voit celui-ci sortir pendant qu'on le soulève directement avec la main, certes il ne saurait être question d'une autre intervention. Je dirai même que du moment où le travail en est arrivé à cette période, il y a toutes les chances pour que le fœtus soit petit ou de moyen volume, et partant pour que l'accouchement se termine sans mutilation du fœtus. Mais on peut imaginer des circonstances, surtout quand il s'agit de primipares, où les choses ne se passent pas aussi bien. L'utérus est inerte, le périnée résiste beaucoup, et si on veut à toute force retirer l'enfant entier, ce qui n'a aucun intérêt s'il est mort, on risque de blesser la mère. Dans ces circonstances, il paraît plus sage de recourir à l'embryotomie rachidienne. Le crochet, guidé sur la main droite si le dos est à gauche, est introduit à côté du dos immédiatement au-dessous de l'épaule procidente, assez haut pour dépasser notablement la colonne vertébrale, puis tourné et abaissé de façon à ce que le crochet pénètre un peu dans les parties molles du tronc. Le couteau sectionnera, dans toute son épaisseur, la colonne vertébrale et une partie de la paroi costale. Le fœtus, au lieu de s'offrir alors au détroit périnéal sous la forme d'un arc de cercle rigide, comme on le voit dans la figure 77, se présentera en deux segments devenus plus ou moins indépendants, et le postérieur saisi avec les doigts ou tiré avec le crochet de l'embryotome, se dégagera aussitôt.

— Enfin, il est évident que si le tronc était à moitié sorti, il n'y aurait qu'à le prendre entre les mains pour l'extraire, sans avoir besoin de recourir à aucune instrumentation spéciale.

CONCLUSIONS

I. — L'embryotome rachidien du professeur Tarnier se compose de trois parties : crochet, couteau, protecteur.

Le crochet, qui est analogue à celui de Braun, est destiné, non pas à embrasser les parties à sectionner, mais à se fixer en un point quelconque du fœtus, pour servir de point d'appui au couteau. Il est creusé d'une gouttière, munie d'un écrou mobile, dans laquelle glisse le couteau.

Le couteau est triangulaire, il agit comme une guillotine, non pas en comprimant, mais bien en glissant sur le fœtus qu'il attaque tangentiellement.

Le protecteur est une lame quadrangulaire, accolée au couteau et qui peut être fixée invariablement à ce dernier. En raison de sa forme, le protecteur n'abandonne le couteau qu'au fur et à mesure que le bord tranchant de celui-ci pénètre dans les parties fœtales.

II. — Le maniement de l'embryotome rachidien est aisé pour ceux qui ont eu soin d'étudier le fonctionnement très simple de ses diverses parties. Il est d'une grande solidité.

III. — Comme il se démonte bien, que la gouttière du crochet est largement ouverte, que toutes ses pièces se séparent, il peut être facilement nettoyé et désinfecté et par conséquent être rendu exactement aseptique.

IV. — L'instrument n'est dangereux ni pour la femme ni pour l'accoucheur.

V. — L'embryotome rachidien est applicable à *tous* les cas, même les plus compliqués, de présentations de l'épaule; il s'applique aussi bien sur le tronc que sur le cou; il est d'un usage général.

VI. — Le manuel opératoire de la décollation comprend :

1° L'introduction de la main-guide;
2° L'introduction et l'application du crochet;
3° L'introduction du couteau et sa fixation au crochet;
4° La section du cou;
5° L'extraction de l'embryotome;
6° L'extraction du tronc et l'extraction de la tête.

VII. — Les expériences faites à l'amphithéâtre montrent que l'instrument est applicable dans les mêmes conditions de rétrécissement que le basiotribe, et que, par conséquent, les limites imposées à l'opération césarienne pour les présentations longitudinales doivent être adoptées également pour les présentations du tronc.

VIII. — L'embryotome rachidien sectionne le fœtus sans produire d'ébranlement de la partie fœtale. Il est donc infiniment supérieur aux autres embryotomes.

IX. — Les faits cliniques sont assez nombreux et assez concluants pour démontrer d'une façon définitive l'efficacité, l'innocuité et les avantages de l'embryotome rachidien.

TABLE DES MATIÈRES

Pages

Pages

TROISIÈME PARTIE

TABLE ALPHABÉTIQUE

DES AUTEURS AYANT IMAGINÉ DES INSTRUMENTS D'EMBRYOTOMIE

LE MANS. — TYPOGRAPHIE EDMOND MONNOYER

Planche montrant la netteté de la section du cou obtenue avec l'embryotome rachidien du Professeur Tarnier.

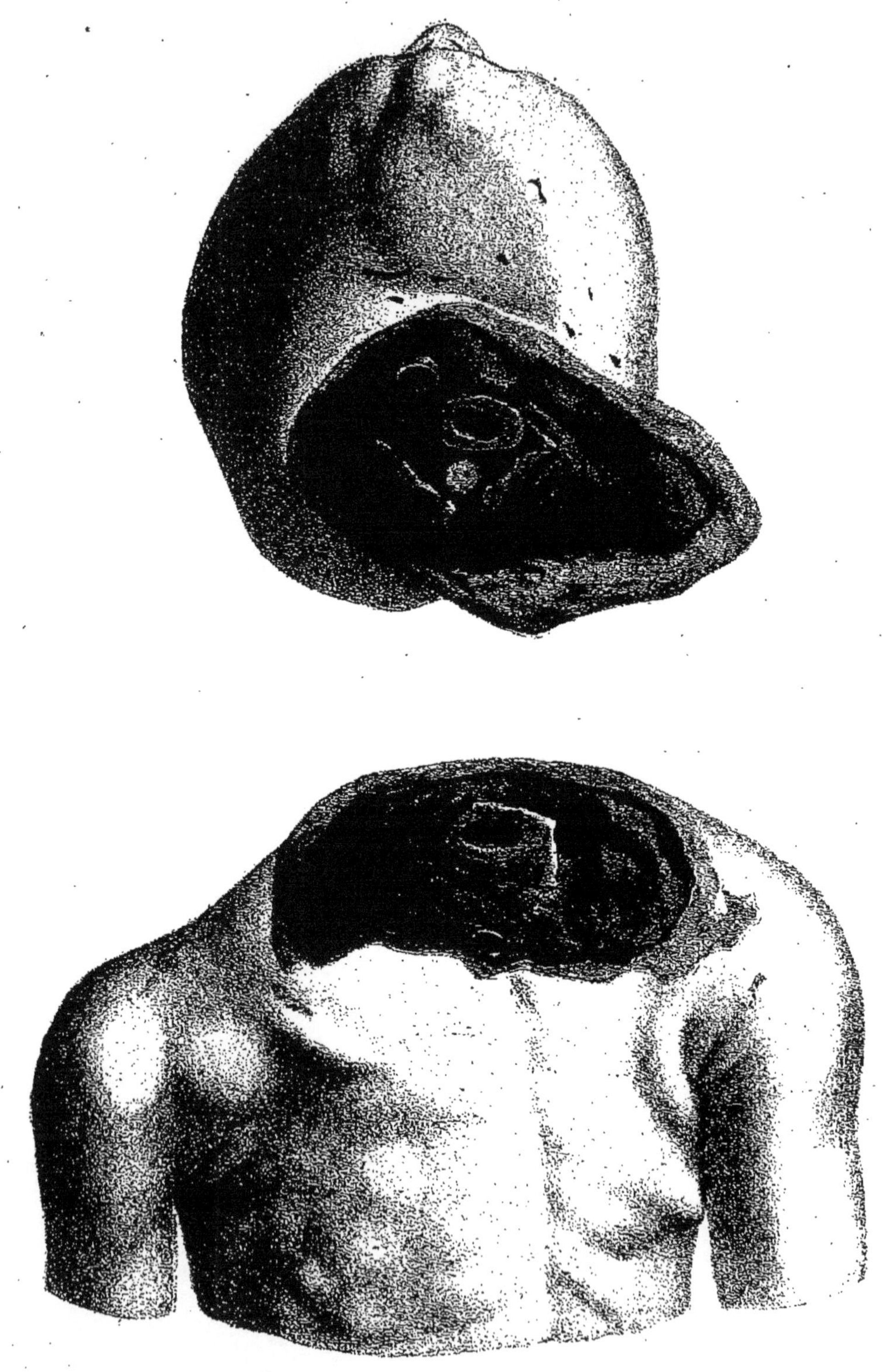

www.ingramcontent.com/pod-product-compliance
Ingram Content Group UK Ltd.
Pitfield, Milton Keynes, MK11 3LW, UK
UKHW020102200726
13856UKWH00002B/344

9 782011 771612